全国高等中医药院校教材配套用书

内经选读
核心考点与习题

主编　王玉芳　魏凤琴

中国健康传媒集团
中国医药科技出版社 ·北京

内 容 提 要

　　本书以全国高等中医药院校教材和教学大纲为基础，由长年从事一线中医教学工作且具有丰富教学及命题经验的教师编写而成。书中将本学科考试中的重点、难点进行归纳总结，并附大量精选习题，每题均附有正确答案、易错答案提示及答案分析，将本学科知识点及易错之处加以解析，对学生重点掌握理论知识及应试技巧具有较强的指导作用。书末附有 3 套模拟试卷及解析，方便读者自测。本书适合中医学专业或相关专业学生在校学习、备考使用，也可作为执业医师资格考试的复习用书。

图书在版编目（CIP）数据

　　内经选读核心考点与习题 / 王玉芳，魏凤琴等主编 . —北京：中国医药科技出版社，2022.8（2025.11 重印）.
全国高等中医药院校教材配套用书

　　ISBN 978-7-5214-2987-9

　　Ⅰ.①内… Ⅱ.①王…②魏… Ⅲ.①《内经》–中医学院–教学参考资料 Ⅳ.① R221

　　中国版本图书馆 CIP 数据核字（2022）第 023715 号

美术编辑　　陈君杞
版式设计　　友全图文

出版　**中国健康传媒集团** | 中国医药科技出版社
地址　北京市海淀区文慧园北路甲 22 号
邮编　100082
电话　发行：010-62227427　邮购：010-62236938
网址　www.cmstp.com
规格　889 × 1194mm $^1/_{16}$
印张　12
字数　296 千字
版次　2022 年 8 月第 1 版
印次　2025 年 11 月第 3 次印刷
印刷　北京印刷集团有限责任公司
经销　全国各地新华书店
书号　ISBN 978-7-5214-2987-9
定价　42.00 元

获取新书信息、投稿、为图书纠错，请扫码联系我们。

编委会

主 编

王玉芳　魏凤琴

编 委（按姓氏笔画排序）

吴建林　郑　红

编写说明

    《内经选读核心考点与习题》以全国高等中医药院校教材和教学大纲《内经选读》为基础，将教材中的重点、难点内容进行精简提炼，帮助学生系统掌握课程的重点内容。其中，重点、难点及习题的覆盖范围与教学大纲及教材内容一致。全书编写顺序与教材章节顺序基本一致，方便学生同步学习。

    本书的主要特点在于总结教材中需重点掌握的知识点和难点，并附大量习题，使学生在短时间内既能对已学知识进行复习回顾，又能熟悉题目、掌握考点，同时还可以对自己学习中的薄弱环节进行强化记忆和练习。书中覆盖了教材的全部重要知识点，题型多样，题量丰富，对需要掌握、熟悉的内容予以强化。重点、难点部分力求全面而精炼，并有所侧重；答案分析部分力求简单明了地概括知识点的学习方法和相关解题技巧，帮助学生在复习、练习的过程中及时发现自身知识的不足之处，并厘清学习和解题的思路，提示学生针对易错点进行分析、辨别，尽可能减少在考试中的失分，从而提高对知识的应用能力，增强应试能力。书后附有 3 套模拟试卷及详细的答案解析，均依据新版教材要求，将重点、难点结合经典题型编写而成，可用于备考前查缺补漏。

    本书适合中医学专业或相关专业学生在校学习、备考使用，也可作为执业医师资格考试的复习用书。

编者

2022 年 3 月

目 录

上篇

下篇

模拟试卷

第一章 《内经》的作者与成书年代

◎ 重点 ◎

1.《内经》的作者。

2.《内经》的成书年代。

3.《内经》的书名沿革。

4.《内经》的书名含义。

◎ 难点 ◎

1.《内经》的成书年代。

2.《黄帝内经》《素问》《灵枢》的流传定稿。

精选习题

扫码获取
同步习题

（一）单选题

1. 被历代医家尊之为"医家之宗"的著作是（　　　）

A.《黄帝内经》　　　　　　B.《难经》　　　　　　C.《伤寒杂病论》

D.《神农本草经》　　　　　E.《温病条辨》

【正确答案】A　　　　　　【易错答案】C

【答案分析】因为《伤寒杂病论》确立了中医学的辨证论治体系，并且载有诸多临床应用行之有效的经方，被历代临床医家所宗，从临床指导意义方面理解，易于错选 C。《黄帝内经》《难经》《伤寒杂病论》《神农本草经》四大经典的成书标志着中医学理论体系的形成，而《黄帝内经》居四大经典之首，为历代医家所推崇，故"医家之宗"应选 A。

2. 现存文献中最早记载《黄帝内经》的是（　　　）

A.《汉书·艺文志》　　　　B.《七略·艺文志》　　　C.《史记》

D.《史记·扁鹊传》　　　　E.《吕氏春秋》

【正确答案】A　　　　　　【易错答案】B

【答案分析】《汉书·艺文志》是东汉班固根据西汉末年《七略·艺文志》摘编而成，而且有关《内经》的成书年代也以《七略》为下限，但是《七略·艺文志》已经亡佚，由于审题不严谨，易于错选为B。本题考点在于是现存文献中而且是最早记载《黄帝内经》的书，故应为A。

3.《内经》编纂成书的年代可能在（　　　）

A. 先秦时期　　　　　　　B. 西汉中后期　　　　　　C. 战国时期

D. 东汉末年　　　　　　　E. 黄帝时代

【正确答案】B　　　　　　【易错答案】C、E

【答案分析】关于《内经》的成书年代应包括内容的形成过程和汇编成书的时间，这是难点，易于混淆，而《素问》主要内容出自战国，故易错选C。因《内经》的行文以黄帝与岐伯等人互相问答的形式记录内容，易于疏忽错选E。《黄帝内经》书名首见于《汉书·艺文志》，而《汉书·艺文志》乃是东汉班固根据《七略·艺文志》（此书已亡佚）摘编而成。《七略》则是西汉末年汉成帝时代我国第一部图书分类目录，据此证明，《内经》的成书年代当不晚于公元前32年，即西汉末年。从司马迁的《史记》分析，本书记述了《上下经》《五色》《奇咳术》《奇恒》《揆度》等医学著作，而上述古医籍在《内经》有所引证，但未见《内经》书名。据此推测《内经》的成书时间可能在《史记》之后，《七略》之前的公元前一世纪内的西汉中后期，故应选B。

4.《黄帝内经》的作者是（　　　）

A. 黄帝、岐伯　　　　　　B. 战国秦汉众医家　　　　C. 黄帝、雷公和少俞

D. 黄帝、华佗　　　　　　E. 杨上善、王冰

【正确答案】B　　　　　　【易错答案】A、C

【答案分析】因为《内经》主要以黄帝与岐伯、雷公、少俞等人互相问答的形式记录内容，易错选A或C。《内经》涉及的内容，在不同篇章中所反映的纪时纪年、社会背景、学术思想、医理医术以及文章笔法、文字音韵等存在着一定差异，反映了不同时代的学术特点。因此，《内经》非一时一人所作，而是战国至秦汉期间，各医学家们经验的总结汇编，经过不同时代不同医家们的整理、加工、补充和完善编辑而成，故答案选B。

5.《针灸甲乙经》将《灵枢》称为（　　　）

A. 针经　　　　　　　　　B. 九卷　　　　　　　　　C. 素问

D. 外经　　　　　　　　　E. 灵轴

【正确答案】A　　　　　　【易错答案】B

【答案分析】因《灵枢》最早称为"九卷"，易错选B。《灵枢》称为《九卷》，初见于汉末张仲景《伤寒杂病论·序》，晋代王叔和《脉经》亦称《灵枢》为《九卷》，至晋皇甫谧在《甲乙经》序中始名《针经》。考《针经》之名，取自其首篇《九针十二原》中"先立针经"语。皇甫氏撰《甲乙经》时，曾取材于《针经》。他在《甲乙经》序中说："按《七略》《艺文志》《黄帝内经》十八卷，今有《针经》九卷，《素问》九卷，二九十八卷，即《内经》也"。而收集《甲乙经》中的许多文字，与今天所见《灵枢》相同，可以证明《针经》即《灵枢》，故应选A。

6.《灵枢》之名始自（　　　）

A. 王冰　　　　　　　　　B. 张仲景　　　　　　　　C. 皇甫谧

D. 刘向   E. 刘歆

【正确答案】A   【易错答案】B、C

【答案分析】因《素问》之名首见于张仲景《伤寒杂病论》，而《内经》包括《素问》和《灵枢》，故易错选 B。《灵枢》内容主要涉及经络腧穴针刺等理论，而皇甫谧编纂了《针灸甲乙经》，故易错选 C。《灵枢》之名，始见于唐代王冰次注的《黄帝内经素问》序："班固《汉书·艺文志》说，《黄帝内经》十八卷，《素问》即其经之九卷也，兼《灵枢》九卷，乃其数焉"。故答案选 A。本题考点也是难点，在于《内经》成书年代虽早，但目前我们见到的《灵枢》书名，出现的却较晚。

7.《素问》之名最早见于（   ）

  A.《黄帝内经》   B.《伤寒杂病论》   C.《难经》

  D.《针灸甲乙经》   E.《脉经》

【正确答案】B   【易错答案】A

【答案分析】《素问》是《黄帝内经》的组成部分，易错选 A。但《素问》之名，始见于东汉末年张仲景《伤寒杂病论》，他在自序中说："撰用《素问》《九卷》《八十一难》《阴阳大论》《胎胪药录》，并平脉辨证，为《伤寒杂病论》合十六卷"，故应选 B。

8. 由唐代王冰注，经宋代林亿等新校正的《素问》注本名为（   ）

  A.《素问训解》   B.《黄帝内经素问》   C.《读素问钞》

  D.《黄帝内经太素》   E.《重广补注黄帝内经素问》

【正确答案】E   【易错答案】B

【答案分析】因《素问》全称《黄帝内经素问》，故易错选 B。唐代王冰鉴于《素问》"世本纰缪，篇目重叠，前后不伦，文义悬隔"，于是将其内容讹误处，经过分合增删，校勘整理分成二十四卷。至宋代仁宗嘉祐二年（1057 年），国家设立校正医书局，经林亿等对《素问》作了较全面的校正。现在通行的《重广补注黄帝内经素问》，就是经王冰收集整理，重新编次，并经宋代林亿等校正而流传至今，应选 E。

9.《内经》中，黄帝与鬼臾区对答，主要讨论的问题是（   ）

  A. 医学基本问题   B. 五运六气学说   C. 阴阳学说

  D. 胃肠结构及功能   E. 五味的作用

【正确答案】B   【易错答案】A、C、D、E

【答案分析】《黄帝内经》中黄帝与诸臣子的问答，分别集中讨论了不同的医学问题，也可能反映了不同的医学流派之间的差异，其中，黄帝与岐伯的对答，主要讨论了医学基本问题；与鬼臾区的对答，主要讨论了五运六气学说；与伯高的对答，主要讨论了胃肠结构、功能及食物与治疗的配合；与少师的对答，主要涉及阴阳学说的理论；与少俞的对答，主要论述五味的作用；与雷公的对答，则是以黄帝为师、雷公为徒的方式，进行医学知识与理论原则的传授，故应选 B。

（二）多选题

1.《素问》载五运六气的七篇大论包括（　　　）

A. 六微旨大论　　　　　　B. 五常政大论　　　　　　C. 阴阳应象大论

D. 至真要大论　　　　　　E. 四气调神大论

【正确答案】ABD　　　　　　【易错答案】多选 C、E

【答案分析】因为《素问》五运六气的七篇大论包括天元纪大论、五运行大论、六微旨大论、气交变大论、五常政大论、六元正纪大论、至真要大论，故选 ABD。运气七篇的篇题均以"XX 大论"命名，故易将带有"大论"但不属于运气的 C、E 多选。

2.《灵枢》之名又叫作（　　　）

A.《针灸甲乙经》　　　　　B.《针经》　　　　　　C.《九卷》

D.《黄帝外经》　　　　　　E.《素问》

【正确答案】BC　　　　　　【易错答案】多选 A

【答案分析】因与《素问》对比，《灵枢》的内容侧重于经络腧穴及针刺理论，而《针灸甲乙经》是我国现存最早的一部针灸学专著，故易疏忽多选 A，这也是考试中经常故意设置的陷阱。《灵枢》最早称为《九卷》，初见于汉末张仲景《伤寒杂病论·序》，《灵枢》称《针经》始见于晋代皇甫谧《针灸甲乙经》序中，故应选 BC。

3.《灵枢》侧重论述（　　　）

A. 养生　　　　　　　　　　B. 藏象　　　　　　　　C. 经络腧穴

D. 运气　　　　　　　　　　E. 针刺法

【正确答案】CE　　　　　　【易错答案】多选 A、B、D

【答案分析】《内经》包括《素问》和《灵枢》各九卷、八十一篇。《素问》《灵枢》在内容方面，《素问》多论"医道"，进行理论的阐发，重在阴阳五行、天人相应、脏腑及其病证；《灵枢》则多讲"医术"，进行技术的传授，重在形体官窍、精气神、经络腧穴及其病证、刺灸法等，因《灵枢》在内容方面详于经络腧穴、针灸，创立了中医经络学说，发明针灸疗法，故又称《针经》，即针灸方面的经典之称，故应选 CE。

（三）问答题

1. 简述《内经》的成书年代及作者。

【正确答案】《内经》内容中涉及的纪时纪年方式、社会背景、学术思想、医理医术等及文章写作笔法、文字音韵等在不同篇章中存在着一定差异，反映了不同时代的学术特点，据此推断，《内经》的大部分内容出自战国，秦汉以来历代有补充，其汇编成书的时间，可能在《史记》之后、《七略》之前的西汉中后期。《内经》非一人所作，大约是战国至秦汉时期，许多医家进行搜集整理、综合而成，甚至于包括东汉至唐宋时期某些医家的修订和补充。

【易错答案】①遗漏"《内经》的编纂成书大约在西汉的中后期"。②遗漏"东汉至唐宋时期某些医家的修订和补充"。

【答案分析】对"成书年代"术语的理解不到位易导致答案遗漏。因为"成书年代"包括《内经》成书过程和编纂成书的时间两方面。成书时间，是指通过书面语言把理论记录下来，使之形成完整书卷（或刊行）的时间。成书过程，是指由感性认识到理性认识，即理论体系逐渐形成和流传至撰写（刻）形成完整书卷的过程。通过史籍对《内经》的著录推测，《内经》大部分内容出自战国，秦汉有所补充。清代魏荔彤《伤寒论本义·自序》云："轩岐之书，类春秋战国人所为，而托于上古。"明代郎瑛言："《素问》文非上古，人得知之……为淮南王之作。"文献资料研究显示，《史记》未载《黄帝内经》书名，现存最早记载《黄帝内经》书名的是东汉班固的《汉书·艺文志》，而《汉书·艺文志》是东汉班固根据《七略·艺文志》摘编而成，据此可以推测《黄帝内经》的成书时间应在《史记》之后、《七略》之前的公元前1世纪内的西汉中后期。所以说《内经》非一时一人所作，其主要内容出自战国，秦汉历代有补充，甚至包括东汉至唐宋时期某些医家的修订和补充，编纂成书大约在西汉的中后期。

2.依据唐代王冰编次的篇目顺序简述《素问》医学理论的结构。

【正确答案】《素问》第1~8卷计30篇（包括第1~30篇），主要讨论阴阳五行、藏象、病机、诊断、治疗、养生等医学基本理论问题；第9~13卷计19篇（包括第31~49篇），主要讨论病证；第14~18卷计16篇（包括第50~65篇），主要讨论经络与刺法理论；第19~22卷计9篇（包括第66~74篇，含第72、73两篇遗篇），主要讨论五运六气学说；第23~24卷计7篇（包括第75~81篇），主要为医学教育与理论上难以归类的篇章。

【易错答案】具体卷篇易于混淆，与现存《素问》9卷有别，易于混淆。

【答案分析】现存的《内经》包括《素问》和《灵枢》两部分，各9卷81篇。就其篇目顺序而言，《素问》的编排有其内在的规律性，基本反映了医学理论的系统结构。不过现存《素问》篇目顺序经过了唐代王冰的重新编次和增补，已与梁代全元起所记载的原顺序有较大差异，故其篇目结构主要反映了整理者唐代王冰对医学理论的结构认识。所以回答内容应切题，按照唐代王冰整理的《素问》卷篇顺序回答。

第二章 《内经》的注家与注本

◎ **重点** ◎

1.类分注解《内经》的代表医家、著作及主要内容。

2.随文注解《内经》的代表医家、著作及主要内容。

3.校勘训诂《内经》的代表医家、著作及主要内容。

◎ **难点** ◎

1.类分注解《内经》代表作的主要内容。

2.随文注解《内经》代表作的主要内容。

3.校勘训诂《内经》代表作的主要内容。

精选习题

（一）单选题

1.现存最全类分注解《内经》的著作是（　　　）

A.《黄帝内经太素》　　　　　B.《类经》　　　　　　　　　C.《内经知要》

D.《新校正》　　　　　　　　E.《医经读》

【正确答案】B　　　　　　　　【易错答案】A

【答题分析】全文类分法，就是将《内经》全部内容选入，把每一篇拆散重新归类，其中以张介宾《类经》和杨上善《黄帝内经太素》最具代表性。故易错选 A。《黄帝内经太素》在国内宋代以后逐渐失传，虽然几经修补，目前仍缺 5 卷,《类经》是现存最全类分注解《内经》的著作。故应选 B。

2.首创择要类分研究《内经》的医家是（　　　）

A.杨上善　　　　　　　　　B.李中梓　　　　　　　　　C.滑寿

D.汪昂　　　　　　　　　　E.沈又彭

【正确答案】C　　　　　　　　【易错答案】B、D、E

【答题分析】择要类分注解《内经》的代表作有：元·滑寿的《读素问钞》、明·李中梓的《内经知要》、清·汪昂的《素问灵枢类纂约注》、清·沈又彭的《医经读》。故易选错 B、D、E。《读素问钞》系滑氏在反复研究《素问》的基础上，先进行删繁撮要，然后再以类相从，后世医家对滑氏分类注解《素问》的评价极高。择要分类研究《内经》当为元·滑寿所首创。故正确答案为 C。

3.《黄帝内经太素》的作者是（　　　）

A. 张介宾　　　　　　　B. 全元起　　　　　　　C. 杨上善

D. 马莳　　　　　　　　E. 王冰

【正确答案】C　　　　　　【易错答案】E

【答案分析】目前通行的《素问》版本主要是经王冰收集整理，重新编次，作为与《素问》沿革有关的主要作者，因强调较多而易于记住，而易错选为 E。《黄帝内经太素》是唐代杨上善撰注，故应为 C。

4. 精通声韵训诂的医家是（　　　）

A. 林亿　　　　　　　　B. 胡澍　　　　　　　　C. 江有诰

D. 马莳　　　　　　　　E. 王冰

【正确答案】B　　　　　　【易错答案】C

【答案分析】针对《内经》原文中存在的难解字词句或者有疑问之处进行文理或者医理上的校勘注释，还原经文本来的面貌，称之为校勘训诂研究《内经》。校勘训诂研究《内经》的代表医家是林亿、胡澍、江有诰，其中，林亿的校勘主要是版本考证、文字训诂以及文理、医理的论证，江有诰主要精于文字音韵训诂之学，而胡澍是精通声韵训诂，故应选 B。马莳、王冰研究《内经》的方法是随文注解。

（二）多选题

1.《内经》的注本中，调整篇次类分的著作有（　　　）

A.《素问悬解》　　　　　B.《灵枢悬解》　　　　　C.《素问经注节解》

D.《素问直解》　　　　　E.《素问吴注》

【正确答案】ABC　　　　　【易错答案】D、E

【答题分析】有些医家认为《内经》162 篇文章的顺序略有杂乱，不易理解，于是在保持《素问》《灵枢》各篇原文内容不动的基础上，仅将其篇次予以重新类分注解，以清·黄元御的《素问悬解》《灵枢悬解》、清·姚绍虞的《素问经注节解》为代表作。D、E 都是随文注解的著作，概念不清容易多选。正确答案为 ABC。

2. 全文类分注解《内经》的著作是（　　　）

A.《黄帝内经太素》　　　B.《类经》　　　　　　　C.《内经知要》

D.《内经辨言》　　　　　E.《读素问钞》

【正确答案】AB　　　　　【易错答案】多选 C、E

【答案分析】历代医家对《内经》的注释发挥各有特色，有类分注解、随文注解和校勘训诂之不同。根据医家分类研究方法的不同，类分注解又分全文类分、择要类分和调整篇次分类。其中，《黄帝内经太素》和《类经》属于全文类分注解，而《内经知要》和《读素问钞》属于摘要类分,《内经辨言》属于校勘训诂,故应选 AB。

3.随文注解单注《素问》的著作是( )

A.《读素问钞》　　　　　B.《黄帝内经素问》　　　　　C.《素问吴注》

D.《素问直解》　　　　　E.《素问释义》

【正确答案】BCDE　　　　　【易错答案】多选 A

【答案分析】随文注解方法研究《内经》,就是在现存《素问》《灵枢》流传蓝本基础上,保持原文篇次段落顺序进行阐释注解,是古人注释经典的常用方法。根据各医家注解内容的不同,分单注《素问》与全注《素问》《灵枢》两类。其中,单注《素问》的著作主要有《黄帝内经素问》《素问吴注》《素问直解》和《素问释义》。《读素问钞》虽然也是专门研究《素问》的著作,但属于择要分类研究,因为书名相似性大,极易混淆而选错,故应选 BCDE。

(三)问答题

1.简述《黄帝内经太素》分类研究《内经》的内容。

【正确答案】《黄帝内经太素》主要分类内容有:摄生、阴阳、人合、脏腑、经脉、俞穴、营卫气、身度、诊候、证候、设方、九针、补泻、伤寒、寒热、邪论、风论、气论、杂病 19 类。

【易错答案】容易回答内容不全面,或者与其他分类研究内经的著作内容混淆。

【答案分析】《黄帝内经太素》是最早类分注解《内经》的著作,作者是唐代杨上善。将《素问》《灵枢》原文分类研究,共分为摄生、阴阳等 19 类。 回答这类问题主要在于记忆准确,而且不要与其他分类研究《内经》的著作内容相混淆。

2.举例说明择要分类研究《内经》的方法。

【正确答案】择要分类研究《内经》属于分类注解《内经》的一种。有些医家认为《内经》内容过于精深,不能悉数掌握,为了方便初学者或者术有专攻者,因此可有选择地重点筛选分类注解。如明代李中梓《内经知要》。本书选择《素问》《灵枢》中的重要经文,进行分类纂约,加以注释。主要分类有:道生、阴阳、色诊、脉诊、藏象、经络、治则、病能 8 类。

【易错答案】回答不完整。特别是举例的著作不准确。

【答案分析】本体考查点有二:一是对分类研究方法的解释,特别是择要分类研究方法;二是举例说明。特别是举例,不能只举出著作名称,需要结合分类研究方法,对著作做出分析。后者容易遗漏。

第三章 《内经》理论体系的形成发展与学术特点

◎ 重点 ◎

1.《内经》理论体系的形成条件。

2.《内经》理论体系的主要内容。

3.《内经》理论体系的学术特征。

◎ 难点 ◎

1.古代哲学思想对《内经》理论体系形成的影响。

2.《内经》理论的学术特征。

精选习题

（一）单选题

1.《内经》理论体系的基础与核心是（　　）

A.藏象　　　　　　　　B.病因病机　　　　　　　　C.诊法

D.治则　　　　　　　　E.养生

【正确答案】A　　　　　　　　【易错答案】B、C、D、E

【答案分析】《内经》理论体系的主要内容大致可以分为哲学思想、藏象、经络、病因病机、病证、诊法、论治、摄生、运气等方面。但是《内经》以藏象学说为中心内容。藏象学说以五脏为主体，将六腑、五体、五官、九窍、四肢百骸等全身组织器官分成五大系统，这五个系统相互之间并不是孤立的，它们通过经脉的络属沟通，气血的流贯，相互联系，形成统一的整体，成为《内经》理论体系的核心，也是指导养生及临床辨证论治的重要理论基础，故应选A。

2."治病必求于本"体现的《内经》学术特征是（　　）

A.从功能角度把握生命规律　　　　B.从整体角度把握生命规律

C.从运动变化角度把握生命规律　　D.从和谐角度把握生命规律

E.形神一体，形神并调

【正确答案】D　　　　　　　　【易错答案】A、B、C

【答题分析】和谐平衡的思想是中华文化中的重要组成部分，中医学吸收了这种思想，并将之运用到对人体生命、疾病、诊断、治疗的多个方面。"治病必求于本"是中医学重要的治疗原则，"本"是指阴阳，"治病必求于本"是指治疗目的是使患者身体重新恢复到阴阳和谐平衡。故答案应选 D。ABC 也是《内经》学术特征，故易选错。

3. 辨证论治体现的《内经》学术特征是（　　　）

A. 从功能角度把握生命规律　　　B. 从整体角度把握生命规律

C. 从运动变化角度把握生命规律　　D. 从和谐角度把握生命规律

E. 形神一体，形神并调

【正确答案】C　　　　　　　【易错答案】B

【答题分析】辨证论治是中医学的诊疗特色，证是疾病过程中阶段性病机的概括，它虽然具有一定稳定性，但随病变而变。中医诊断所关注的时间、季节、年龄都是治疗中重视时间因素的依据。而一病前后证异，用药施治随时变换，辨证论治体现了中医的动态观，属于《内经》从运动变化角度把握生命规律。由于整体观念是中医学的指导原则，故容易选错为 B。正确答案为 C。

4. 意象思维方法体现在《内经》学术特点中，意在强调（　　　）

A. 整体地把握生命规律　　　　B. 人生有形，不离阴阳

C. 辩证地对待生命活动　　　　D. 形与神俱，天人一体

E. 从功能把握生命规律

【正确答案】E　　　　　　　【易错答案】A

【答案分析】《内经》关于生命本质及其规律的认识，主要是通过对自然现象和人体生理、病理现象的观察、总结、概括而来。生命规律的把握源于"象"。虽然这一认知方法体现了人体内外的整体性，但是立足于"象"把握生命规律，强调的是《内经》从功能把握生命规律的特点，故应选 E。

（二）多选题

1.《内经》理论体系的形成条件是（　　　）

A. 社会背景的变革　　　　　B. 医疗实践的基础

C. 古代哲学思想的影响　　　　D. 古代科学的渗透

E. 古代科学思想发展的影响

【正确答案】ABCDE　　　　　【易错答案】漏选 E

【答案分析】任何理论的产生，都离不开特定的社会、文化、科技发展的历史背景，《内经》理论体系的形成，同样与当时社会的变革、哲学思想的渗透、自然科学技术的影响不可分割，作为医学理论，《内经》的形成与当时医疗实践经验的积累，密不可分。主要可归纳为社会背景的变革、医疗实践经验的积累、古代哲学思想的影响、古代科学的渗透等四个方面。理论阐述中，关系密切的内容往往归纳到一起论述，本考点中涉及的古代科学技术与科学思想，作为相关的内容，在教材内容的表述中是归纳到一起论述的，而在考试备选项中，将相关的内容拆分，这也是考试中故意为之，因此易疏忽而漏选 E，正确答案应全选。

2.《内经》理论体系的学术特征是（　　　）

A. 从功能角度把握生命规律　　　　　B. 从整体角度把握生命规律

C. 从运动变化角度把握生命规律　　　D. 从和谐平衡角度把握生命规律

E. 形神一体，形神并调

【正确答案】ABCD　　　　　　　【易错答案】E

【答案分析】《内经》理论体系的建构方法决定了其学术特点，归纳起来有四：从整体把握生命规律、从运动变化角度把握生命规律、从功能角度把握生命规律、从和谐平衡角度把握生命规律。"形神一体，形神并调"虽是《内经》理论的特点，但属于诊治疾病的层面，与题干的问题不属于一个逻辑层次，易于多选，答案为ABCD。

3.《内经》理论体系中除医学基础的内容还包括（　　　）

A. 天文学　　　　　　B. 历法学　　　　　　C. 气象学

D. 社会学　　　　　　E. 数学

【正确答案】ABCDE　　　　　　【易错答案】少选

【答案分析】《内经》理论体系的内容不仅涉及医学一门学科，它还吸收了中国古代劳动人民和科学家对天文学、历法学、气象学、生物学、地理学、社会学、数学、农学以及哲学等多学科的研究成果，故应选ABCDE。

4.《内经》从整体角度把握生命规律，其基本观点是（　　　）

A. 形神一体　　　　　　B. 天人一体　　　　　　C. 人自身一体

D. 气血一体　　　　　　E. 经络一体

【正确答案】ABC　　　　　　　【易错答案】多选

【答题分析】中医学的整体观念源于把生命现象放在其生存环境，即自然、社会中所进行的观察活动，并接受中国古代自然哲学的指导，将对这种观察结果的分析引向理性认识的层次，形成"天人一体""人自身一体""形神一体"观。答案应为ABC。D和E两项都属于人自身一体的范畴，故容易选错。

（三）问答题

1. 简述《内经》理论体系的主要内容。

【正确答案】①《黄帝内经》包括《素问》《灵枢》两部分。②《黄帝内经》所载内容丰富，除了医学知识外，还涉及天文、历法、气象、地理、心理、生物等多学科的内容。③《黄帝内经》学术理论的系统结构包括医学理论和医学基础两大类。④《内经》理论体系的主要内容大致可以分为哲学思想、人体藏象、疾病、诊法、论治、摄生、运气七类。

【易错答案】回答不完整或者不准确，尤其是③。

【答案分析】《内经》理论体系的内容，从不同角度的认识内容不一。本题回答的关键：一是主要从哪些方面阐释《内经》的内容，一般情况下对从《内经》书目结构及分类内容角度的认识能把握，从《内经》学术理论的系统结构包括医学理论和医学基础两大类的认识容易忽视；

二是对不同方面的具体内容阐述不全，特别是从学科、内容分类方面的具体内容因涉及较多，易于有遗漏。

2. 谈谈你对意象思维的认识。

【正确答案】①意象思维是以文字、物象（图像、现象、符号）表达对研究对象抽象含义的思维方式，是人们在观察事物取得直接经验的基础上，进行类比、联想，运用具体事物的形象、文字或其象征性符号进行表述，以反映事物普遍联系与规律的一种思维方法。②意象思维分 3 个阶段，包括观察现象、形成意象、推演意象。观察现象指对周围的自然现象、社会现象的观察；形成意象指通过观察现象把其中蕴涵的共性和规律抽提出来，并用文字、图像、符号的方式进行表述；推演意象指意象显示事物的规律和共性，具有超越自身原有价值的意义和趋势，可以类推，又称为类推意象。

【易错答案】回答不完整。

【答案分析】本题考点三个方面：一是意象思维的内涵；二是意象思维的阶段；三是对意象思维的观察现象、形成意象、推演意象 3 个阶段的解读。第二、三者易于遗漏。

第四章 《内经》的重要地位与研读要领

◎ 重点 ◎

1.《内经》的重要地位。

2.《内经》的研读要领。

◎ 难点 ◎

《内经》的研读方法。

精选习题

（一）单选题

1.《内经》是我国现存最早的一部（　　　　）

A. 临床大全 　　　　　　　　B. 医学词典 　　　　　　　　C. 百科大全

D. 医学典籍 　　　　　　　　E. 经方典籍

【正确答案】D 　　　　　　　【易错答案】C

【答案分析】《内经》理论体系的内容，除医学知识外，还涉及天文、历法、气象、地理、心理、生物等多学科的内容，这也是难点所在，故易错选为 C。《内经》内容虽然涉及多学科的知识，但是以医学为主体，《内经》的成书，奠定了中医学的理论体系，被称为医家之宗，中医四大经典之首，故应选 D。

2. 中医基础理论与《内经》的最大区别点在于，中医基础理论是（　　　　）

A. 对中医学共性规律的系统总结

B. 对中医学思维方法的总结

C. 对中医学理论形成过程的总结

D. 中医学理论学术发展过程的总结

E. 是后世医学流派的渊源

【正确答案】A 　　　　　　　【易错答案】B、C、D、E

【答案分析】《内经》理论体系是建立在古人对人体生理病理现象认识的基础上，并借助当时人们对自然界的认识和哲学思想，通过大量的临床实践反复验证而形成的。《内经》中存在自己本身不同的观点与学说，是后世众多医学流派的渊源。中医基础理论是对中医学理论的基本概念、基本原理、基本规律的阐释。在中医基础理论中也涉及中医学思维方法、中医学理论形成及发展过程的内容，但是主要是对中医学发展几千年以来的共性规律总结，与《内经》几千年以前古人认识的中医学理论不尽相同，容易错选B、C、D、E，故应选答案是A。

（二）多选题

1.《内经》的重要地位主要体现在（　　　）

A. 构建了中医学完整的理论体系

B. 确立了中医学特有的思维方法

C. 奠定了医家的临证指南

D. 成为中华优秀传统文化的瑰宝

E. 形成了中医学不断发展的内在动力

【正确答案】ABCDE　　　　　　【易错答案】少选

【答案分析】《内经》诞生于二千年前，《内经》的成书，不仅奠定了中医学的理论体系，而且几千年来一直有效地指导中医临床实践，是推动中医学术发展的准绳。现代医学的飞速发展，推动了医学科学的不断进步。当前医学背景下审视《黄帝内经》这部古老的经典的学术地位，主要体现在构建了中医学完整的理论体系、确立了中医学特有的思维方法、奠定了医家的临证指南、成为中华优秀传统文化的瑰宝、形成了中医学不断发展的内在动力，故应选ABCDE。

2.《内经》理论与临床的结合，主要体现在（　　　）

A.《内经》原文及理论在临床中的应用

B.《内经》注家之论在临床中的应用

C.《内经》思维在临床中的应用

D.《内经》中的不同学说在临床中的应用

E.《内经》针灸理论在临床中的应用

【正确答案】ABCD　　　　　　【易错答案】多选E

【答案分析】《内经》作为中医学的经典著作，其对中医学的重要贡献不仅体现在建立了丰富而完善的理论体系，还在于其蕴含着丰富的临床应用学内容。《内经》在临床中的应用主要体现在：《内经》原文及理论、《内经》注家之论、《内经》思维在临床中的应用、《内经》中的不同学说在临床中的应用。因为《内经》创立的针灸疗法是中医学临床的特色疗法，故易于多选E。

（三）问答题

1. 谈谈你对《内经》研读要领的认识。

【正确答案】①《内经》课程的教学，主要目的在于使学生了解中医学术的渊源、中医理论的形成过程及熟悉《内经》的理论体系、学术思想、各家观点，掌握《内经》的基本理论、重要原则及后世应用，从而提高其中医理论水平和运用理论分析与解决临床实际问题的能力。

②研读《内经》的要领是：注意《内经》与中医基础理论的区别、留心《内经》各家学说性质、重视《内经》文字校勘、善于博览注家注本精华、加强《内经》理论与临床的结合。③目前有人认为《内经》是中医基础理论的古文版，但是中医基础理论是对中医学发展几千年来的共性规律总结，与《内经》几千年以前古人认识的中医学理论不尽相同；《内经》理论体系虽经过后人的整理已经趋于基本一致，但其间仍然存在许多不同的学术观点、具有各家学说的性质；《内经》流传千年，其间错误之处必不可少，存在大量的争议之处，因此进行必要的校勘是深入学习《内经》的前提，读《内经》要注意正确运用校勘；《内经》成书后，诸多医家参以己见对《内经》进行注释，其中许多注释见解独到，研读时要善于博览注家注本精华；《内经》理论体系中蕴含着丰富的临床应用学内容。

【易错答案】遗漏《内经》教学目的及研读要领说明部分。

【答案分析】①《内经》的教学目的决定了研读《内经》的要领，所以在谈《内经》研读要领之前需要对教学目的有所说明。②需要对每一项研读要领的起因作简单介绍。

2. 为什么说《内经》是医家临证之"兵书"？

【正确答案】①《内经》所阐述的医学理论是分析人体生理病理，指导疾病诊断、防治的重要武器，至今仍然具有重要的实践价值。古人以兵家之道比喻医家治病之理，故可将《内经》称为医家临证之"兵书"。②除医学理论和指导思想，《内经》还记载了多种病证，并对热病、疟疾、咳嗽、痹、痿等的病因病机、临床表现及治法作了专题讨论，对现代临床有重要指导意义。③在治疗方面，《内经》倡导三因制宜、因势利导、治病求本、异病同治、同病异治、补虚泻实等原则。④治法方面，除针灸、药物治疗外，还有精神疗法、按摩、导引、药浴等方法。

【易错答案】内容回答不全面。

【答案分析】本题的回答内容注意两点：一是《内经》是临证医家之"兵书"的立论点是以兵家之道比喻医家治病之理；二是从各个方面对《内经》体现的治病内容，从涉及的主要病证、治疗原则、治疗方法等方面展开分析说明。后者容易忽略或者回答不全面。

第一章　哲学思想

◎ **重点** ◎

1.《素问·天元纪大论》《素问·五常政大论》基于气一元论认识宇宙万物及气形转化。

2.《素问·五运行大论》一气化六气的气候变化。

3.《素问·六微旨大论》天地之气升降运动及人体之气升降出入运动。

4.《素问·宝命全形论》《素问·阴阳应象大论》"天人合一"理论。

5.《素问·阴阳应象大论》阴阳的基本含义及属性。

6.《素问·阴阳应象大论》阴阳学说的基本内容。

7.《素问·阴阳应象大论》人体物质的阴阳升降规律。

8.《素问·阴阳应象大论》味、形、气、精、化的关系。

9.《素问·阴阳应象大论》药物饮食气与味的阴阳属性及其性能。

10.《素问·阴阳应象大论》壮火、少火与人体正气的关系。

11.《素问·阴阳应象大论》阴阳偏盛的病理表现。

12.《素问·阴阳应象大论》外感、内伤发病规律。

13.《素问·阴阳应象大论》伏邪发病的一般规律。

14.《素问·阴阳应象大论》"四时五脏阴阳"的系统结构。

15.《素问·阴阳应象大论》阴阳偏盛的临床表现。

16.《素问·阴阳应象大论》以阴阳理论指导诊断、治疗、养生。

17.《素问·金匮真言论》《素问·阴阳离合论》阴阳的可分性及应用。

18.《素问·至真要大论》阴阳可分性的依据。

19.《素问·脏气法时论》《素问·宝命全形论》《素问·六微旨大论》《素问·五运行大论》五行关系。

20.《素问·六元正纪大论》五郁治法。

◎ **难点** ◎

1.《素问·天元纪大论》等篇基于气一元论认识宇宙万物的理论。

2.《素问·六微旨大论》神机气立理论。

3.《素问·阴阳应象大论》阴阳的基本含义。

4.《素问·阴阳应象大论》人体物质的阴阳升降规律。

5.《素问·阴阳应象大论》壮火、少火与人体正气的关系。

精选习题

（一）单选题

1.《素问·天元纪大论》指出"阴阳之征兆"是（　　　）

A. 上下　　　　　　　　B. 左右　　　　　　　　C. 水火

D. 血气　　　　　　　　E. 男女

【正确答案】C　　　　　　　　【易错答案】B

【答案分析】征兆是指象征。是对自然界相互关联的某些事物或现象对立双方属性的概括。凡是运动的、外向的、上升的、弥散的、温热的、明亮的、兴奋的都属于阳；相对静止的、内守的、下降的、凝聚的、寒冷的、晦暗的、抑制的都属于阴。"水为阴，火为阳"，由于水性寒而润下故属阴，火性热而炎上故属阳。水火具备阴阳的特性较多，所以被称为阴阳的象征。张介宾《类经附翼》："造化之权，全在水火。"故答案选 C。

2.《素问·天元纪大论》指出"阴阳之道路"是（　　　）

A. 上下　　　　　　　　B. 左右　　　　　　　　C. 水火

D. 血气　　　　　　　　E. 男女

【正确答案】B　　　　　　　　【易错答案】A

【答案分析】古代浑天说认为天体自东向西旋转。人站在地球上，面南而立仰观天象，可见日月星辰不断地自东向西旋转，东方为人体之左，天左旋也；大地则是自西向东旋转，西方为人体右侧，地右旋也。天为阳，左行；地为阴，右行。故左右为阴阳运行之道路。故答案选 B。

3. 据《素问·五常政大论》基于气一元论思想，提出"（　　　）而有形"

A. 气始　　　　　　　　B. 气散　　　　　　　　C. 气布

D. 气终　　　　　　　　E. 气聚

【正确答案】B　　　　　　　　【易错答案】E

【答案分析】《素问·五常政大论》从气一元论认识宇宙万物，提出宇宙万物的生成、发展、和变更，无不本源于气，无不是气敷布和化散的结果。"气始而生化，气散而有形，气布而蕃育，气终而象变。"王冰注曰："始，谓始发动；散，谓流散于物中；布，谓布化于结成之形；终，谓终极于收藏之用。"故选 B。因为关于一气生万物，《庄子·知北游》有"人之生，气之聚也。聚则为生，散则为死"。清·喻昌有"气聚则形成，气散则形亡"之论。故易错选 E。关键在于对经典原文的准确解读。

4. 据《素问·阴阳应象大论》，"治病必求于本"的"本"是指（　　　）

A.病机　　　　　　　　B.病因　　　　　　　　C.症状

D.阴阳　　　　　　　　E.正气

【正确答案】D　　　　　【易错答案】A、B

【答案分析】"治病求本"是中医治疗学的指导思想，指治疗疾病要针对疾病的本质，疾病本质主要之病因病机，所以 A、B 为易错答案。"治病必求于本"出自《素问·阴阳应象大论》，在本篇中与阴阳概念相联系，本义是指阴阳。回答《内经》的题目要结合原文，主要是掌握《内经》的本义。故答案选 D。

5.《素问·阴阳应象大论》"天地之道也"中"道"的含义是（　　　　）

A.道路　　　　　　　　B.道理　　　　　　　　C.本原

D.规律　　　　　　　　E.表现

【正确答案】D　　　　　【易错答案】C

【答案分析】此题主要考查阴阳的含义，《素问·阴阳应象大论》："阴阳者，天地之道也，万物之纲纪，变化之父母，生杀之本始，神明之府也。"对于阴阳含义，不仅要背诵原文，还要理解掌握每一句以及重点词语的基本内容。例如：道、父母、神明等。"阴阳者，天地之道也"，说明阴阳是自然界的法则和规律。天地，泛指自然界，阴阳学说作为哲学思想，往往容易和哲学中的"道"的概念混淆。故答案选 D。

6.《素问·阴阳应象大论》中的"寒极生热，热极生寒"反映了阴阳之间的（　　　　）

A.对立　　　　　　　　B.互根　　　　　　　　C.交感

D.互藏　　　　　　　　E.转化

【正确答案】E　　　　　【易错答案】A

【答案分析】此题主要考查阴阳学说的内容，寒热的概念是对立的，所以易错答案为 A。"寒极生热，热极生寒"可以说明是一年四季寒暑的交替，也可以说明人体的病理变化。主要反映了阴阳之间不是一成不变的，是在一定条件下可以相互转化的，正确答案选 E。

7.《素问·阴阳应象大论》中的"阳生阴长，阳杀阴藏"反映了阴阳之间的（　　　　）

A.对立　　　　　　　　B.互根　　　　　　　　C.交感

D.互藏　　　　　　　　E.转化

【正确答案】B　　　　　【易错答案】E

【答案分析】此题主要考查阴阳学说的内容，"阳生阴长，阳杀阴藏"应理解为互文。阴阳既为生杀之本，亦为长藏之本。阳既能生万物，亦能杀万物；阴既能长万物，亦能藏万物。阳生阴亦生，阳长阴亦长的这种阴阳相互依存，互为根本的关系称为互根互用。因原文中的生长杀藏为四季变化规律，此题容易被错认为是阴阳转化。故答案选 B。

8.《素问·阴阳应象大论》中"清气在下，则生飧泄"的病机是（　　　　）

A.胃衰不能腐熟　　　　B.清阳虚衰而不能升　　C.脾虚不化谷

D.肾衰不温脾土　　　　E.浊阴滞于上而不能降

【正确答案】B　　　　　　【易错答案】C

【答案分析】此题主要考查阴阳的升降理论。泄泻这种疾病往往和脾不运化有关，所以 C 为易错答案。阳升阴降是阴阳的本性，在自然界有"清阳为天，浊阴为地"，在人体也是脾升胃降，精微物质上升，精微布散于全身，浊阴下降，糟粕得泄。如果违背了这样的升降规律，就会产生疾病。"清气在下，则生飧泄；浊气在上，则生䐜胀。"是以阴阳升降来说明脾胃病的病机。清阳不能上升反下走，导致飧泄，浊阴不排泄反停于上导致䐜胀。故答案选 B。

9.据《素问·阴阳应象大论》，下列说法正确的是（　　　）
A.地气上为云，云出地气　　　　B.地气上为云，云出天气
C.天气下为雨，雨出天气　　　　D.天气上为云，云出天气
E.地气下为雨，雨出地气

【正确答案】B　　　　　　【易错答案】A、C

【答案分析】此题主要考查阴阳学说的内容。"地气上为云，天气下为雨，雨出地气，云出天气"，是指地气受阳热的蒸腾上升为云，天气受阴寒而凝聚下降为雨，而云变为天气，雨成为地气。可见天气的云来源于地气的水，地气的水产生于天气的云。通过云雨互变的自然现象，说明阴阳互根互用、相互转化阴升阳降，阴阳交感化生万物的道理。故答案选 B。

10.《素问·阴阳应象大论》中"清阳出上窍"，"清阳"是指（　　　）
A.阳光雨露等清气　　　　B.自然之气和水谷精气　　　　C.水谷化生之卫气
D.饮食化生之津液　　　　E.中焦蒸津液所化之营血

【正确答案】B　　　　　　【易错答案】A

【答案分析】此题主要考查人体阴阳的分布规律。事物的阴阳属性，既有绝对性的一面，又有相对性的一面。事物的阴阳属性往往是通过比较而划分的。若比较的对象发生了改变，那么事物的阴阳属性也可以发生改变。本篇出现了三个"清阳"，但由于分布在人体不同的部位，具有不同的含义。"清阳出上窍"是指人体吸入的自然之气和饮食水谷之气化生的精微出于头面官窍，产生声音和嗅、视、听觉等功能。"清阳发腠理"是指卫气发散于肌肤、脏腑间隙以温养之。"清阳实四肢"是指人体的精微物质布散于四肢营养肌肉。故选 B。

11.《素问·阴阳应象大论》中"浊阴归六腑"，"浊阴"是指（　　　）
A.水谷糟粕　　　　B.山岚瘴气　　　　C.粪尿
D.精血津液　　　　E.营气

【正确答案】A　　　　　　【易错答案】C

【答案分析】此题考查人体阴阳的分布规律。"故清阳出上窍，浊阴出下窍；清阳发腠理，浊阴走五脏；清阳实四肢，浊阴归六腑。"通过三对清阳和浊阴，说明了人体物质的分布，往往是清阳在上、在外、在表。浊阴在里、在内、在下。阴阳具有相对性，在人体不同部位的物质具有不同的功能。"清阳出上窍，浊阴出下窍"的上窍，指耳、目、口、鼻等头面部七窍；下窍，即前后二阴。精微物质上荣于头面，产生的浊阴变为粪、尿由前后二阴排出体外。"清阳发腠理，

浊阴走五脏"的清阳主要指卫气,浊阴指精血津液;卫气发于腠理,精血津液濡养五脏。"清阳实四肢,浊阴归六腑"是指精微荣养四肢,水谷在六腑中传导变化。故选A。

12.《素问·阴阳应象大论》中"精化为气,气伤于味"中的"气"是指(　　　)

A. 气化之气　　　　　　　B. 气味之气　　　　　　　C. 水谷之气

D. 真元之气　　　　　　　E. 营卫之气

【正确答案】D　　　　　　【易错答案】B

【答案分析】此题易错的原因是混淆了《素问·阴阳应象大论》关于味、形、气、精、化的关系中"气"的含义。"味归形,形归气,气归精,精归化,精食气,形食味,化生精,气生形。味伤形,气伤精,精化为气,气伤于味。"说明了药物饮食进入人体之后,其气与味分别转化为人体的形、精、气、化,药物饮食的气、味与形、精、气、化之间的相互转化关系,其中"气"在此段中有三种含义,第一是指药食之气,如"气归精,精归化",第二是指人体气化,如"味归形,形归气",第三是指人体的真元之气,如"精化为气,气伤于味"。第一种含义在本段中多见,为易错答案。张介宾注:"精化为气,谓元气由精而化也。"故答案选D。

13.《素问·阴阳应象大论》认为药食中气厚者为(　　　)

A. 阳中之阴　　　　　　　B. 阳中之阳　　　　　　　C. 阴中之阴

D. 阴中之阳　　　　　　　E. 阴中之至阴

【正确答案】B　　　　　　【易错答案】A

【答案分析】此题主要考查药食气味的阴阳属性。"阴味出下窍,阳气出上窍。味厚者为阴,薄为阴之阳;气厚者为阳,薄为阳之阴。""厚"和"薄"代表的是气味的作用功能,凡是作用较强的称为"厚",凡是作用较缓和的称为"薄"。气属于阳,气厚者为纯阳,应为阳中之阳。说明了阴阳之中复有阴阳。故选B。

14.《素问·阴阳应象大论》认为药食中阴中之阴者(　　　)

A. 味薄　　　　　　　　　B. 气厚　　　　　　　　　C. 味厚

D. 气薄　　　　　　　　　E. 气味中和

【正确答案】C　　　　　　【易错答案】A

【答案分析】此题主要考查药食气味的阴阳属性。根据本篇"阳为气,阴为味",属于阴的为味,阴中之阴是纯阴者,所以为味厚。王冰注:"阳为气,气厚者为纯阳;阴为味,味厚者为纯阴。故味薄者为阴中之阳;气薄者为阳中之阴。"故选C。

15.《素问·阴阳应象大论》认为药食中味厚者的功能是(　　　)

A. 通　　　　　　　　　　B. 泄　　　　　　　　　　C. 发热

D. 发泄　　　　　　　　　E. 发散

【正确答案】B　　　　　　【易错答案】D

【答案分析】此题易错的原因是混淆了"泄"和"发泄"的概念。D为易错答案。《素问·阴阳应象大论》:"味厚则泄,薄则通;气薄则发泄,厚则发热。"味厚为阴中之阴,有泄泻作用,如大黄；味薄为阴中之阳，有通利小便作用，如木通。气薄为阳中之阴，有发汗解表作用，如麻黄；泄是泄下，发泄则是发汗。故答案选B。

16.《素问·阴阳应象大论》认为药食中有"发热"功能者是（　　　）

A. 味薄　　　　　　　　　B. 味厚　　　　　　　　　C. 气厚

D. 气薄　　　　　　　　　E. 气平

【正确答案】C　　　　　　　　【易错答案】D

【答案分析】此题主要考查药食气味的功效。"气薄则发泄，厚则发热。"气厚为阳中之阳，有助阳发热作用。气薄为阳中之阴，有发汗解表作用。故答案选C。

17. 据《素问·阴阳应象大论》，药物"气味酸苦"者，性能（　　　）

A. 发散属阴　　　　　　　B. 发散属阳　　　　　　　C. 涌泄属阳

D. 补益属阳　　　　　　　E. 涌泄属阴

【正确答案】E　　　　　　　　【易错答案】C

【答案分析】此题主要考查五味的阴阳属性。"涌"容易被理解为涌吐，易错答案为C。"气味辛甘发散为阳，酸苦涌泄为阴。"凡是具有辛味和甘味，在人体的作用以发散为主的药食属性为阳，凡是有酸苦之味，具有泄下收敛作用的药食属性为阴。故答案选E。

18. 据《素问·阴阳应象大论》，下列说法正确的是（　　　）

A. 寒伤气，热伤形　　　　B. 寒伤形，热伤气　　　　C. 寒伤气，热伤血

D. 热伤气，寒伤血　　　　E. 寒伤阳，热伤阴

【正确答案】B　　　　　　　　【易错答案】E

【答案分析】此题主要考查寒热邪气伤人的病机。寒邪为阴邪，其性凝滞，往往导致人体腠理收缩，寒邪主要客于人体的形体。热邪为阳邪，其性炎热，导致人体的腠理疏松而开泄，热邪进入人体损伤气分。根据寒热邪气的性质，容易损伤人体的阳气和阴气，虽然理论正确，但不属于《内经》原文内容。故答案选B。

19.《素问·阴阳应象大论》中"先痛而后肿者"的原因是（　　　）

A. 寒伤形　　　　　　　　B. 热伤气　　　　　　　　C. 形伤气

D. 气伤形　　　　　　　　E. 热伤形

【正确答案】D　　　　　　　　【易错答案】C

【答案分析】此题主要考查寒热邪气伤人的表现。"寒伤形，热伤气，气伤痛，形伤肿，先痛而后肿者，气伤形也；先肿而后痛者，形伤气也。"寒邪伤人形体，热邪伤人气分。气无形，气伤则气机阻滞不通，不通则痛。形有象，形伤则象变，而为肿；先痛而后肿，是气先受伤而影响形体，属气伤形，先肿而后痛，是形先受伤而影响气机，属形伤气。故答案选D。

20. 据《素问·阴阳应象大论》，下列描述寒暑、喜怒的致病特点正确的是（　　　）

A. 寒暑伤气，喜怒伤阳　　　　B. 寒暑伤形，喜怒伤气

C. 寒暑伤阳，喜怒伤阴　　　　D. 寒暑伤脉，喜怒伤气

E. 寒暑伤气，喜怒伤阴

【正确答案】B　　　　　　　【易错答案】C

【答案分析】此题主要考查外感和内伤致病特点。寒暑为外感病因，故伤阳，喜怒为内伤病因，故伤阴，容易错选 C。此篇不是以阴阳说明寒暑和喜怒的致病特点，而是以形和气。喜怒等五志太过，直接损伤五脏气机；寒暑等六淫外入伤人，首先侵犯形体肌表。张琦注："喜怒赅五志言，寒暑赅六气言。喜怒从内发，故伤气，寒暑从外入，故伤形。"故"喜怒伤气，寒暑伤形"。故答案选 B。

21.《素问·阴阳应象大论》指出"暴怒伤阴，暴喜伤阳"的"阴阳"是指（　　　）

A. 肝和心　　　　　　B. 血和气　　　　　　C. 脏和腑

D. 里和表　　　　　　E. 精和气

【正确答案】A　　　　　　　【易错答案】C

【答案分析】此题主要考查对七情内伤致病特点。暴怒则肝气横逆而血乱，故伤阴。暴喜则心气弛缓而神逸，故伤阳。阴，指肝。阳，指心。张志聪注："多阳者多喜，多阴者多怒，喜属阳而怒属阴也。是以辛暴而怒，则有伤于阴矣；辛暴之喜，则有伤于阳矣。"又张介宾从五脏气血解，他说："气为阳，血为阴，肝藏血，心藏神。暴怒则肝气逆而血乱，故伤阴。暴喜则心气缓而神逸，故伤阳。"故答案选 A。

22.《素问·阴阳应象大论》指出"热胜"则（　　　）

A. 动摇不定　　　　　　B. 疮疡红肿　　　　　　C. 皮肤干燥

D. 胀满浮虚　　　　　　E. 毛发不荣

【正确答案】B　　　　　　　【易错答案】D

【答案分析】此题主要考查六淫的致病特点。"风胜则动，热胜则肿，燥胜则干，寒胜则浮，湿胜则濡泻。"热胜则肿是指火热内郁，营气壅滞肉理，聚为痈疡红肿。因热胜之肿与上文"形伤肿"不同，热胜之肿，局限多指外科疾患之红肿热痛。胀满虚浮往往和热邪关系不大。故选 B。

23.《素问·阴阳应象大论》指出"濡泻"是由于（　　　）

A. 风胜　　　　　　B. 热胜　　　　　　C. 燥胜

D. 寒胜　　　　　　E. 湿胜

【正确答案】E　　　　　　　【易错答案】D

【答案分析】此题易错的原因是没有掌握"濡泻"这个名词术语。濡泻，又称湿泻，由湿邪伤脾所致。"湿胜则濡泻"是指脾被湿困，不能运化水谷，故泄泻。故选 E。

24. 据《素问·阴阳应象大论》所述，"春伤于风"，到夏引起的病变是（　　　）

A. 温病　　　　　　B. 飧泄　　　　　　C. 痎疟

D. 咳嗽　　　　　　E. 濡泄

【正确答案】B　　　　　　　【易错答案】A

【答案分析】此题主要考查伏邪发病的规律。即在某个季节感受了邪气侵袭后，到下一个季节发病。因夏季阳气盛，阳盛则热，所以 A 为易错答案。"冬伤于寒，春必温病；春伤于风，夏生飧泄；夏伤于暑，秋必痎疟；秋伤于湿，冬生咳嗽。"春伤于风，夏生飧泄是指春季感受风邪，不即时发病，留连于夏季，克伐脾土，产生完谷不化的泄泻。张介宾注："春伤于风，木气通于肝胆，即病者乃为外感。若不即病而留连于夏，脾土当令，木郁相侮，变为飧泄也。"故选 B。

25.据《素问·阴阳应象大论》所述，冬季咳嗽是因为（　　　）

A.冬伤于寒　　　　　B.秋伤于燥　　　　　C.夏伤于暑

D.秋伤于湿　　　　　E.春伤于风

【正确答案】D　　　　　【易错答案】B

【答案分析】此题易错的原因是没有掌握伏邪发病的理论。在四个季节中，秋季相对于其他季节而言，比较特殊，原文为"秋伤于湿"，由于湿邪不是秋季的气候特点，所以容易误选为 B 燥邪。秋伤于湿有异于其他季节正常的发病规律是为了说明疾病的发生往往有常也有变，临证时要知常达变。发病规律可以按照每个季节的特点感受疾病，如"春伤于风""夏伤于暑"，但也有特殊规律。而且夏秋之交，感受湿邪也很有可能，湿郁化热，冬寒外闭，乘袭肺金，产生咳嗽。故答案选 D。

26.《素问·阴阳应象大论》指出"万物之能始"是（　　　）

A.阴阳　　　　　B.左右　　　　　C.水火

D.血气　　　　　E.男女

【正确答案】A　　　　　【易错答案】C

【答案分析】能始：即元始、本始的意思。能，胎之借字。孙诒让《素问王冰注校》说："能者，胎之借字。《尔雅释诂》云，'胎，始也'。"这里是说明阴阳是万物的本始和起源。根据精气学说，精的概念来源于水地说，故 C 为易错答案。故选 A。

27.《素问·阴阳应象大论》"阴在内，阳之守也；阳在外，阴之使也"反映的阴阳关系是（　　　）

A.对立　　　　　B.互根　　　　　C.消长

D.平衡　　　　　E.转化

【正确答案】B　　　　　【易错答案】A

【答案分析】此题主要考查阴阳互根互用的理论。"阴在内，阳之守也；阳在外，阴之使也"是指阴气居于内，为阳气的主持；阳气居于外，为阴气的役使。守，镇守于内。使，役使于外。此言阴阳互相为用，不可分离。而原文中的"内"和"外"，具有相对性，本句就会被错误地理解为互相对立，正确答案应选 B。

28.《素问·阴阳应象大论》中"腹满，死"的病机是（　　　）

A.阴阳离决　　　　　B.阴阳盛极　　　　　C.邪气壅盛

D.阴阳格拒　　　　　E.正气竭绝

【正确答案】B　　　　　【易错答案】E

【答案分析】此题主要考查阴阳偏盛的表现和病机。中医学的发病观认为正气决定预后的重要方面，所以本题容易误选为 E。阴阳偏盛的后期都可以导致腹满，阳盛腹满是由于阳热炽盛，肠中阴液枯竭，燥屎内结，大腹胀满，则上下内外皆已闭塞，故见腹满；阴盛腹满是阴寒内盛，阳竭于中，阴寒内结，水液无阳气运化，停聚体内，故亦见腹满。二者皆为阴偏盛或阳偏盛之重症，故曰"腹满，死"。故正确答案选 B。

29.《素问·阴阳应象大论》阳盛疾病与季节的关系是（　　　　）

A. 能冬不能夏 　　　　　　　B. 能夏不能冬 　　　　　　　C. 能春不能秋

D. 能秋不能春 　　　　　　　E. 不能四季

【正确答案】A 　　　　　　　【易错答案】B

【答案分析】此题主要考查阴阳偏盛疾病和季节的关系。阳盛阴绝之证，得冬阴之助，尚能支持，若遇夏阳之热，则不能耐受。阴盛阳绝之证，夏日得阳热之助，犹可支持，若遇冬日之阴寒，则不能耐受。故答案选 A。

30.《素问·阴阳应象大论》曰："知之则强，不知则老"，经文中"之"是指（　　　　）

A. 阴阳五行 　　　　　　　B. 脏腑气血 　　　　　　　C. 养生规律

D. 呼吸精气 　　　　　　　E. 七损八益

【正确答案】E 　　　　　　　【易错答案】A

【答案分析】此题主要考查阴阳学说在养生方面的应用。因为此语出自《素问·阴阳应象大论》，阴阳是讨论的重点内容，本题容易误选为 A。"知之则强，不知则老"是指知七损八益之道，阴阳二者可调，故身体强壮，不知七损八益之道，则阴阳难调，故易衰老。故选 E。

31.《素问·阴阳应象大论》曰："能知七损八益，则二者可调。""二者"是指（　　　　）

A. 阴阳 　　　　　　　B. 脏腑 　　　　　　　C. 气血

D. 精气 　　　　　　　E. 寒热

【正确答案】A 　　　　　　　【易错答案】D

【答案分析】"七损八益"之理，即遵照房中养生术中八种有利于人体精气的做法，可以使人体精气充实，耳目聪明，身体轻巧强健；用房中养生术中七种有害于人体精气的做法，则阴阳二气不能调摄，会耗损精气，过早衰老。易错答案为 D。但本篇为《素问·阴阳应象大论》，精气、气血均属于阴阳的范畴，故原文本义应为：调摄阴阳二气必须懂得七损八益的道理。故答案选 A。

32.《素问·阴阳应象大论》指出"年四十"的生理特点是（　　　　）

A. 阴气自半 　　　　　　　B. 耳目不聪明 　　　　　　　C. 九窍不利

D. 下虚上实 　　　　　　　E. 涕泣俱出

【正确答案】A 　　　　　　　【易错答案】C

【答案分析】此题主要考查《素问·阴阳应象大论》中关于人体生长发育过程的论述。"年四十而阴气自半也，起居衰矣；年五十，体重，耳目不聪明矣；年六十，阴痿，气大衰，九窍不利，下虚上实，涕泣俱出矣。"此段主要从阴阳角度来分析人体 40 岁、50 岁、60 岁的生理表现。

人在 40 岁左右，肾中精气自然衰减一半。阴气，肾中精气也。张景岳："阴，真阴也。四十之后，精气日衰，阴减其半矣。"故答案选 A。

33.《素问·阴阳应象大论》中应用"从阴引阳，从阳引阴"的原理是（　　）

A. 阴阳互根　　　　　　　　B. 脏腑协调　　　　　　　C. 气血贯通

D. 上下一致　　　　　　　　E. 精气互化

【正确答案】C　　　　　　【易错答案】A

【答案分析】此题主要考查阴阳学说在针刺方面的应用。"从阴引阳，从阳引阴"是根据阴阳学说确定的治疗原则。由于人身的阴阳气血外内上下交相贯通，所以针刺阳分或阴分，能够调节相对一方经脉的虚实盛衰。张志聪注："阴阳气血，外内左右，交相贯通，故善用针者，从阴而引阳分之邪，从阳而引阴分之气。"如果只理解字面意思，就容易误选 A。故正确答案选 C。

34.《素问·阴阳应象大论》曰："善诊者，察色按脉，先别（　　）"

A. 阴阳　　　　　　　　　　B. 脏腑　　　　　　　　　C. 寒热

D. 虚实　　　　　　　　　　E. 表里

【正确答案】A　　　　　　【易错答案】B

【答案分析】此题主要考查阴阳学说在诊断方面的应用。诊断疾病时，必须能将通过望闻问切四诊所得的疾病征象，辨别其性质属阴还是属阳，故"善诊者，察色按脉，先别阴阳"。望色泽，切按脉象，首先要区别其阴阳属性。这是中医学运用阴阳学说诊病的关键，后世建立的八纲辨证，以阴阳二纲为总纲，其根据即本于此。中医学辨证疾病，确定脏腑是辨病位的重要内容，所以易错答案是 B。正确答案选 A。

35.《素问·阴阳应象大论》曰："审清浊，而知（　　）"

A. 阴阳　　　　　　　　　　B. 部分　　　　　　　　　C. 所苦

D. 病所主　　　　　　　　　E. 病所生

【正确答案】B　　　　　　【易错答案】A

【答案分析】"审清浊而知部分"是指望诊。由于阴阳是辨证的总纲，故易错选 A。清，指面色明润光泽；浊，指面色晦暗滞浊。通过审察色泽清浊，可测知疾病部位。部分，即面部的五色分部。吴崑注："色清而明，病在阳分；色浊而暗，病在阴分。"正确答案选 B。

36.《素问·阴阳应象大论》曰："视喘息，听音声，而知（　　）"

A. 阴阳　　　　　　　　　　B. 部分　　　　　　　　　C. 所苦

D. 病所主　　　　　　　　　E. 病所生

【正确答案】C　　　　　　【易错答案】A

【答案分析】"视喘息，听音声，而知所苦"是指闻诊。由于阴阳是辨证的总纲，故易错选 A。观察病人呼吸气息动静状态而知道病人的病苦所在。张介宾注："痛苦于中，声发于外，故可视喘息，听声音而知其苦也。"故答案选 C。

37.《素问·阴阳应象大论》曰："观权衡规矩，而知（　　）"

A. 阴阳	B. 部分	C. 所苦
D. 病所主	E. 病所生	

【正确答案】D　　　　　　【易错答案】A

【答案分析】"观权衡规矩,而知病所主"是指脉诊。由于阴阳是辨证的总纲,故易错选A。权衡规矩是指四时常脉。权为秤锤,衡为秤杆,规为作圆之器,矩为作方之器。即《素问·脉要精微论》:"春应中规,夏应中矩,秋应中衡,冬应中权。"通过脉象的异常判断疾病所在的脏腑。故选D。

38.《素问·阴阳离合论》曰:"阴阳者,数之可十,推之可百,数之可千,推之可万。"说明了阴阳的(　　　)

A. 消长变化	B. 对立制约	C. 相互转化
D. 无限可分	E. 互根互用	

【正确答案】D　　　　　　【易错答案】A、B、C、E

【答案分析】此题主要考查阴阳的无限可分性,阴阳属性具有相对性,其理论具有复杂性,阴阳理论关键是生于太极一气的对立统一。自然阴阳虽有万千变化,但其关键仍在于一阴一阳对立统一,充实了《素问·阴阳应象大论》的内容。故答案选D。

39.《素问·六元正纪大论》关于五郁治法,木郁(　　　)

A. 达之	B. 发之	C. 夺之
D. 泄之	E. 折之	

【正确答案】A　　　　　　【易错答案】B、D

【答案分析】此题主要考查五郁治法,《素问·六元正纪大论》提出"木郁达之,火郁发之,土郁夺之,金郁泄之,水郁折之"。故正确答案选A。因为五脏配五行肝属木,肝主疏泄,肝气性喜条达而恶抑郁,所以易错选B、D。回答本题关键是对经典字词的原意要准确理解,否则容易混淆。

40. 根据《素问·六微旨大论》所论,出入废则(　　　)化灭

A. 神机	B. 气立	C. 阴精
D. 气血	E. 阳气	

【正确答案】A　　　　　　【易错答案】B

【答题分析】本题考查的是神机和气立的概念。它们相对独立又密切相关,用来揭示了生命体生化运动及其内外环境整体联系的两个重要方面。所谓"神机",主要指神对生命体内气化活动的调控与主宰,即生命体的生命力。在"气立"过程的协助下,维持着人体内、外环境的协调。"气立",主要指生命体与自然环境之间"气"的交流与转化,是生命体赖以生存的条件,实则也是"神机"调控作用的表现。由于概念不清,容易错选B。正确答案选A。

41.《素问·金匮真言论》曰:"合夜至鸡鸣为(　　　)"

A. 阳中之阳	B. 阳中之阴	C. 阴中之阴

D. 阴中之阳　　　　　　　　　　　E. 阴中之至阴

【正确答案】C　　　　　　　　　　【易错答案】D

【答题分析】本题考查运用阴阳的无限可分性。划分昼夜的阴阳属性，昼为阳，上午为阳中之阳，下午为阳中之阴。夜为阴，前半夜为阴中之阴，后半夜为阴中之阳，合夜是黄昏向黑夜过渡之时，属于前半夜，故答案选C。

（二）多选题

1. 根据《素问·六微旨大论》所论，下列关于天地之气升降运动的表述是（　　　）

A. 天气下降，气流于地　　　　　　B. 地气上升，气腾于天

C. 降已而升，升者谓地　　　　　　D. 高下相召，升降相因

E. 升已而降，降者谓天

【正确答案】ABCDE　　　　　　　　【易错答案】少选

【答案分析】此题主要考查天地之气的升降运动及其引发的变化。天地是一个整体，天地之间的升降作用是相互的，地气升极，则下降，下降是天气的作用；天气可以下降，降极则上升，所以上升者，是地气的作用。天气下降，气就下流至地；地气上升，气就蒸腾于天。由于天地有上下相互感召的作用，上升与下降产生因果关系，故能产生自然界无尽的变化。故选ABCDE。

2.《素问·阴阳应象大论》中对阴阳的范畴界定为（　　　）

A. 天地之道　　　　　　　B. 万物之纲纪　　　　　　C. 变化之父母

D. 生杀之本始　　　　　　E. 神明之府

【正确答案】ABCDE　　　　　　　　【易错答案】少选

【答案分析】此题主要考查《素问·阴阳应象大论》阴阳的概念。这是本篇中的重点内容，也是考试中常见问题。"阴阳者，天地之道也，万物之纲纪，变化之父母，生杀之本始，神明之府也。"说明了阴阳具有普遍性，是自然界的规律，也是分析万物的纲领，同时又是事物变化和生死的根本，是自然界运动的内在动力所在。故全选。

3. 据《素问·阴阳应象大论》，下列哪些是属于阳的特性（　　　）

A. 化气　　　　　　　　　B. 静　　　　　　　　　　C. 躁

D. 生清　　　　　　　　　E. 成形

【正确答案】ACD　　　　　　　　　【易错答案】多选B或E

【答案分析】此题主要考查阴阳的属性。根据原文"阴静阳躁，阳生阴长，阳杀阴藏。阳化气，阴成形""寒气生浊，热气生清"可知，阴性柔主安静，阳性刚主躁动；阳动而散，故化气，阴静而凝，故成形；寒气凝滞，故生浊阴；热气升散，故生清阳。阳气的属性是躁动、化气、生清。阴气的属性是宁静、成形、生浊。故答案选ACD。

4.《素问·阴阳应象大论》中"清阳"的分布规律是（　　　）

A. 出上窍　　　　　　　　B. 出下窍　　　　　　　　C. 归六腑

D. 发腠理　　　　　　　　E. 实四肢

【正确答案】ADE　　　　　　　　　【易错答案】多选 C

【答案分析】此题主要考查人体阴阳的分布规律。事物的阴阳属性，既有绝对性的一面，又有相对性的一面。本篇出现了 3 个"清阳"，但由于分布在人体不同的部位，具有不同的含义。从阴阳属性而言，阳者走外走表，阴者入内入里。从 AB 两项对比而言，肯定选 A 出上窍，在 CDE 选项中，六腑和五脏相对而言属阳，容易被误选，六腑传化水谷，水谷属阴，所以是"浊阴归六腑"，四肢和腠理属阳位，故答案选 ADE。

5.《素问·阴阳应象大论》中"浊阴"的分布规律是（　　　　）

A. 出上窍　　　　　　　　B. 出下窍　　　　　　　　C. 走五脏

D. 归六腑　　　　　　　　E. 发腠理

【正确答案】BCD　　　　　　　　　【易错答案】少选 D

【答案分析】此题主要考查人体阴阳的分布规律。根据原文"清阳出上窍，浊阴出下窍；清阳发腠理，浊阴走五脏；清阳实四支，浊阴归六腑"，清阳和浊阴是相对的，清阳常常分布于人体的上部和体表，浊阴分布于人体的内脏和下部。归六腑这一选项容易被遗漏，原因是六腑属性为阳，但本篇的阴阳是相对的，六腑和五脏相对而言属性为阳，而相对四肢而言，属性就为阴。故答案选 BCD。

6. 下列哪项是《素问·阴阳应象大论》正确的论述（　　　　）

A. 味归形　　　　　　　　B. 形归气　　　　　　　　C. 气归精

D. 精归味　　　　　　　　E. 形食味

【正确答案】ABCE　　　　　　　　【易错答案】多选 D

【答案分析】此题主要考查《素问·阴阳应象大论》味、形、气、精、化的关系，"味归形，形归气，气归精，精归化，精食气，形食味，化生精，气生形"，将含义相同的句子合并后，可总结为：气味归形精，形精归气化，形精食气味，气化生形精。D 选项精微物质的化生依赖于人体的气化作用而不是药食之味，当排除，故答案选 ABCE。

7.《素问·阴阳应象大论》认为"壮火"与正气的关系是（　　　　）

A. 使气衰　　　　　　　　B. 使气壮　　　　　　　　C. 能食气

D. 能散气　　　　　　　　E. 能生气

【正确答案】ACD　　　　　　　　　【易错答案】多选 B 或 E

【答案分析】此题主要考查少火、壮火与人体正气的关系。原文"壮火之气衰，少火之气壮，壮火食气，气食少火，壮火散气，少火生气。"此题的关键是要理解少火和壮火的《内经》本义，壮火，指药物饮食气味峻烈之品。少火，指药物饮食气味温和之品。药食气味峻烈者易化壮火令正气虚衰，药物饮食气味温和者易化为少火令正气盛壮。如果混淆了少火和壮火的含义就会误选 BE。正确答案选 ACD。

8.《素问·阴阳应象大论》认为药食气味中具有发散属阳特性的是（　　　　）

A. 酸　　　　　　　　　　B. 苦　　　　　　　　　　C. 甘

D. 辛　　　　　　　　　　　　　　　E. 涩

【正确答案】CD　　　　　　【易错答案】多选 A、B、E

【答案分析】此题主要考查药食气味分阴阳。"气味辛甘发散为阳，酸苦涌泄为阴。"张志聪注："言气味固分阴阳，而味中复有阴阳之别。辛走气而性散，甘乃中央之味，而能灌溉四旁，故辛甘主发散为阳也。苦主泄下，而又炎上作苦，酸主收降，而又属春生之木味，皆能上涌而下泄；故酸苦涌泄为阴也。"故选 CD。

9.《素问·阴阳应象大论》中关于六淫致病特点正确的论述应为（　　　）

A. 风胜则升　　　　　　B. 寒胜则浮　　　　　　C. 热胜则肿

D. 湿胜则濡泻　　　　　E. 燥胜则干

【正确答案】BCDE　　　　　【易错答案】多选 A

【答案分析】此题主要考查六淫致病特点。风邪太过，使肢体振掉动摇或头目眩晕，故风胜则动，由于风是春季的气候变化，春季是生发的季节，A 项风胜则升为易错答案。火热内郁，营气壅滞肌肉腠理，聚为痈疡红肿，故热胜则肿；燥胜伤津则干涸，故燥胜则干；寒为阴邪，易伤阳气，阳气不行，聚水成为浮，故寒胜则浮；脾被湿困，不能运化水谷，故泄泻稀溏，故湿胜则濡泻。故选 BCDE。

10.《素问·阴阳应象大论》提出阳偏胜的临床表现是（　　　）

A. 身热　　　　　　　　B. 腠理闭　　　　　　　C. 喘粗为之俛仰

D. 齿干　　　　　　　　E. 身常清

【正确答案】ABCD　　　　　【易错答案】漏选 B 或多选 E

【答案分析】此题主要考查阳偏盛的临床表现。E 选项身常清属于阳虚失于温煦所致，当排除；寒主收引，易致腠理闭塞，故易于漏选 B。而原文："阳胜则身热，腠理闭，喘粗为之俛仰，汗不出而热，齿干以烦冤，腹满，死，能冬不能夏。"阳邪胜故身热，阳邪实于表则腠理闭塞，实于里则喘粗不得卧，前俯后仰。若不出汗，阳邪不得泄越则全身内外皆热。齿干，津液耗伤之症也。烦冤是阳邪胜极扰乱心神所致，故选 ABCD。

11.《素问·阴阳应象大论》提出阴偏胜的临床表现是（　　　）

A. 汗出　　　　　　　　B. 数栗而寒　　　　　　C. 齿干

D. 烦冤　　　　　　　　E. 身常清

【正确答案】ABE　　　　　【易错答案】漏选 A

【答案分析】此题主要考查阴偏盛的临床表现。寒主收引，易致腠理闭塞而无汗，故易漏选 A。而原文："阴胜则身寒，汗出，身常清，数栗而寒，寒则厥，厥则腹满，死，能夏不能冬。"阴盛则阳衰，身体不得温热，故身寒。阳气衰微，卫表不固，则常常汗出而身觉清冷，甚则时时战栗，四肢厥逆。若阴寒盛极则阳气衰竭，脾胃阳气败绝，可腹满而死也。齿干为热盛伤津，烦冤则热邪扰乱心神，此二项不属于阴盛，当排除。故选 ABE。

12.《素问·阴阳应象大论》认为不知七损八益，则年五十出现（　　　）

A. 阴气自半   B. 耳目不聪明   C. 体重

D. 起居衰   E. 九窍不利

【正确答案】BC   【易错答案】多选 A、D、E

【答案分析】此题主要考查《素问·阴阳应象大论》关于人体生命阶段的认识，由于此篇不属于背诵内容，常常被忽略。《内经》中以年龄论生命规律的主要有三段《素问·上古天真论》《灵枢·天年》和此段。各有不同的特点。本篇从年四十开始论至年六十，告诫人们不知"七损八益"，不能调阴阳、节刚柔，是早衰的关键。"年四十而阴气自半也，起居衰矣；年五十，体重，耳目不聪明矣；年六十，阴痿，气大衰，九窍不利，下虚上实，涕泣俱出矣。"故答案选 BC。

13.《素问·阴阳应象大论》提出"圣人之治身"的方法和效果是（   ）

A. 为无为之事   B. 寿命无穷   C. 乐恬憺之能

D. 从欲快志于虚无之守   E. 与天地终

【正确答案】ABCDE   【易错答案】少选

【答案分析】此题主要考查阴阳学说在养生中的应用。本篇主要强调了通过七损八益调节阴阳达到强身健体的目的，同时也指出调节精神状态对于延年益寿具有重要的作用，这和《内经》养生思想是一致的。"是以圣人为无为之事，乐恬憺之能，从欲快志于虚无之守，故寿命无穷，与天地终。此圣人之治身也。"故选 ABCDE。

14. 据《素问·阴阳应象大论》，"善用针者"，应做到（   ）

A. 从阴引阳，从阳引阴   B. 以我知彼，以表知里

C. 以左治右，以右治左   D. 见微得过

E. 用之不殆

【正确答案】ABCD   【易错答案】多选 E

【答案分析】此题主要考查阴阳学说在针刺方面的应用。人是一个有机的整体，人体脏腑由经络连属，构成"脏腑相合"的表里关系，人体阴阳气血循经脉周流，互相贯通。故指出用针刺法治疗疾病时，可以从阴而引阳分之邪，从阳而引阴分之邪，病在左者取之右，病在右者取之左。通过司外揣内判断疾病所在。"故善用针者，从阴引阳，从阳引阴，以右治左，以左治右，以我知彼，以表知里，以观过与不及之理，见微得过，用之不殆。"E 选项是应用这种针刺原则达到的效果和目的，当排除。故答案选 ABCD。

15.《素问·阴阳应象大论》论述阴阳在诊法中的运用，其内容主要包括（   ）

A. 听音声   B. 审清浊   C. 视喘息

D. 观权衡规矩   E. 按尺寸，观浮沉滑涩

【正确答案】ABCDE   【易错答案】少选

【答案分析】此题主要考查阴阳学说在诊断疾病中的应用。"善诊者，察色按脉，先别阴阳"是原则，通过望闻问切四诊方法诊断疾病。"审清浊，而知部分；视喘息，听音声，而知所苦；

观权衡规矩，而知病所主；按尺寸，观浮沉滑涩，而知病所生。"故选 ABCDE。

16.《素问·宝命全形论》关于五行相克规律，正确的是（　　）

A.木得金而伐　　　　　　B.火得水而灭　　　　　　C.土得木而达

D.金得火而缺　　　　　　E.水得土而绝

【正确答案】ABCDE　　　　　　【易错答案】少选 C

【答案分析】此题主要考查对经典字词含义的掌握。因为，五行相克是指五行中的某一行对其所胜一行的克制和制约。因为，"达"，目前多指畅达、通畅之义，与克制、制约的五行相克规律不符合，故易少选 C。但是，于鬯提出"行不相遇为达字本义，则达之本义竟是不通之谓"。土受木克故曰达。可见达与伐、灭、确、绝之义一类。故应选 ABCDE。

（三）问答题

1.为什么说"治病必求于本"？

【正确答案】《素问·阴阳应象大论》中提出临床治疗的指导思想是"治病必求于本"。本，指阴阳。

（1）生理方面："人生有形，不离阴阳"，人体有脏腑经络气血，又分表里上下内外，这些皆统属于阴阳范畴而有阴阳之分。并以阴阳协调为最佳状态。

（2）病因病机方面：外感六淫、七情过用，均有阴阳之别，即使是六淫，由于四时之不同，也有阴阳之异。人体疾病的形成原因固然复杂，但以阴阳失调为病机总纲。

（3）诊断方面：四诊八纲首辨阴阳，并以阴阳为辨证纲领。所以，"察色按脉，先别阴阳"。

（4）治疗方面：药物的四气五味、升降浮沉，以及针刺补泻等，皆不出阴阳之理；治疗疾病以调整阴阳为最终目的。因而《素问·至真要大论》说："谨察阴阳所在而调之，以平为期。"

（5）养生方面：遵循"春夏养阳，秋冬养阴"的原则。"治病必求于本"说明治疗疾病，必须针对疾病发生的本质，而疾病的本质，从阴阳言，即是阴阳失调。所以，调治阴阳是治病的根本大法，是中医临床诊治的基本原则，具有原则性的指导意义。

【易错答案】①没有回答"本"的含义。②回答不全面。

【答案分析】此题主要考查对《素问·阴阳应象大论》"治病必求于本"的理解。"治病求本"虽然是中医治疗学的指导思想，但《素问·阴阳应象大论》从原文分析，"本"就是指阴阳，这是回答此问题的关键，其次再分析治病求阴阳的原因，从生理病理诊断治疗养生等方面进行详细论述。

2.如何理解《素问·阴阳应象大论》中的"阴胜则阳病，阳胜则阴病，阳胜则热；阴胜则寒"？

【正确答案】《素问·阴阳应象大论》指出："气味辛甘发散为阳，酸苦涌泄为阴。阴胜则阳病，阳胜则阴病。"

（1）《内经》本旨：阴胜则阳病，指服用酸苦涌泄之品太过，阴盛则伤阳，使机体阳气损伤，导致阳病；阳胜则阴病，指服用辛甘发散之品太过，阳盛则耗阴，使机体阴精耗损，导致阴病。阳胜则热，是指用辛甘药太过，就产生热病；阴胜则寒，是指用酸苦药太过，就产生寒病。药食气味阴阳太过，可以引起人体阴阳偏盛偏衰而导致疾病的发生。

（2）后世发挥：将阴阳分别理解为阴邪和阳邪。认为阴邪偏胜，则耗伤阳气；反之阳邪偏胜，则损伤阴精，阳邪胜致热病，阴邪胜致寒病。以此成为中医学病机总纲。

【易错答案】只回答后世发挥的含义。

【答案分析】此题主要考查"阴胜则阳病，阳胜则阴病，阳胜则热，阴胜则寒"在后世和《内经》中的不同含义。回答此题的关键就是要弄清阴和阳的含义，这里的阴阳是指药食，即"气味辛甘发散为阳，酸苦涌泄为阴"。

3. 结合《素问·阴阳应象大论》论述壮火、少火的含义及其对人体正气的影响。

【正确答案】《素问·阴阳应象大论》指出："壮火之气衰，少火之气壮，壮火食气，气食少火，壮火散气，少火生气。"

（1）"壮火""少火"的本意：药食气味峻烈者为壮火之品，药食气味温和者为少火之品，意为：药食气味峻烈，非阳气大亏者不用，否则易耗散人体的正气；药物饮食气味温和而作用平和，食之得当则能平和地温补人体正气。所以，具有峻烈作用的壮火之品过用能够损伤人体的正气，具有平和作用的少火之品适量应用能够补益人体的正气。

（2）后世医家对"壮火""少火"的发挥：将"火"解释为人体阳气，壮火是亢烈的阳气，损伤阴精，销蚀阳气，是病理之火；少火是平和的阳气，具有温煦作用，是生理之火。

【易错答案】只回答后世医家发挥及生理和病理之火，没有理解《内经》本义是指药食气味。

【答案分析】此题主要考查"壮火""少火"的含义。回答此题的关键就是要掌握《内经》中"壮火""少火"的本意，药食气味峻烈者为壮火，药食气味温和者为少火。温和的药食对人体的正气有益，峻烈药食用之不当易损害人体的正气。后世注家有进一步的发挥。如张介宾认为壮火、少火的"火"是指人体的阳气。张介宾注："火，天地之阳气也。天非此火，不能生物；人非此火，不能有生。故万物之生，皆由阳气。但阳和之火则生物，亢烈之火反害物，故火太过则气反衰，火和平则气乃壮。壮火散气，故云食气，犹言火食此气也。少火生气，故云食火，犹言气食此火也。此虽承气味而言，然造化之道，少则壮，壮则衰，自是如此，不特专言气味者。"将少火释为生理之火，壮火释为病理之火。显然，这些发挥使原文的适用范围不仅仅局限于药物饮食气味的阴阳寒热，更发展到对人体生理、病理的认识了。

4. 如何理解"阴在内，阳之守也；阳在外，阴之使也"？

【正确答案】《素问·阴阳应象大论》指出："阴在内，阳之守也；阳在外，阴之使也。"阴气居于内，为阳气的主持；阳气居于外，为阴气的役使。守，镇守于内；使，役使于外。言阴阳内外相合，互根互用。阐明了阴阳双方依存互根、相互为用、消长转化的关系，而且对人体生命活动规律进行了高度的概括。复杂的生命活动无非是物质与功能之间的对立统一，阴精是阳气的物质基础，阳气是阴精的功能表现，这一观点对认识人体的生理功能、分析病机和指导临床实践均具有重要的意义。

【易错答案】没有回答出阴阳互根互用的关系。

【答案分析】此题主要考查《素问·阴阳应象大论》阴阳的关系。"阴在内，阳之守也；阳在外，阴之使也。"守，镇守于内。使，役使于外。阴气居于内，为阳气的主持；阳气居于外，为阴气的役使。言阴阳相互内外，不可相离也。这是对阴阳互根互用关系的论述。

第二章　藏象

◎ **重点** ◎

1.《素问·灵兰秘典论》十二脏腑的主要生理功能及其相互关系。

2.《素问·灵兰秘典论》心的主导作用。

3.《素问·六节藏象论》藏象的概念及藏象学说的主要内容。

4.《素问·六节藏象论》"凡十一藏取决于胆"的意义。

5.《素问·五脏别论》奇恒之腑、传化之腑的概念及生理特点。

6.《素问·五脏别论》五脏及六腑的功能特点。

7.《素问·五脏别论》"魄门亦为五脏使"的意义。

8.《素问·太阴阳明论》足太阴脾与足阳明胃在生理病理上的区别与联系。

9.《素问·太阴阳明论》脾病而四肢不用的机制。

10.《素问·太阴阳明论》"阳道实，阴道虚"的意义。

11.《素问·太阴阳明论》脾与时令的关系。

12.《灵枢·五癃津液别》五脏的主要功能。

13.《素问·刺禁论》从五脏配属五行方位角度认知五脏气机运动规律。

14.《灵枢·本输》脏腑配属关系。

15.《灵枢·脉度》《灵枢·大惑论》五脏和官窍的关系。

16.《素问·五脏生成》脉、髓、筋、血、气、溪谷所属及肝藏血的功能。

17.《素问·经脉别论》谷物代谢及水液输布与调节。

18.《灵枢·营卫生会》营卫之气的生成、运行与会合。

19.《灵枢·营卫生会》营卫与睡眠的关系。

20.《灵枢·营卫生会》营卫与三焦的关系及三焦的生理功能。

21.《灵枢·营卫生会》"血之于气，异名同类"及汗血同源的道理。

22.《灵枢·决气》精、气、津、液、血、脉六气的生成及作用。

23.《灵枢·决气》六气耗脱的证候特点。

24.《灵枢·决气》"五谷与胃为大海"的意义及病理变化。

25.《灵枢·邪客》《灵枢·痈疽》《灵枢·五癃津液别》宗气、营气、卫气、津液的生成、循行及功能。

26.《灵枢·本神》神的概念及神的产生。

27.《灵枢·本神》精神魂魄的概念。

28.《灵枢·本神》人的思维认知过程。

29.《灵枢·本神》智者养生的方法及效果。

30.《灵枢·本神》五脏虚实病证。

31.《灵枢·本脏》经脉、卫气、志意的生理作用。

32.《灵枢·平人绝谷》五脏与胃肠关系。

◎ **难点** ◎

1.《素问·灵兰秘典论》心的主导作用。

2.《素问·五脏别论》脏腑的藏泻功能。

3.《素问·太阴阳明论》脾不主时的意义。

4.《素问·经脉别论》"气口成寸，以决死生"的意义。

5.《灵枢·营卫生会》卫气的运行。

6.《灵枢·决气》一气与六气的关系。

7.《灵枢·本脏》"人之常平"的标准。

8.《灵枢·本神》情志过激的致病特点。

9.《灵枢·本神》"凡刺之法，先必本于神"的意义。

精选习题

扫码获取
同步习题

（一）单选题

1.《素问·灵兰秘典论》认为膻中为（　　　）

A. 君主之官　　　　　　　　B. 相傅之官　　　　　　　　C. 臣使之官

D. 将军之官　　　　　　　　E. 中正之官

【正确答案】C　　　　　　　【易错答案】B

【答案分析】膻中理解有二,一谓胸中气海，一指心包络。心包络护心于外，使心不受外邪侵害，保证心的生理功能得以正常发挥，故膻中对心功能起到保护作用。相傅，指辅助君主治理国家大事的宰相、相国，因而易误选为B。肺主气，助心调畅全身气血和气机升降，当为"相傅之官"，膻中为心包络，犹如内臣，代君行令，主情志喜乐，为"臣使之官"，故应选C。

2.《素问·灵兰秘典论》被称作"受盛之官"的是（　　　）

A. 小肠　　　　　　　　　　B. 大肠　　　　　　　　　　C. 脾胃

D. 肾　　　　　　　　　　　E. 膀胱

【正确答案】A　　　　　　　【易错答案】C

【答案分析】受盛指接受容纳之意，饮食水谷首先入胃，在胃的腐熟和脾的运化共同作用下，化生出气血精微，以供人体正常生命活动之所需。饮食水谷入于脾胃，易误选为C。原文有："脾胃者，仓廪之官，五味出焉……小肠者，受盛之官，化物出焉。"脾胃受纳腐熟水谷，化生水谷精微，实为"仓廪之官"；"受盛之官"是指受纳胃中已腐熟的水谷，对其进行加工，即将胃消化之食物进行分清泌浊，此为小肠的功能，故应选A。

3.《素问·灵兰秘典论》称为"决渎之官"的是（　　　）

A. 膻中　　　　　　　　　B. 大肠　　　　　　　　　C. 膀胱

D. 三焦　　　　　　　　　E. 肾

【正确答案】D　　　　　　　【易错答案】C

【答案分析】膀胱主藏津液，有气化的功能，参与津液的代谢，决渎乃为疏通水道之意，也与津液代谢有关，故易误选为C。三焦是水液运行的通道，具有疏通水道、运行水液的功能，故应选D。

4. 根据《灵枢·灵兰秘典论》，"膀胱者，州都之官，津液藏焉，（　　　）则能出矣"

A. 气化　　　　　　　　　B. 气机　　　　　　　　　C. 气下

D. 气盛　　　　　　　　　E. 气行

【正确答案】A　　　　　　　【易错答案】C、E

【答案分析】膀胱能贮藏全身升清降浊后的津液，在气的推动作用下，津液下达从膀胱排出，即为尿液，故易错选为C或E。然膀胱排出尿液是在肾的气化作用下完成的，即肾气对膀胱所藏津液的蒸化和升清降浊功能，清者蒸腾、输布，浊者形成尿液排泄出来，故选A。

5. 根据《素问·灵兰秘典论》，肾为（　　　）

A. 生之本　　　　　　　　B. 作强之官　　　　　　　C. 封藏之本

D. 魄之处　　　　　　　　E. 神之变

【正确答案】B　　　　　　　【易错答案】C

【答案分析】《素问·六节藏象论》提出"肾者，主蛰，封藏之本"，故易误选为C。然《素问·灵兰秘典论》所提肾之功能为作强之官，伎巧出焉，故应选B。

6.《素问·六节藏象论》中认为"凡此十一脏取决于（　　　）"

A. 肾　　　　　　　　　　B. 肝　　　　　　　　　　C. 肺

D. 胆　　　　　　　　　　E. 脾胃

【正确答案】D　　　　　　　【易错答案】A

【答案分析】肾藏精，为先天之本，五脏六腑之精气均根源于肾精，若肾精不足，则脏腑先天乏源，精气不充，影响正常的生理活动，即肾精的充足与否直接影响到他脏的功能，故会认为十一脏取决于肾，错选为A。李杲说："胆者少阳春生之气，春气生则万化安。故胆气春生，则余藏从之，所以十一藏皆取决于胆。"故应选D。

7.《素问·六节藏象论》中被称作是"魂之居"的是（　　　）

A. 心　　　　B. 肝　　　　C. 肺

D. 肾　　　　E. 脾胃

【正确答案】B　　　【易错答案】A

【答案分析】心主神明，即心具有主宰精神思维活动和自我调控的能力，神明可分为神、魂、魄、意、志五部分，分别由五脏所主，而心是最高主宰，能统摄精神，调节情志，故易误选A。神、魂、魄、意、志分属于五脏，肝藏魂，魂由肝所主，原文"肝者……魂之居"，即肝藏魂之义，故应选B。

8.《素问·五脏别论》认为五脏的生理功能特点是（　　　）

A. 实而不满　　　B. 满而不实　　　C. 泻而不藏

D. 既藏又泻　　　E. 传化物而不藏

【正确答案】B　　　【易错答案】D

【答案分析】就脏腑的生理功能而言，五脏主藏精气而不泻，六腑主传化物而不藏，但这既不是对立的，也不是绝对的，实际上五脏藏中有泻，如肾精的溢泻，五脏浊气的排泄，故易误选为D。而《素问·五脏别论》中明确提出"所谓五脏者，藏精气而不泻也，故满而不能实"，应选B。

9. 根据《素问·五脏别论》的认识，下列不属于传化之腑的是（　　　）

A. 胃　　　　B. 膀胱　　　C. 胆

D. 大肠　　　E. 小肠

【正确答案】C　　　【易错答案】B

【答案分析】传化之腑意为传导、消化水谷及糟粕的场所。胃主腐熟水谷，大肠主传化糟粕，小肠主分清泌浊，皆属传化之腑。《灵兰秘典论》有"膀胱者，州都之官，津液藏焉，气化则能出矣"。因膀胱主藏津液，为州都之官，易于错选。但膀胱气化包括津液的升腾、输布和尿液的形成、排泄，故应属传化之腑。胆所藏的胆汁为精微之液，胆藏于阴而象于地，藏而不泻，故不属于传化之腑，应选C。

10.《素问·太阴阳明论》认为："故犯贼风虚邪者，（　　　）"

A. 阳受之　　　B. 肺受之　　　C. 阴受之

D. 皮毛受之　　　E. 上焦受之

【正确答案】A　　　【易错答案】D

【答案分析】风为百病之长，侵袭人体时首先侵犯肺脏，又肺外合皮毛，故会认为风邪侵袭，皮毛受之，错选为D。此处乃为论述阴阳属性不同其发病各异的规律，风为阳邪易伤上、伤阳，故犯贼风虚邪者，阳受之，应选A。

11.《素问·太阴阳明论》认为引起"下先受之"的邪气是（　　　）

A. 寒邪　　　B. 风邪　　　C. 暑邪

D. 湿邪　　　E. 燥邪

【正确答案】D　　　　　　　　【易错答案】A

【答案分析】上为阳，下为阴，寒邪为阴邪，根据邪气伤人、同气相求的原理，易错选为 A。湿邪亦为阴邪，其性重浊易趋下，原文"伤于湿者，下先受之"，故应选 D。

12.《素问·太阴阳明论》认为："四肢皆禀气于（　　　）"

A. 脾　　　　　　　　　　B. 肝　　　　　　　　　　C. 心

D. 肾　　　　　　　　　　E. 胃

【正确答案】E　　　　　　　　【易错答案】A

【答案分析】脾主四肢肌肉，四肢肌肉的充养需要依赖于脾所运化产生的水谷精微，固有"脾病而四肢不用"之说，因而易错选为 A。然饮食水谷首先入胃，经胃的腐熟后，才能在脾的运化下化生出水谷精微以充养四肢，故四肢所禀水谷之气源于胃，故应选 E。

13.《素问·太阴阳明论》认为"四肢不用"的原因是（　　　）

A. 脾病　　　　　　　　　B. 胃病　　　　　　　　　C. 肺病

D. 肾病　　　　　　　　　E. 心病

【正确答案】A　　　　　　　　【易错答案】B

【答案分析】《素问·太阴阳明论》曰："四肢皆禀气于胃"，说明四肢正常功能的发挥有赖于胃中水谷之气的充养，故四肢不用时会认为是胃之病变，错选为 B。然四肢禀气于胃，而不得至经，必因于脾，乃得禀也，即"脾为胃行其津液"，饮食水谷只有在脾的运化作用下才能化生出气血精微以充养四肢，故脾主四肢肌肉，应选 A。

14. 根据《素问·太阴阳明论》的认识，阳受之入六腑的邪气为（　　　）

A. 贼风虚邪　　　　　　　B. 情志所伤　　　　　　　C. 饮食不节，起居不时

D. 劳逸失常　　　　　　　E. 外感六淫

【正确答案】A　　　　　　　　【易错答案】C

【答案分析】因为六腑主饮食物的受纳传化，饮食不节，易伤及六腑，故易错选为 C。原文："故犯贼风虚邪者，阳受之；食饮不节，起居不时者，阴受之。阳受之则入六腑，阴受之则入五脏。"此处之"阳"指阳经，属腑；阴，指阴经，属脏。贼风虚邪为四时不正之气，侵犯人体多从伤阳经而入，传及六腑；而食饮不节，起居不时，伤及人体多从阴经而入传及五脏，故应选 A。

15. 根据《素问·太阴阳明论》，下列哪项不属"入五脏"的表现（　　　）

A. 肠澼　　　　　　　　　B. 飧泄　　　　　　　　　C. 闭塞

D. 喘呼　　　　　　　　　E. 䐜满

【正确答案】D　　　　　　　　【易错答案】A

【答案分析】《素问·太阴阳明论》原文有："入六腑，则身热，不时卧，上为喘呼。入五脏则䐜满闭塞，下为飧泄，久为肠澼。"䐜满，即胀满。胀满闭塞是五脏气机不畅的表现；飧泄多有脾虚而致；肠澼是指便下脓血的痢疾，病位在大肠，大肠属腑，故易错选为 A。肠澼病位虽在

腑，然其病机根本在脏；喘呼是因下焦腑气不通，使得上焦肺气不宣所致，其应为"入六腑"的表现，故应选D。

16.《素问·太阴阳明论》认为"脾不主时"的原因是（　　）

A.脾主四肢　　　　　B.脾属土，长四藏　　　　　C.脾主长夏

D.脾喜燥恶湿　　　　E.脾为胃行其津液

【正确答案】B　　　　【易错答案】C

【答案分析】《素问·藏气法时论》云"脾主长夏，是太阴阳明主治，其日戊己，脾苦湿，急食苦以燥之"，故易错选为C。然《素问·太阴阳明论》所述为"脾者土也，治中央，常以四时长四藏，各十八日寄治，不得独主于时也"，应选B。

17.《灵枢·五癃津液别》认为："五脏六腑，（　　）为之主"

A.肾　　　　　B.肝　　　　　C.肺

D.心　　　　　E.脾

【正确答案】D　　　　【易错答案】A

【答案分析】肾为人体先天之本，五脏六腑之精皆最初源自肾精，故会认为五脏六腑之大主为肾，易错选为A。心主血脉，全身脏腑组织赖心血濡养而维持其正常机能；又心主神明，能统摄精神，调节情志，对生命活动发挥着重要的协调和保护作用，故心是全身脏腑之大主，应选D。

18.《素问·刺禁论》从五脏配五行方位角度认识五脏气机，提出肺藏于（　　）

A.右　　　　　B.表　　　　　C.里

D.左　　　　　E.上

【正确答案】A　　　　【易错答案】B、E

【答案分析】从五脏配属五行方位角度认识五脏气机，是人面南而立，则左东木春肝、右西金秋肺、上南火夏心、下北水冬肾、中央土长夏脾。肝主春，其气升，位居东方，故曰"肝生于左"；肺主秋，其气降，位居西方，故曰"肺藏于右"；心为阳中之太阳，布阳于表；肾为阴中之太阴，主阴于里，故曰"心布于表，肾治于里"。故正确答案选A。因为中医学认为肺主皮毛，肺为五脏六腑之盖，故易错选B或E。

19.《灵枢·脉度》认为七窍的功能源于（　　）

A.五脏阳气的充养　　　B.五脏精气的奉养　　　　C.气血的滋养

D.宗气的作用　　　　　E.经脉的联系

【正确答案】B　　　　【易错答案】C

【答案分析】七窍正常功能的发挥需要有一定的物质基础，而气血乃为人体生理活动的重要物质基础，故易错选为C。五脏与七窍有着密切关系，五脏的精气由经脉输送到颜面五官七窍，使七窍与五脏通应相连，发挥正常的生理功能，故应选B。

20.《素问·五脏生成》认为："诸脉者皆属于（　　）"

A. 目　　　　　　　　　B. 节　　　　　　　　　C. 脑

D. 心　　　　　　　　　E. 肺

【正确答案】A　　　　　　　【易错答案】D、E

【答案分析】心主血脉,心气推动血液在血脉中运行;肺朝百脉,肺主气,百脉中气血运行有赖于肺之调节,故百脉朝会于肺,易误选为D或E。《五脏生成》有"诸脉者皆属于目",属,连属、统属之义;脉,指十二经脉,意为五脏六腑之精气通过十二经脉上注于目,故选A。

21.《素问·五脏生成》认为:"诸髓者,皆属于(　　　)"

A. 目　　　　　　　　　B. 脑　　　　　　　　　C. 心

D. 节　　　　　　　　　E. 肾

【正确答案】B　　　　　　　【易错答案】E

【答案分析】肾藏精,主骨生髓,故易错选为E。脑中有脑髓,肾所生之髓分布于脑和骨中,脊髓上通于脑,脑为精髓之汇聚之处,故诸髓者皆属于脑,应选B。

22.《素问·五脏生成》提出:"人卧血归于(　　　)"

A. 心　　　　　　　　　B. 肝　　　　　　　　　C. 脾

D. 肾　　　　　　　　　E. 肺

【正确答案】B　　　　　　　【易错答案】A

【答案分析】心主血脉,在心气的推动下完成血脉循行不息,故易错选为A。肝藏血,具有贮藏血液和调节血量的功能,当人清醒和活动时,将贮藏血液输送各个组织器官以供机体活动之需要,当人入睡休息时,所需血量减少而一部分血液回流贮藏于肝,故应选B。

23.《素问·经脉别论》认为:"食气入胃,散精于(　　　)"

A. 肾　　　　　　　　　B. 肝　　　　　　　　　C. 肺

D. 心　　　　　　　　　E. 脾

【正确答案】B　　　　　　　【易错答案】E

【答案分析】《素问·太阴阳明论》曰:"脾为胃行其津液",指胃受纳水谷,为脏腑气血之源,然需要通过脾的运化,才能把水谷精气输布到四肢百骸及全身脏腑组织,故会误认为饮食入胃后散精于脾,错选E。原文"食气入胃,散精于肝,淫气于筋",淫,浸淫满溢,此处为滋养濡润之意。指肝主筋,谷食之气散于肝而濡养于筋。故选B。

24.《素问·经脉别论》中的"毛脉合精"是指(　　　)

A. 心肺相合　　　　　　B. 精血相合　　　　　　C. 气血相合

D. 津血相合　　　　　　E. 心肾相合

【正确答案】C　　　　　　　【易错答案】A

【答案分析】心主血脉,肺合皮毛,故"毛脉合精"会误认为是心肺相合,错选为A。肺主气,外合皮毛,脉为血府,故"毛脉合精"应为气血相合,应选C。

25.《素问·经脉别论》中的"府精神明"是指（　　　）

A.脉中营气运行不乱　　　B.脉中精气运行不乱　　　C.五脏功能运行不乱

D.六腑功能运行不乱　　　E.奇恒之府运行不乱

【正确答案】B　　　　　　【易错答案】D

【答案分析】"府"会被错误地理解为六腑之意，神明指正常运行而不紊乱，故易错选为D。此处之"府"当为经脉之意，指经脉中的精气运行不乱，应选B。

26.《素问·经脉别论》认为："食气入胃，浊气归（　　　）"

A.心　　　　　　　　　　B.脾　　　　　　　　　　C.肾

D.肺　　　　　　　　　　E.大肠

【正确答案】A　　　　　　【易错答案】E

【答案分析】水谷入于胃，经过脾胃的运化，下达小肠，然后小肠发挥分清泌浊的功能，清者上输，浊者下降至大肠，这里的浊气会被误理解为浑浊糟粕之气，故易误选为E。此处浊气是指谷食之气中浓稠的部分，意为谷食精气浓稠的部分归入于心，心中精气满溢，再将精气输入于血脉之中，应选A。

27.《素问·经脉别论》谓"食气入胃，浊气归心"之"浊气"是指（　　　）

A.饮食水谷　　　　　　　B.食物残渣　　　　　　　C.水谷之悍气

D.谷食之气中浓稠者　　　E.血气

【正确答案】D　　　　　　【易错答案】A、B

【答案分析】清与浊是相对概念，从性质言，稠厚为浊，清晰为清，因此与血气比较，A或B易为干扰答案。此浊气是指归心入脉化血的谷食之气中浓稠者，应选D。

28.根据《素问·经脉别论》，"食气入胃，散精于肝，淫气于（　　　）"

A.筋　　　　　　　　　　B.脉　　　　　　　　　　C.爪

D.毛　　　　　　　　　　E.骨

【正确答案】A　　　　　　【易错答案】C

【答案分析】肝其华在爪，肝中精血亏虚则会爪甲不荣，故会误认为水谷精气散于肝，肝中精气充盛以滋养濡润爪甲，易误选为C。而肝主筋，筋脉生理功能的正常发挥，有赖于肝血肝精的濡养，原文"食气入胃，散精于肝，淫气于筋"，故应选A。

29.《灵枢·营卫生会》认为："人受气于谷，谷入于胃……，其清者为（　　　）"

A.营　　　　　　　　　　B.精　　　　　　　　　　C.卫

D.津　　　　　　　　　　E.液

【正确答案】A　　　　　　【易错答案】C

【答案分析】此题考查对营卫清浊相对性的把握。此处，清和浊，指营卫之气的性能而言。营为水谷之精气所化，其性精专柔和，故能入脉为营；卫为水谷之悍气所化，其性慓悍滑利，故充实于皮肤分肉为卫。此处易将营卫之清浊相混淆，易错答案为C。据《灵枢·营卫生会》"人受气于谷，谷入于胃……其清者为营，浊者为卫"，正确答案为A。

30.《灵枢·营卫生会》认为营卫的运行是"营在（　　　）"

A. 脉外　　　　　　　　　B. 脉中　　　　　　　　　C. 五脏

D. 六腑　　　　　　　　　E. 体表

【正确答案】B　　　　　　　【易错答案】C、D、E

【答案分析】此题考查营气的运行，出错的关键是与相关知识混淆。《素问·痹论》有"荣者，水谷之精气也，和调于五脏，洒陈于六腑……贯五脏，络六腑也"之论及一般常识——太阳中风表虚证是卫强营弱所致，故C、D、E为干扰答案。《灵枢·营卫生会》言："其清者为营，浊者为卫，营在脉中，卫在脉外。"营为水谷之精气所化，其性精专柔和，故能入脉为营，循脉布散到五脏六腑，营气运行的主要路线是从手太阴肺经开始，沿十二经脉次序运行，又复合于手太阴肺，如此"阴阳相贯，如环无端"，一昼夜运行五十周次。此外，尚有一"支别"，与其并行，即从手太阴肺经始，经过督脉、任脉，复入于手太阴肺经。营气一昼夜如此运行五十周次。故正确答案为B。

31.《灵枢·营卫生会》认为营卫的运行是"卫在（　　　）"

A. 脉外　　　　　　　　　B. 脉中　　　　　　　　　C. 五脏

D. 六腑　　　　　　　　　E. 体表

【正确答案】A　　　　　　　【易错答案】C、D、E

【答案分析】此题考查卫气的运行，出错的关键是对卫气的不同运行规律把握不够。卫气的运行主要有三：其一，营卫相随运行。卫在脉外，与营气俱行，阴阳相随，外内相贯。其二，昼夜调节运行。卫气循脉而行，昼行三阳，夜行三阴。其三，散行全身。如《素问·痹论》云："卫者，水谷之悍气也，其气慓疾滑利，不能入于脉也，故循皮肤之中，分肉之间，熏于肓膜，散于胸腹"。故C、D、E为干扰答案。此处是考查营卫相随的运行规律，即《灵枢·营卫生会》"营在脉中，卫在脉外"。故正确答案为A。

32.《灵枢·营卫生会》认为："夜半而大会，万民皆卧，命曰（　　　）"

A. 重阴　　　　　　　　　B. 重阳　　　　　　　　　C. 合阴

D. 太阴　　　　　　　　　E. 至阴

【正确答案】C　　　　　　　【易错答案】E

【答案分析】此题是考查营卫之气的运行规律。昼夜分阴阳，夜半阴气盛极，故易错选E。据《灵枢·营卫生会》言："夜半而大会，万民皆卧，命曰合阴。"合阴，指夜半子时阴气最盛，营卫之气俱行于阴而大会，故曰合阴。应选C。

33. 据《灵枢·营卫生会》所论，"漏泄"的病机是（　　　）

A. 脾气虚弱　　　　　　　B. 肾气不固　　　　　　　C. 清气在下

D. 卫气失常　　　　　　　E. 膀胱不约

【正确答案】D　　　　　　　【易错答案】A、B、C、E

【答案分析】此题主要考查漏泄的概念及与相关知识点的区别。漏泄，是指外伤于风，内有热饮食入胃，而致卫气失常，腠理开泄汗出如漏的病证。若对漏泄的病因病机把握，不准确。但凭"泄"字与飧泄、洞泄、濡泄等有关腹泻的概念混淆而错选 A、B、C。若与尿频等概念混淆，则易错选 E。

34.《灵枢·营卫生会》认为："营出于（　　）"
A. 上焦　　　　　　　B. 中焦　　　　　　　C. 下焦
D. 肺中　　　　　　　E. 胃中
【正确答案】B　　　　　　【易错答案】D、E

【答案分析】营行脉中，从手太阴肺经始，经过督脉、任脉，复入于手太阴肺经。故 D 为干扰答案。因营气的来源乃饮食水谷经过中焦之脾胃运化而来的水谷精微；营气的运行始于手太阴肺经，而手太阴肺经并起于中焦。正确答案为 B。胃中与中焦概念混淆，则易错选 E。

35.《灵枢·营卫生会》认为："上焦如（　　）"
A. 雾　　　　　　　　B. 沤　　　　　　　　C. 雨
D. 渎　　　　　　　　E. 出
【正确答案】A　　　　　　【易错答案】B、D

【答案分析】此题主要考查三焦的功能特点。上焦如雾，指上焦心肺宣发布散水谷精气的功能，如雾露弥漫灌溉全身；中焦如沤，指中焦腐熟水谷，吸收精微的功能，如同沤渍食物，使之变化；下焦如渎，指下焦肾膀胱和大肠等排泄二便的功能，如同沟渠畅通无阻。故应选 A。

36.《灵枢·决气》认为："腠理发泄，汗出溱溱，是谓（　　）"
A. 精　　　　　　　　B. 气　　　　　　　　C. 津
D. 液　　　　　　　　E. 脉
【正确答案】C　　　　　　【易错答案】D

【答案分析】此题考查津的生成及作用，这是重点。因津与液多并称津液，其概念易于混淆，故 D 为干扰答案。据《灵枢·决气》："腠理发泄，汗出溱溱，是谓津。"汗出溱溱形容汗出很多。溱溱：众盛貌。应选 C。

37.《灵枢·决气》认为："壅遏（　　），令无所避，是谓脉"
A. 血　　　　　　　　B. 气　　　　　　　　C. 津
D. 液　　　　　　　　E. 营气
【正确答案】E　　　　　　【易错答案】A、B

【答案分析】因经脉是血与气汇聚和运行之处，即"脉者，血之府"，故 A、B 为干扰答案。据《灵枢·决气》："壅遏营气，令无所避，是谓脉。"壅遏，即限制，约束，此处是论述脉的功能。故应选 E。

38.《灵枢·决气》认为"腠理开，汗大泄"，是指（　　）
A. 精脱　　　　　　　B. 气脱　　　　　　　C. 津脱

D.液脱　　　　　　　　　　　E.脉脱

【正确答案】C　　　　　　　【易错答案】B

【答案分析】气有卫外固表之功，气能摄津，气虚不固会有汗出外泄的表现，易错答案为B。据《灵枢·决气》："津脱者，腠理开，汗大泄。""腠理开，汗大泄"描述的是津脱的表现。应选C。

39.《灵枢·决气》认为"脑髓消，胫酸，耳数鸣"，是由（　　　）

A.精脱　　　　　　　　　　B.气脱　　　　　　　　　C.津脱

D.液脱　　　　　　　　　　E.脉脱

【正确答案】D　　　　　　　【易错答案】A

【答案分析】肾主骨生髓，肾精不足亦会有筋骨萎软、脑髓不充、腰膝酸软、耳鸣等表现，易错答案为A。据《灵枢·决气》，液较稠浊，生理状态下，注于骨骼与脑，滑利关节，补益脑髓，润泽皮肤，"液脱者，骨属屈伸不利，色夭，脑髓消，胫酸，耳数鸣"。故选D。

40.《灵枢·决气》认为"气脱"的表现为（　　　）

A.耳聋　　　　　　　　　　B.耳鸣　　　　　　　　　C.目不明

D.汗大泄　　　　　　　　　E.其脉空虚

【正确答案】C　　　　　　　【易错答案】D

【答案分析】气虚卫外不固，汗外泄，易错答案为D。据《灵枢·决气》"气脱者，目不明"。目之视觉功能依靠五脏六腑精气上奉濡养，《灵枢·大惑论》有："五脏六腑之精气，皆上注于目而为之精。"脏腑之气耗脱不能上奉濡养目，故目不明。应选C。

41.《灵枢·本神》言：凡刺之法，先必本于（　　　）

A.神　　　　　　　　　　　B.精　　　　　　　　　　C.气

D.血　　　　　　　　　　　E.津液

【正确答案】A　　　　　　　【易错答案】C

【答案分析】因临床针灸操作中，对得气感非常重视，故易错选为C。原文"凡刺之法，先必本于神"，指针刺治病首先必须以病人神气盛衰为根本和依据。神气是人体生命活动力的外在表现。病人神气盛衰、有神无神直接表达脏腑精气盈亏功能状态，是医生决策治疗的依据，决定治疗效果及预后，故应选A。

42.《灵枢·本神》认为："地之在我者（　　　）也"

A.神　　　　　　　　　　　B.精　　　　　　　　　　C.气

D.血　　　　　　　　　　　E.德

【正确答案】C　　　　　　　【易错答案】E

【答案分析】《灵枢·本神》有："天之在我者德也，地之在我者气也。"德，指自然规律；气，指成形物质。说明自然赋予了形成人类生命的物质与法则。此处易于混淆天地人类的作用而错选E。

43.《灵枢·本神》提出："生之来谓之（　　　）"

A.魂　　　　　　　　　　B.精　　　　　　　　　　C.魄

D.神　　　　　　　　　　E.心

【正确答案】B　　　　　　　【易错答案】D

【答案分析】人之生源于父母之精，神在两精相合形成新生命体的同时产生，即"形具而神生"。《灵枢·本神》有"生之来谓之精，两精相搏谓之神"，故易错答案为D，正确答案为B。

44.《灵枢·本神》提出："血脉营气精神，此（　　　）之所藏也"

A.五脏　　　　　　　　　B.六腑　　　　　　　　　C.心

D.肺　　　　　　　　　　E.脾胃

【正确答案】A　　　　　　　【易错答案】C

【答案分析】人的精神意识思维活动皆统属于心，并以五脏所藏之精为物质基础，故易错选C。对血营脉气精五脏各有所藏、五脏所藏之血营脉气精又是五神活动及五脏功能的物质基础，五脏藏五神，故说："血脉营气精神，此五脏之所藏也"。应选A。

45.《灵枢·本神》认为："两精相搏谓之（　　　）"

A.魂　　　　　　　　　　B.精　　　　　　　　　　C.魄

D.神　　　　　　　　　　E.心

【正确答案】D　　　　　　　【易错答案】E

【答案分析】两精相搏，指男女两性生殖之精相结合。张介宾注："两精者，阴阳之精也。搏者，交结也。"人之生源于父母之精，神在两精相合形成新生命体的同时产生，故选D。心藏神，具有主宰人的生命活动和精神意识思维的功能，故E为干扰答案。

46.《灵枢·本神》认为："随神往来者谓之（　　　）"

A.魂　　　　　　　　　　B.精　　　　　　　　　　C.魄

D.神　　　　　　　　　　E.心

【正确答案】A　　　　　　　【易错答案】B

【答案分析】人之生源于父母之精，神在两精相合形成新生命体的同时产生，即"形具而神生"，故易错选B。而魂是神活动的一部分，随神往来，受神主宰，主要包括一些非本能性的较高级的精神思维心理活动，如人的情感、思维等。魂若离开神的支配，则可出现幻觉、梦游等症。故选A。

47.《灵枢·本神》认为："并精而出入者谓之（　　　）"

A.魂　　　　　　　　　　B.精　　　　　　　　　　C.魄

D.神　　　　　　　　　　E.心

【正确答案】C　　　　　　　【易错答案】A

【答案分析】魄是五神之一，一些与生俱来的本能性的、较低级的神经精神活动均属魄的范畴，即人体本能的感觉和动作，如新生儿的啼哭、吮吸、非条件反射的四肢运动，以及人体的触觉、痛觉、温觉、视觉等。张介宾《类经》注云："魄之为用，能动能作，痛痒由之而觉也。

精生于气，故气聚则精盈；魄生于精，故形强则魄壮。"故选C。

48.《灵枢·本神》认为："所以任物者谓之（　　）"

A.魂 B.精 C.魄

D.神 E.心

【正确答案】E　　　　【易错答案】D

【答案分析】任物，指主管认识事物和处理事物的功能。任，担任、主管。《本神》提出，主管认识事物和处理事物的功能是心，即"所以任物者谓之心"，应选E。

49.《灵枢·本神》认为："心有所忆谓之（　　）"

A.意 B.思 C.志

D.智 E.虑

【正确答案】A　　　　【易错答案】B

【答案分析】此题考查人思维过程的相关概念。人的认知思维过程从感性到理性、由低级到高级。经历了从心→意→志→思→虑→智的过程。心感知事物后，根据记忆产生意念但尚未形成定见之时的思维称意；意念积累之后形成的认识叫作志；为实现志向进行反复思考的过程叫作思；因思考产生的估计未来变化的过程和能力，称为虑。远慕，即深谋远虑；经过深思远虑而正确处理事物，称为智。即"所以任物者谓之心，心有所忆谓之意，意之所存谓之志，因志而存变谓之思，因思而远慕谓之虑，因虑而处物谓之智"。故选A。

50.据《灵枢·本神》所论："肝藏血，血舍（　　）"

A.魂 B.意 C.魄

D.神 E.志

【正确答案】A　　　　【易错答案】D

【答案分析】此题考查五脏所舍的知识点。《素问·五脏别论》提出"五脏藏精气"，精气是神志活动的物质基础，而五脏各有所藏（血营脉气精）、各有所舍（魂、意、神、魄、志），其中，"肝藏血，血舍魂"，血舍魂，为倒装句，即魂舍于血，故正确答案为A。因心主血脉，心藏神，故D为干扰答案。

51.《灵枢·本神》认为："肝气虚则（　　）"

A.怒 B.悲 C.恐

D.笑不休 E.胀

【正确答案】C　　　　【易错答案】A

【答案分析】此题考查肝虚实病证。五志配五脏，肝主怒，肝病易见怒气，故易错选A。但《灵枢·本神》有"肝气虚则恐，实则怒"。肝气不足，子病及母，伤及肾，故见恐。肝病实证多见怒，其中，肝气郁结则易发郁怒，肝气上逆，易发愤怒。故应选C。

52.《灵枢·本神》认为："心气虚则（　　）"

A.怒 B.悲 C.恐

D. 笑不休   E. 胀

【正确答案】B   【易错答案】D

【答案分析】此题考查心虚实病证。五志配五脏，心主喜，心病可见喜笑异常，故易错选 D。但据《灵枢·本神》有"心气虚则悲，实则笑不休"。易错答案为 D，心气不足，气血运行无力，母病及子，伤及肺，则见悲之情志。故据原文应选 B。

53. 根据《灵枢·本神》的认识，能导致"经溲不利"的是（   ）

A. 肺气实   B. 肾气实   C. 脾气实

D. 心气实   E. 肝气实

【正确答案】C   【易错答案】B

【答案分析】经溲不利，指二便不利。"经"，《甲乙》《脉经》《千金》及《素问·调经论》王冰注引《针经》文均作"泾"。泾，指小便；溲，为二便的通称，前有泾，此当仅指大便。肾开窍于二阴，主司二便，故 B 为干扰答案。但验之临床肾病致二便异常，多见二便失禁。《灵枢·本神》："脾气……实则腹胀，经溲不利。"有脾气壅实时，运化失职所致，故选 C。

54.《灵枢·本脏》中具有"御精神，收魂魄，适寒温，和喜怒"功能的是（   ）

A. 经脉   B. 志意   C. 卫气

D. 营气   E. 神气

【正确答案】B   【易错答案】E

【答案分析】《灵枢·本脏》云："志意者，所以御精神，收魂魄，适寒温，和喜怒。"据原文可知，志意，为人体的自控调节功能，属于神气的范畴。而神气不仅可调节、控制精神魂魄的活动，还能调节机体对外界寒热变化的适应能力，志意在此概括了神气的作用。但据原文应选 B。

55.《灵枢·大惑论》曰："骨之精为（   ）"

A. 瞳子   B. 黑眼   C. 血络

D. 白眼   E. 约束

【正确答案】A   【易错答案】B、C、D、E

【答题分析】《灵枢·大惑论》："五脏六腑之精气，皆上注于目而为之精。"论述了眼睛及其视觉的形成是五脏精气上注，阴阳协调的结果，突出了目与五脏的密切联系，为后世眼科"五轮说"奠定了基础。"骨之精为瞳子，筋之精为黑眼，血之精为血络，气之精为白眼，肌肉之精为约束"，分别与肾肝心肺脾相联系，故正确答案选 A，不熟悉"五轮学说"则易错选。

（二）多选题

1.《素问·灵兰秘典论》对心的认识是（   ）

A. 君主之官   B. 神明出焉   C. 臣使之官

D. 主明则下安   E. 主不明则十二官危

【正确答案】ABDE   【易错答案】多选 C

【答案分析】膻中即是心包络，心包络为心之臣使，主人的情志喜乐，与心主神明易于混淆而错选。《素问·灵兰秘典论》有："心者，君主之官也，神明出焉。""主明则下安""主不明则十二官危"，此"主"指"君主之官"的心，故选 ABDE。

2.《素问·灵兰秘典论》认为膀胱的功能为（ ）

A. 州都之官　　　　　　　　B. 相傅之官　　　　　　　　C. 津液藏焉

D. 五味出焉　　　　　　　　E. 气化则能出矣

【正确答案】ACE　　　　　　　【易错答案】少选

【答案分析】肺辅助心调节全身，称"相傅之官"。"五味出焉"，指脾胃纳运水谷成精微的功能。《素问·灵兰秘典论》认为：州都为水液汇聚的地方，膀胱为津液所聚之处，故称州都之官。气化则能出，此指肾气（阳）对膀胱所藏津液的蒸化和升清降浊功能，包括津液的升腾、输布和尿液的形成、排泄。故选 ACE。

3.《素问·灵兰秘典论》中被称为"仓廪之官"的是（ ）

A. 心　　　　　　　　　　　B. 肝　　　　　　　　　　　C. 脾

D. 肺　　　　　　　　　　　E. 胃

【正确答案】CE　　　　　　　【易错答案】少选 C

【答案分析】仓廪，指贮藏粮食的仓库。《礼记·月令》曰："谷藏曰仓，米藏曰廪。"胃主受纳水谷，胃主降浊，脾主运化水谷，脾主升清，脾胃共同完成饮食水谷的运化，从而化生气血，故仓廪之官，指脾胃。故答案选 CE。

4.《素问·灵兰秘典论》认为若"主不明，则（ ）"

A. 使道闭塞不通　　　　　B. 以此养生则殃　　　　　C. 形乃大伤

D. 下安　　　　　　　　　E. 十二官危

【正确答案】ABCE　　　　　　【易错答案】少选

【答案分析】此"主"指"心"。本文以心为君主与诸官主次关系，强调了心为诸脏主宰的观点。因为心主神明，能调节机体各个脏腑的功能活动，亦能调节机体与外部环境的平衡协调，使人健康长寿。若心的功能失常，人体脏腑之间的"使道"即十二脏腑相互联系的通道就会闭塞不通，十二脏腑即十二官失常，形体损伤而影响人体健康。故选 ABCE。

5.《素问·六节藏象论》认为心为（ ）

A. 生之本　　　　　　　　B. 其华在面　　　　　　　C. 神之变也

D. 其充在肉　　　　　　　E. 阳中之太阳

【正确答案】ABCE　　　　　　【易错答案】少选

【答案分析】此题考查心藏象的内容。因心是五脏六腑之大主，主藏神，故为"生之本，神之变"；心属火，位居膈上，主宣达阳气，故为阳中之太阳；心脏精气的盛衰，可从面部的色泽表现出来，故其华在面，华，指色泽、光彩之义。故选 ABCE。

6.《素问·六节藏象论》认为肝为（ ）

A. 魂之居也   B. 其华在爪   C. 罢极之本

D. 其充在筋   E. 通于春气

【正确答案】ABCDE   【易错答案】少选

【答案分析】此题考查肝藏象的内容。《素问·阴阳应象大论》曰："肝主筋"，肝精肝血充足则筋膜得养，筋力强健，运动灵活，能耐受疲劳，并能较快地解除疲劳，故称肝为"罢极之本"，"罢"通"疲"，极，劳也；肝藏血，血舍魂；爪为筋之余：爪，即爪甲，包括指甲和趾甲，乃筋之延续。肝属木，应春天，肝气主升，肝木的升发之性，象征春天的万物复苏。故全选。

7.《素问·五脏别论》认为属于"奇恒之腑"的有（   ）

A. 胆   B. 脑   C. 骨

D. 髓   E. 女子胞

【正确答案】ABCDE   【易错答案】少选A

【答案分析】奇恒之腑，奇，异也；恒，常也。异于常脏常腑的一类脏器组织。奇恒之腑的形态似腑，多为中空的管腔或囊性器官，如胆、骨、脑、女子胞等，但其没有脏与腑之间的表里配偶关系；而功能似脏，主藏精气，如脑藏脑髓，骨藏有骨髓，脉藏血液，胆藏胆汁，女子胞藏有精血，孕育胎儿等。原文有："脑、髓、骨、脉、胆、女子胞，此六者，地气之所生也，皆藏于阴而象于地，故藏而不泻，名曰奇恒之腑。"故应全选。

8.《素问·五脏别论》认为五脏的功能及其特点包括（   ）

A. 实而不满   B. 满而不实   C. 泻而不藏

D. 藏精气而不泻   E. 传化物而不藏

【正确答案】BD   【易错答案】多选A

【答案分析】此题主要考查五脏与六腑的区别。与六腑比较，五脏主藏精气，如心藏脉，肺藏气，肝藏血，脾藏营，肾藏精等，而无输泻之能，而精气又要保持运行流畅，不能壅实不行，才能灌注营养全身组织器官，故其功能特点为"满而不能实"。六腑有传化水谷功用，而不能贮藏精气。六腑"实而不能满"，指六腑水谷与糟粕宜暂时充实，但不能滞满不行。故选BD。

9.《素问·五脏别论》认为奇恒之腑的功能及其特点包括（   ）

A. 地气之所生也   B. 藏于阴而象于地   C. 其气象天

D. 藏而不泻   E. 传化物而不藏

【正确答案】ABD   【易错答案】多选E

【答案分析】"传化物而不藏"是六腑的生理特点。"其气象天"指传化之腑的特点。奇恒之腑功能似脏，应象地属阴，主藏阴精，原文对奇恒之腑的观点有"地气之所生也，皆藏于阴而象于地，故藏而不写，名曰奇恒之腑"，地气，指阴气。"藏于阴而象于地"，指奇恒之腑具有贮藏阴精的功用，好像大地蓄藏万物一样。阴，阴精；象，征象；地，大地。"藏而不写"，指奇恒之腑能贮藏精气，无输泻的功能。写，通泻，输泻之意。故选ABD。

10.《素问·太阴阳明论》认为"阳受之则入六腑"的表现包括（　　　）

A. 身热 　　　　　　　　B. 不时卧 　　　　　　　　C. 闭塞

D. 喘呼 　　　　　　　　E. 肠澼

【正确答案】ABD 　　　　　　　　【易错答案】多选E或少选D

【答案分析】肠澼是指便下脓血的痢疾，病位在大肠，大肠属腑，故会易多选。肠澼病位虽在腑，然其病机根本在脏；喘呼，多见于肺失宣降，肺气上逆，病为在肺，肺属脏，故会易少选。喘呼是因下焦腑气不通，使得上焦肺失宣降所致身热、不得卧有贼风虚邪之外感六淫阳邪，侵犯人体从外而入，传及六腑，阳热有余所致，不得卧指应睡眠而不能睡眠，不能以时卧也，或腑气不降，浊气上扰清窍而成，故选ABD。

11.《素问·太阴阳明论》认为脾的功能及其特点为（　　　）

A. 治中央 　　　　　　　　B. 脾主运化 　　　　　　　　C. 为胃行其津液

D. 常著胃土之精 　　　　　　　　E. 主四时十八日

【正确答案】ACDE 　　　　　　　　【易错答案】多选B

【答案分析】主运化是脾的生理功能，易于受干扰而多选。因为《素问·太阴阳明论》有关脾的论述有："四支皆禀气于胃，而不得至经，必因于脾，乃得禀也。今脾病不能为胃行其津液""脾者土也，治中央，常以四时长四藏，各十八日寄治""脾脏者，常著胃土之精也"。故据原文应选ACDE。

12.《素问·五脏生成》认为肝藏血的功能正常，则（　　　）

A. 肝受血而能视 　　　　　　　　B. 足受血而能步 　　　　　　　　C. 指受血而能摄

D. 掌受血而能握 　　　　　　　　E. 耳受血而能闻

【正确答案】ABCD 　　　　　　　　【易错答案】多选E

【答案分析】肝主藏血，藏血充足，可濡养肝脏及相应形体官窍，使其发挥正常的生理功能。所以目之能视，足之能步，手之能握，指之能摄，均需要肝血的供养，即《素问·五脏生成篇》所说："肝受血而能视，足受血而能步，掌受血而能握，指受血而能摄。""人卧血归于肝"，人动血行于诸经，据此而言耳的生理功能的发挥也离不开血的充养。但据原文应选ABCD。

13.《素问·经脉别论》原文中与谷食输布运行有关的脏腑包括（　　　）

A. 脾 　　　　　　　　B. 心 　　　　　　　　C. 肝

D. 膀胱 　　　　　　　　E. 肺

【正确答案】BCE 　　　　　　　　【易错答案】多选A

【答案分析】本篇针对脾肺在水饮输布中的作用有"脾气散精，上归于肺"之论，故易错选A。《经脉别论》所述的谷食精气的输布过程，主要有两个方面。一是"散精于肝"，经肝气的疏泄，滋养全身筋脉。二是"浊气归心"，注之于经脉，再通过"肺朝百脉"，宣发与肃降相互配合作用，把精气输送到全身，外达皮毛，经气血相合，交汇后再回还于经脉中流于四脏。这个输布过程，不仅看出经脉在精气输布中的重要作用，而且还看出肝、心、肺在输布过程中的相互作用。故选 BCE。

14.《素问·经脉别论》原文中与水饮输布运行有关的脏腑包括（　　　）

A. 脾 　　　　　　　　B. 胃 　　　　　　　　C. 肾

D. 膀胱 　　　　　　　E. 肺

【正确答案】ABDE 　　　　　【易错答案】多选 C

【答案分析】肾主水，是指肾气具有主司和调节全身水液代谢的功能。《素问·逆调论》说："肾者水脏，主津液。"所以 C 为干扰答案。《经脉别论》原文有"饮入于胃，游溢精气，上输于脾。脾气散精，上归于肺，通调水道，下输膀胱"，说明脾、胃、肺、膀胱都参与了水液代谢，而其中肺的宣发通调水道的作用尤显重要。肺在水液代谢中"通调水道，下输膀胱"的论述，成为后世"肺为水之上源"理论的导源。故选 ABDE。

15.《灵枢·营卫生会》认为"老人不夜瞑"的病机是（　　　）

A. 气血弱 　　　　　　B. 五脏之气相搏 　　　　C. 气道涩

D. 营气衰少 　　　　　E. 卫气内伐

【正确答案】ABCDE 　　　　　【易错答案】少选

【答案分析】此题考查营卫二气与睡眠的关系。卫气循脉而行，昼行三阳，夜行三阴"至阳而起，至阴而止"，指卫气昼行于阳经则人寤，夜行于阴经则人寐。说明无论何种原因，只要影响了卫气运行，使其不能顺利地入于阴分或出于阳分，就会出现睡眠不安、失眠，或多寐、嗜睡。老年和少壮之人生理机能不同，营卫之气盛衰有别，可影响睡眠。据《灵枢·营卫生会》："老者之气血衰，其肌肉枯，气道涩，五脏之气相搏，其营气衰少而卫气内伐，故昼不精，夜不瞑。"故全选。

16.《灵枢·营卫生会》认为"人生有两死"包括（　　　）

A. 夺气 　　　　　　　B. 夺血 　　　　　　　C. 夺精

D. 夺汗 　　　　　　　E. 夺液

【正确答案】BD 　　　　　【易错答案】多选 A、C、E

【答案分析】精气血津液都是构成人体和维持人体生理功能的重要物质，故重度耗伤，都会导致病情加重。据《灵枢·营卫生会》："夺血者无汗，夺汗者无血。"指血损过度者不再发其汗；汗出过多者，不再伤血动血。夺，劫夺、损耗；无，不要。"有两死，而无两生"中"有两"，此指夺血、夺汗，两者同见。"无两"，指夺血而不夺汗，或夺汗而不夺血，两者不同见。生理状态下，汗乃津液所化，血亦由水谷精微和津液化合而成，即"汗血同源"。病理情况下，多汗必伤血，失血亦必伤津，汗血两伤必致阴液枯竭，危及生命。故 A、C、E 均为干扰答案。正确答案选 BD。

17.《灵枢·决气》中的"六气"包括（　　　）

A. 精 　　　　　　　　B. 气 　　　　　　　　C. 津

D. 液 　　　　　　　　E. 脉

【正确答案】ABCDE 【易错答案】少选

【答案分析】据《灵枢·决气》："人有精、气、津、液、血、脉"，此乃六气。一气分六气，六气皆源于先天，赖后天水谷精微不断充养。由于其性质、分布部位及作用不同，故分为精、气、津、液、血、脉六者，故全选。

18.《灵枢·决气》认为"气"的功能及特点是（ ）

A. 若雾露之溉 B. 宣五谷味 C. 熏肤

D. 充身 E. 泽毛

【正确答案】ABCDE 【易错答案】少选

【答案分析】因为气的功能在《中医基础理论》课程中有推动与调控、温煦与凉润、防御、固摄、气化等作用的阐述，易于混淆。《灵枢·决气》言："上焦开发，宣五谷味，熏肤，充身，泽毛，若雾露之溉，是谓气。"指气在上焦宣发作用下，输布全身，温养脏腑肌腠皮毛。故应全选。

19.《灵枢·决气》认为与"血"生成有关的是（ ）

A. 中焦受气 B. 取汁 C. 变化而赤

D. 腠理发泄 E. 汗出溱溱

【正确答案】ABC 【易错答案】多选D、E

【答案分析】关于血的生成，《灵枢·决气》有"中焦受气取汁，变化而赤，是谓血"。说明血主要以水谷精微化生的营气和津液为化生之源。"血者，神气也"，血是水谷精微奉心神化赤而成的。张志聪注："血者，中焦之精汁，奉心神而化赤，神气之所化也。"故选ABC。

20.《灵枢·决气》认为"液脱"的表现包括（ ）

A. 骨属屈伸不利 B. 色夭 C. 脑髓消

D. 胫酸 E. 耳数鸣

【正确答案】ABCDE 【易错答案】少选

【答案分析】据《灵枢·决气》，液较稠浊，生理状态下，注于骨骼与脑，滑利关节，补益脑髓，润泽皮肤，原文有"液脱者，骨属屈伸不利，色夭，脑髓消，胫酸，耳数鸣"，皆由液脱骨骼、关节、脑髓、耳等失于液之濡养所致。故全选。

21.《灵枢·决气》认为能够导致"耳聋耳鸣"的证候包括（ ）

A. 精脱 B. 气脱 C. 津脱

D. 液脱 E. 脉脱

【正确答案】AD 【易错答案】错选

【答案分析】据《灵枢·决气》六气耗脱的证候特点："精脱者，耳聋；气脱者，目不明；津脱者，腠理开，汗大泄；液脱者，骨属屈伸不利，色夭，脑髓消，胫酸，耳数鸣；血脱者，色白，夭然不泽，其脉空虚。"肾藏精，开窍于耳，肾精耗脱，耳失所养，出现耳聋；液较稠浊，生理状态下，注于骨骼与脑，补益脑髓，液脱，脑髓失养，则耳鸣，故正确答案为AD。

22.据《灵枢·邪客》所论:"三隧",指( )

A.宗气　　　　　　　　B.糟粕　　　　　　　　C.营气

D.津液　　　　　　　　E.卫气

【正确答案】ABD　　　　　　　【易错答案】少选

【答案分析】三隧,指水谷入胃后,其精微糟粕输布代谢的三条路径。张介宾注:"隧,道也。糟粕之道出于下焦,津液之道出于中焦,宗气之道出于上焦,故分为三隧。"出错的关键是对原文内容掌握不够,因为营气卫气也是精微化生,并以各自的途径循行。故据原文应选ABD。

23.《灵枢·本神》"五脏之所藏"的是( )

A.血　　　　　　　　　B.脉　　　　　　　　　C.营

D.气　　　　　　　　　E.神

【正确答案】ABCDE　　　　　　【易错答案】少选B或E

【答案分析】本题主要考查对《内经》不同篇章相关知识点的区别。《素问·五脏别论》言:"五脏者,藏精气而不泻……六腑者,传化物而不藏。"阐述的是五脏与六腑的功能区别,受此干扰易少选E。而本篇是从五脏各有所藏,各有所舍的角度,说明五脏与精气,五脏与神志的关系,原文《灵枢·本神》开篇有"血脉营气精神,此五脏之所藏也",故应全选。

24.《灵枢·本神》认为智者养生的方法包括( )

A.顺四时　　　　　　　B.适寒暑　　　　　　　C.和喜怒

D.安居处　　　　　　　E.节阴阳

【正确答案】ABCDE　　　　　　【易错答案】少选

【答案分析】此题主要考查《内经》不同篇章相关知识点的区别。《内经》阐述养生的篇章很多,内容丰富,方法多样,注意区别。据《灵枢·本神》"智者之养生也,必顺四时而适寒暑,和喜怒而安居处,节阴阳而调刚柔",故应全选。

25.《灵枢·本神》认为"五脏各有所藏",表述正确的是( )

A.肝藏血　　　　　　　B.心藏神　　　　　　　C.脾藏营

D.肺藏气　　　　　　　E.肾藏精

【正确答案】ACDE　　　　　　【易错答案】多选B

【答案分析】《灵枢·本神》开篇提出"血脉营气精神,此五脏之所藏也",说明五脏对精气和神志各有所藏,各有所舍,由于对五脏所藏为精,所舍为神志的理论理解有偏差,B为干扰答案。据《灵枢·本神》五脏所藏之精的具体内容为"肝藏血,血舍魂""心藏脉,脉舍神""脾藏营,营舍意""肺藏气,气舍魄""肾藏精,精舍志"。藏,是主管、主持之义。故正确答案为ACDE。

26.据《灵枢·本神》,"五脏不安"可见于( )

A.肾气虚　　　　　　　B.肾气实　　　　　　　C.脾气虚

D.脾气实　　　　　　　E.心气虚

【正确答案】BC 　　　　　【易错答案】多选 A、E

【答案分析】五脏虚实证候各有特点，均是临床常见病证，但其中强调了脾肾二脏的重要性，"脾为后天之本""肾为先天之本"，脾肾之病均可以直接影响诸脏，出现"五脏不安"。心为君主之官，五脏六腑之大主，心病亦可影响其他脏腑。但据《灵枢·本神》"脾气虚则四肢不用，五脏不安，实则腹胀，经溲不利。……心气虚则悲，实则笑不休……肾气虚则厥，实则胀，五脏不安"，故 A、E 为干扰答案，应选 BC。

27. 据《灵枢·本神》，五脏虚实证候特点，可见情志异常的是（　　　）

A. 心气虚　　　　　　　　B. 心气实　　　　　　　　　C. 肝气虚

D. 肝气实　　　　　　　　E. 肾气虚

【正确答案】ABCD 　　　　　【易错答案】多选 E

【答案分析】《灵枢·本神》说明五脏对精气和神志各有所藏，各有所舍的理论，五脏所藏之精又是五神活动及五脏功能的物质基础，五脏藏精、藏神、藏气相互为用，密不可分。因此病理状态下，五神过用则伤五脏，五脏病变可致情志异常，尤其心肝两脏病变最易伤神。原文有："肝气虚则恐，实则怒……心气虚则悲，实则笑不休。"故选 ABCD。

28.《灵枢·本脏》认为"经脉"的功能包括（　　　）

A. 行血气　　　　　　　　B. 营阴阳　　　　　　　　　C. 濡筋骨

D. 利关节　　　　　　　　E. 和喜怒

【正确答案】ABCD 　　　　　【易错答案】少选

【答案分析】《灵枢·本脏》云："经脉者，所以行气血而营阴阳，濡筋骨利关节。"营阴阳，即气血营运于三阴三阳。营，营运。杨上善注："十二经脉，行营血气，营于三阴三阳。"说明经脉是血气运行之道，通过三阴三阳十二经脉将血气敷布全身，从而达到濡润筋骨滑利关节的作用。故选 ABCD。

29.《灵枢·本脏》认为"卫气"的循行和功能包括（　　　）

A. 温分肉　　　　　　　　B. 充皮肤　　　　　　　　　C. 适寒温

D. 肥腠理　　　　　　　　E. 司关合

【正确答案】ABDE 　　　　　【易错答案】多选 C

【答案分析】关于卫气的循行和功能《内经》涉及多个篇章，如《灵枢·营卫生会》《素问·痹论》等，内容丰富，不同篇章的内容表述、角度有别，这是重点也是难点，应注意鉴别。因卫气主表，有卫外御邪的作用，易错选 C。据《灵枢·本脏》"卫气者，所以温分肉，充皮肤，肥腠理，司关合"，说明卫气行于阳，具有温煦肌肉，充养皮肤，滋润腠理，主司开合的作用。故应选 ABDE。

30.《灵枢·本脏》认为"血和"的表现是（　　　）

A. 经脉流行　　　　　　　B. 营复阴阳　　　　　　　　C. 筋骨劲强

D. 关节清利　　　　　　　E. 五脏不受邪

【正确答案】ABCD　　　　　【易错答案】多选 E

【答案分析】此题考查本篇对"人之常平",即健康无病之人特征的掌握。对于健康之人的特征,《灵枢·本脏》突出一个"和"字,从"血和""卫气和""志意和""寒温和"进行分析,其中原文提出"血和则经脉流行,营复阴阳,筋骨劲强,关节清利"。因为人体"和"代表健康,则五脏功能强而不受邪发病,故 E 为干扰答案。据原文选 ABCD。

（三）问答题

1. 结合临床谈谈"心者,君主之官也,神明出焉"的意义。

【正确答案】①语出《素问·灵兰秘典论》,篇中以比喻的方法论述人体脏腑在生命过程中的地位和作用,脏腑之间的关系以及心的主导作用。认为心在生命过程中的地位最为尊贵,像一国之君主,其功能是藏神。正常情况下应该是"明君"非"昏君"。所以,文章在论述十二官功能后,强调"主明则下安""主不明则十二官危"。②心之所以如此重要是因为"心主身之血脉",血行脉中濡养人身脏腑组织器官,统帅五脏六腑,化生精神意识思维活动,表现为聪明才智,故说"脉舍神"。心功能正常,即"主明",五脏六腑功能正常。有这样心脏的人,多身体强健,无病、少病,或病轻,甚则长寿。因此,告诫人们注意保护心脏,勿令其生病。否则"其宗大危",要求"戒之戒之"。③心主神明功能失常,人即多病。常见精神心理疾病,如狂证、癫证、不寐、健忘等多从痰火扰心或痰蒙心窍等辨治,如涤痰泻火,养心血补心阴,开窍益智之类。另外,精神情志过用,易伤心神。

【易错答案】回答内容不全。

【答案分析】结合临床阐述《素问》的学术观点。这是问答题的常见题型,也是难点。此类型的题型,答题的关键是以下三点:一是既然是阐述《素问》的观点,首先说明出处及《素问》的本义是什么? 如正确答案①的内容。二是针对主要论点展开分析,特别是说明主要论点的论据是什么? 如正确答案②的内容。三是从患病的原因和基本病机,以及由此导致的常见病证及其治疗等方面阐述其临床意义。如正确答案③的内容。

2. 怎样理解《素问·六节藏象论》篇名的意义?

【正确答案】①篇中首先论"六六之节以成一岁",然后讨论藏象问题,故名"六节藏象论"。六六之节,古人用天干配地支计日,十天干配十二地支,循环一次共六十日,称一个"甲子"。一年有六个甲子,故谓六六之节。②本篇主要内容:首论日月运行形成一年的天度的规律,及其与人的关系。其次提出五运六气失常是导致疾病的重要原因。最后论述人体脏腑功能及外在表现,与时令的通应关系,人迎、寸口脉象盛大程度与经脉病变的联系。

【易错答案】不能答出"六节"的内涵。

【答案分析】藏象是《内经》及中医理论体系的核心内容,一般都能回答。而篇名中的"六节",是涉及中国古代天文历法与五运六气有关的内容,这是学习的难点,不易回答出问题,应引起注意,加强这一方面的学习。

3. 结合《素问·六节藏象论》,谈谈藏象的内容及意义何在?

【正确答案】①"藏象",《素问》藏象的内容中有形态结构,但与西医解剖学的观测点和观测方法不同。《素问》更注重脏腑外在征象的常与变。②《素问·六节藏象论》认为,五脏是人体之本,即心为"生之本",肺为"气之本",肾为"封藏之本",肝为"罢极之本",脾为"仓廪之本"。以五脏之本为中心,联系诸腑、经脉、体表五华、五体,形成肝、心、脾、肺、肾五个生理系统。这五个系统天地四时相通应,相互之间紧密联系,形成以五脏为中心的藏象学说。③临床上,以"象"测"藏",即根据人体内在脏腑的生理活动及病理变化的征象,了解脏腑的病变情况,作为辨证中定位和定性的依据。如以肾"其华在发""其充在骨"的理论,说明头发和骨骼在生理上与肾密切相关,当骨发生病变,如小儿生长发育障碍,出现五迟(立迟、行迟、齿迟、发迟、语迟)、鸡胸、龟背、解颅等症,皆可从肾虚论治,以地黄丸为主,酌加鹿茸、龟板等血肉有情之品,以补精髓。成人出现腰膝酸软,脑转耳鸣、懒怠安卧,头发早白,亦可从肾虚论治。

【易错答案】第③条中的论述难以展开。

【答案分析】回答此类问答题的关键是:一是准确阐述清楚相关概念。如本题藏象的概念;二是结合指定篇章的相关内容展开分析。如本题结合《六节藏象论》的内容,分析"藏"的内容及"象"的表现;三是阐述其意义。如本题肾"其华在发""其充在骨"临床指导意义。

4.怎样理解"凡十一脏,取决于胆也"?有何临床意义?

【正确答案】①"凡十一脏,取决于胆也",语出《素问·六节藏象论》,是强调胆在脏腑中的重要性。其原因有四:一,"胆者中正之官,决断出焉";二,胆主少阳春生之气;三,胆主半表半里,通达阴阳;四,胆强气勇,能助正抗邪。②新的校释观点认为:"十一"竖排版可能是"土",不无道理。如此,本句应为"凡土脏取决于胆",指出脾胃的生理功能与胆的关系十分密切。③临床意义:"凡十一脏取决于胆也",强调胆的功能既特殊又重要,因而提出以上十一脏功能的发挥,取决于胆的功能正常。李果对此深有体会,在《脾胃论》中指出:"大抵脾胃虚弱,阳气不能生长,是春夏之令不行,五脏之气不生。"因而强调在补益脾胃的同时,十分重视生发阳气,阳气升则脾气随之而升,水谷精气得以输布,全身得以营养。其在补中益气汤中不仅用升麻举陷,更用柴胡以升发少阳之气,促使脾气上升,输精于肺,全身脏腑得以充养,虚证即愈。

【易错答案】不同观点的认识易于遗漏。

【答案分析】回答此类问答题的关键是:一先回答出主要观点;二是尽可能将后世有意义的不同认识做出分析说明;三是针对不同认识,特别是主要认识阐述临床意义,不能舍本逐末。

5.《素问·五脏别论》对人体脏腑如何分类?其分类依据是什么?

【正确答案】①《素问·五脏别论》将人体脏腑是分为五脏、六腑、奇恒之腑三类。②五脏主藏精气,藏而不泻;传化之腑主传送变化水谷浊物,泻而不藏;奇恒之腑功能是藏阴精,与五脏相似;形态中空与传化之腑相似,但它没有脏与腑之间的表里配属关系,因而,异于一般的脏腑,故称"奇恒之腑"。③脏腑藏泻的功能是相对的,实际藏中有泻,泻中有藏,如胆藏精汁。脏腑藏泻是互相依赖、协同作用的关系。脏中浊气由腑输泻而出,腑中精气亦需输于脏而藏之。

【易错答案】第③条关于藏泻的相对性易于遗漏或回答不全。

【答案分析】回答此类问题主要注意:一是分类的内容要全;二是分类的依据要全,如本题是从功能和形态结构两方面结合对人体脏腑进行分类,只谈一方面都不能全面说明问题;三是就本知识点而言,分类后脏腑藏泻的相对性,是难点,也容易遗漏。

6. 怎样理解"魄门亦为五脏使"?有何临床意义?

【正确答案】①"魄门亦为五脏使,水谷不得久藏",见于《素问·五脏别论》,揭示了魄门的功能受五脏支配。②魄门的启闭要依赖于心神的主宰,肝气的条达,脾气的升提,肺气的宣降,肾气的固摄,方能不失其常度。而魄门功能正常又能协调内脏的升降之机。③临床上,大便秘结或泄泻,除辨邪气外,还要分别从五脏辨证论治,而且五脏的病变有时也可通过控制肛门启闭而收到疗效。如吴瑭应用宣白承气汤既可治肠热便秘,又可治疗肺热痰鸣等。

【易错答案】第②条内容不全;第③条举例不当。

【答案分析】回答此类问答题,关键是准确解读原文的含义。如本题"魄门亦为五脏使"的内涵,包括两方面:一是魄门的启闭受五脏功能影响;二是魄门功能的正常对五脏气机也有调节作用。如果内涵解读不准确,则会直接影响对临床意义内容回答的全面性与准确性。

7. 原文回答"脾病而四肢不用,何也?"

【正确答案】四支皆禀气于胃,而不得至经,必因于脾,乃得禀也。今脾病不能为胃行其津液,四支不得禀水谷气,气日以衰,脉道不利,筋骨肌肉,皆无气以生,故不用焉。

【易错答案】回答不准确,特别是对关键字词掌握不够。

【答案分析】原文回答问题是《内经》之类经典考试的常见题型。是重点也是难点。因为目前的学生背诵的基本功底不够,所以在用原文回答此类问题时,很容易回答不准确,特别是对一些关键的字词把握不够。如本段原文中的"四肢""胃""不得至经""脾""水谷气""脉道""筋骨"等。

8. 怎样理解"阳道实,阴道虚"及其临床意义?

【正确答案】①"阳道实,阴道虚",见于《素问·太阴阳明论》,是阴阳学说的一个重要观点,反映了阴阳的基本属性,凡属阳的事物,皆有充实、满盛、向上、向外的特点;而属阴的事物,则有柔弱、不足、向下、向内的特点。②具体而言有可以从以下几个方面理解:一是以感邪发病特点而言:虚邪贼风为外邪,性质属阳,易伤阳经,致病多为实证;饮食不节、起居不时为内因所伤,性质属阴,易伤阴经,致病多为正虚证。二是以脏腑而言,说明人体脏腑的生理特性与病理演变规律。五脏属阴,主化生、贮藏精气,藏而不泄,静而主内,易于耗伤,故病多见不足之虚证;六腑属阳,主传化水谷,泻而不藏,动而主外,易于积滞,故病多见有余之实证。三是以脾胃而言,阳明胃经之病,津液易伤,病多从燥化、热化,故以热证、实证多见;而太阴脾经之病,阳气易伤,病多从湿化、寒化,故以寒证、虚证多见。正因为脾病多虚,胃病多实,故后世有"实则阳明，虚则太阴"的说法。③如《伤寒论》邪入里化热，侵犯阳明之经，证见身大热，大汗出、烦渴引饮，舌苔黄燥、脉洪大等，治宜清热生津，以白虎汤清热为先，邪传阳明胃腑，证见腹满而痛，大便不通，潮热谵语，舌苔黄厚燥裂，脉沉实滑数，治宜清热通腑，以承气汤通降为要。若太阴阳虚，寒湿不化，证见腹满时痛，呕吐，自利不渴，舌苔淡白，脉象迟缓等，治宜温阳健脾，以理中汤类温补建中为主。

【易错答案】回答内容不全。

【答案分析】本题回答的关键是：一因为本篇是以足太阴脾足阳明胃为例，来说明脏腑经脉阴阳属性不同生病而异的道理及规律，因此本题"阳道实，阴道虚"，在《素问·太阴阳明论》就有从感邪发病特点、五脏六腑和脾胃三个层面的含义，回答时易因为对本篇的内容理解不够，而回答问题不全面；二对此观点后世亦有发挥，回答时应该结合后世的发挥在展开分析，此点也易于遗漏。对此类涉及多方面内涵的知识点，回答的关键是要全面。

9. 结合《灵枢·脉度》理解五脏与上七窍的关系。有何临床意义？

【正确答案】①五脏的精气由经脉输送到颜面五官七窍，使七窍与五脏通应相连，发挥正常的生理功能。肺司呼吸，鼻为气道，故"肺气通于鼻"。鼻的功能是通行呼吸，辨别臭香。心之别脉系舌本，心主血脉，心血可以通过经别上荣舌本，故"心气通于舌"，舌具有分辨五味，调节发音功用。足厥阴肝经连目系，故"肝气通于目"。肝功能正常，目能视万物形态，分辨五色。足太阴脾经连舌本，散舌下，"脾开窍于口"，水谷赖口摄入，脾的功能正常，口味调和，能辨五谷之味，则食欲旺盛。肾与膀胱相表里，经脉彼此络属，肾藏精，充养于耳，故"肾气通于耳"。耳具有主持听觉，分辨五音的功能。②五脏与七窍在病理上相互影响：肺气失宣，则鼻塞不通；心火上炎，则舌赤生疮糜烂；肝经风热，则目赤肿痛；脾虚不运，则饮食口淡无味；肾精亏虚，则听力下降，不能分辨五音。故曰："五脏不和，七窍不通"。③临床意义，七窍疾病可通过治疗五脏而获效。例如伤风鼻塞，嗅觉不灵，治宜宣肺透窍；心火上炎舌赤生疮糜烂，治宜清心降火；肝血不足之眼目干涩，治宜补血养肝；脾虚失运之口淡乏味，治宜健脾消滞；肾精亏虚耳鸣耳聋，治宜滋肾补精。这是七窍有病，治从内脏着眼的理论根据。

【易错答案】回答内容不完整。

【答案分析】论述五脏与上七窍的关系时，仅从功能上考虑，而忽略了经络的连属关系。上七窍分属于五脏，五脏的气化是否调和直接关系到七窍功能的正常发挥，同时，七窍功能的正常发挥也能够促进五脏气化的正常进行。这种密切的功能联系必有其物质结构基础，而经络正是这种物质基础的具体体现，经络既能够输送气血，也能够调节气化，使七窍与相关内脏密切联系，自成一体。

10.《灵枢·营卫生会》营卫二气的循行规律是怎样的？有何意义？

【正确答案】①营气沿十二经脉之序，一昼夜运行五十周次。营气运行的主要路线是从手太阴肺经开始，沿十二经脉次序运行，又复合于手太阴肺，如此"阴阳相贯，如环无端"。②卫气的循行：其一，营卫相随运行。卫在脉外，与营气俱行，阴阳相随，外内相贯。其二，昼夜调节运行。卫气循脉而行，昼行三阳，始足太阳膀胱经之睛明穴，复合于此，气在白昼如此运行二十五周；夜行三阴，始于肾，从足心经过肾经进入肾脏，之后以五行相克之序周流五脏，即肾→心→肺→肝→脾→肾，卫气黑夜如此运行二十五周。昼夜循行人身五十周次。③营卫昼夜运行节律，是人体生命节律的一种反映。《灵枢》在"天人相应"思想指导下，发现人体脏腑功能、气血虚实、脉象浮沉等有随日月阴阳变化规律而变化的多种生命现象存在。如日节律、半月节律、月节律、双月节律、季节律、半年节律、年节律等。其理论对指导养生防病、诊断治疗、探求发病规律，以及深入探讨生命节律均有重要研究价值。

【易错答案】卫气运行易于过于宽泛；营卫循行规律的意义阐释不全面。

【答案分析】此问答题是结合《灵枢·营卫生会》谈营卫循行规律。由于《内经》阐述营卫循行规律的篇章很多易于混淆，特别是关于卫气的循行《素问·痹论》和《灵枢·本脏》阐述了卫气散行全身，分布于皮肤腠理、分肉、肓膜、胸腹等处的内容，而本篇未涉及此方面；关于意义易于阐释不全面，营卫运行节律的理论对指导认识人体的生理规律和探索疾病规律，指导养生防病和治疗康复都有意义。

11. 怎样理解"上焦如雾，中焦如沤，下焦如渎"？有何临床意义？

【正确答案】①含义：上焦如雾，指上焦心肺宣发布散水谷精气的功能，如同雾露弥漫灌溉全身；中焦如沤，指中焦腐熟水谷，如同沤渍食物，泡沫浮游的气化状态，使之变化为精微；下焦如渎，指下焦膀胱大肠等排泄二便的功能，如同沟渠畅通无阻。②临床意义：临床上，治疗上焦病变，尤其是外邪犯肺之证，多用清轻宣散之法，如桑菊饮、银翘散等，即"治上焦如羽，非轻不举"；治疗中焦病变，多从平调脾胃入手，如平胃散，即"治中焦如衡，非平不安"；治疗下焦病变，多用通泻二便之法，如导赤散、承气汤之类，即"治下焦如权，非重不沉"。

【易错答案】概念中"雾""沤""渎"含义阐述不够；临床意义阐述不全。

【答案分析】回答此问答题，需要正确解读"雾""沤""渎"三者作为比喻的含义，对此三者的概念混淆不清，则影响对三焦功能及临床意义内容的分析。

12. 谈谈你对"凡刺之法，先必本于神"的理解？

【正确答案】

（1）"凡刺之法，先必本于神"，出自《灵枢·本神》，强调了神在针刺疗法中的重要性。神是血脉营气精的外在表现，由五脏守藏，故病人神气盛衰、有神无神直接表达脏腑精气盈亏功能状态，是医生决策治疗的依据，决定治疗效果及预后。

（2）对临床根据神气盛衰诊治疾病、判断预后、指导养生防病均有重要的指导意义。所谓："失神者死，得神者生""得神者昌，失神者亡"。

【易错答案】对"神"的含义理解模糊。

【答案分析】答题的关键主要包括以下三点：一是首先说明出处及本义；二是要正确回答原文中关于"神"的含义，中医学中"神"有多种解释，比如元神、识神、五神等，易于混淆，应特别注意区别。三是要阐述针刺之法，必本于神的临床意义，医生根据这些外在表现来决策治疗的方法，判断治疗效果及预后等。

13.《灵枢·本神》中精、神、魂、魄的含义及其关系？

【正确答案】

（1）基本含义：生之来谓之精：指与生俱来的先天之精，藏之于肾；两精相搏谓之神：指男女两性的生殖之精相结合，则构成新的生命个体；随神往来者谓之魂：指在神的支配下的意识活动，如梦寐恍惚，变幻游行等；并精而出入者谓之魄：指以精为物质基础的本能活动，如感知和动作等。

（2）关系：精、神、魂、魄并存并用，四者关系密切。人之生源于父母之精，神在两精相合形成新生命体的同时产生，即"形具而神生"。魂是神活动的一部分，随神往来，受神主宰；魂若离开神的支配，则可出现幻觉、梦游等症。魄也是神之一，一些与生俱来的本能性的、较低级的神经精神活动均属魄的范畴，即人体本能的感觉和动作。张介宾在《类经》中对精神魂魄的概念及其相互关系有较为精辟的论述："神之为德，如光明爽朗、聪慧灵通之类皆是也。魂之为言，如梦寐恍惚、变幻游行之境皆是也。神藏于心，故心静则神清；魂随乎神，故神昏则魂荡""精之为物，重浊有质，形体因之而成也。魄之为用，能动能作，痛痒由之而觉也。精生于气，故气聚则精盈；魄并于精，故形强则魄壮"。

【易错答案】"精神魂魄"的概念不清。

【答案分析】答题的关键是根据题干要求，必须结合《灵枢·本神》阐明原文中相关词语的基本含义，进而分析他们之间的相互关系。解答问题的关键是紧扣原文，准确解读四者的含义和关系，不能流于泛泛论述。特别是后者是学生回答此类问题的常见错误，一定要注意。

14.结合《灵枢·本脏》谈谈"平人"的标准及意义？

【正确答案】

（1）《本脏》"人之常平"，即指健康无病之人。对于健康的标准，本篇突出一个"和"字，从"血和""卫气和""志意和""寒温和"进行分析，"血和"和"卫气和"可概括为气血运行和畅；"志意和"，可理解为精神活动正常；"寒温和"可理解为人能适应外界寒温环境。

（2）这四"和"体现了《灵枢》关于健康标准的三个基本条件：一是人体功能活动正常，以血气运行和畅为标志；表现在"血和则经脉流行，营复阴阳，筋骨劲强，关节清利矣""卫气和则分肉解利，皮肤调柔，腠理致密矣"。二是人的精神活动正常。表现在"志意和则精神专直，魂魄不散，悔怒不起，五脏不受邪矣"。三是人体能适应外界的环境。表现在"寒温和六腑化谷，风痹不作，经脉通利，肢节得安矣"。

（3）意义：《灵枢》有关健康的上述三条内容与世界卫生组织关于健康的定义。具有异曲同工之妙。一是躯体无异常。二是心理活动正常。三是能适应外界环境。中医学的人体—自然—社会—心理医学模式思想，即整体观思想的又一体现。对指导临床治疗、养生防病具有重要的实践意义。

【易错答案】内容不全。

【答案分析】本题考查的是对《本脏》篇内容的把握和归纳总结。易于出错的原因是对原文内容理解不够而出现：①提炼总结不准确，如"和"字的把握。②回答内容不全，如四个"和"字的内容。③归纳不够，如从"血和""卫气和""志意和""寒温和"四个"和"的内容，归纳出《内经》对健康的三条标准。④意义阐述不准确，如本题是考查有关"健康"的知识，故对意义的阐述应结合目前的"健康"观念。

第三章　经络

◎ **重点** ◎

1.《灵枢·经脉》对人体生命的认识及经脉的重要性。

2.《灵枢·经脉》十二经脉循行规律及脏腑属性。

3.《灵枢·经脉》十二经脉"是动病""所生病"的含义。

4.《灵枢·经脉》络脉的特性及其与经脉的区别。

5.《灵枢·逆顺肥瘦》十二经脉走向规律。

6.《素问·血气形志》六经气血多少的记述及十二经脉表里关系。

7.《素问·骨空论》《灵枢·逆顺肥瘦》督脉、任脉、冲脉的循行及生理作用。

◎ **难点** ◎

1.《灵枢·经脉》十二经的病候。

2.《素问·骨空论》《灵枢·逆顺肥瘦》督脉、任脉、冲脉的循行。

精选习题

扫码获取
同步习题

（一）单选题

1.《灵枢·经脉》认为："人始生，先成（　　　　）"

A.气　　　　　　　　　　　B.精　　　　　　　　　　　C.血

D.津　　　　　　　　　　　E.液

【正确答案】B　　　　　　　　　【易错答案】A

【答案分析】错误的原因是关于人之始生，《内经》的论述涉及人类的始生及人个体的始生两个层面。从人类的产生，《素问》的观点是"天地合气，命之曰人"，人类是天地进化的产物，由于对《灵枢·经脉》"人始生"的理解有误，易错选A。而《灵枢·经脉》之"人始生"，是指人个体生命的产生，《灵枢·经脉》有"人始生，先成精"，精者，身之本，先天之精是个体形成的根本，故选B。

2.肺手太阴之脉起于（　　　　）

A.肺中　　　　　　　　　　B.胸中　　　　　　　　　　C.胃中

D. 中焦　　　　　　　　　　　E. 上焦

【正确答案】D　　　　　　　　【易错答案】A

【答案分析】肺手太阴之脉属于肺，易于形成手太阴之肺脉起于肺的错误认识，而错选 A。《灵枢·经脉》云："肺手太阴之脉起于中焦，下络大肠。""起"，是之经脉循行的起始部位，中焦脾胃是后天气血生化之源，肺手太阴之脉起于中焦，脉中气血方有源，故应选 D。

3.《灵枢·经脉》提出，足阳明胃经上的腧穴可以主治的病证是（　　　　）

A. 气所生病　　　　　　　　　B. 血所生病　　　　　　　C. 筋所生病

D. 脉所生病　　　　　　　　　E. 骨所生病

【正确答案】B　　　　　　　　【易错答案】A

【答案分析】因为阳明为多气多血之经，取足阳明胃经上的输穴可治气病，故易错选 A。《灵枢·经脉》有"胃足阳明之脉，……是主血所生病者"，因胃为水谷之海，主化营血，故血之病可取阳明胃经腧穴，故据原文，正确答案为 B。

4.《灵枢·经脉》说："经脉者，所以能决生死，处百病，调（　　　　）"

A. 阴阳　　　　　　　　　　　B. 寒热　　　　　　　　　　C. 虚实

D. 气血　　　　　　　　　　　E. 营卫

【正确答案】C　　　　　　　　【易错答案】D

【答案分析】因经脉运行气血，故易错选 D。按《灵枢·经脉》原文"经脉者，所以能决生死，处百病，调虚实"，强调经脉的重要性，不仅可以通过经脉判断疾病预后，还可以通过经脉辨证指导治疗，"盛则泻之，虚则补之"，以治"百病"，故据原文，应选 C。

5.《灵枢·经脉》提出，足太阳膀胱经上的腧穴可以主治的病证是（　　　　）

A. 气所生病　　　　　　　　　B. 血所生病　　　　　　　C. 筋所生病

D. 脉所生病　　　　　　　　　E. 骨所生病

【正确答案】C　　　　　　　　【易错答案】A

【答案分析】因足太阳膀胱经阳气盛，故易错选 A。《灵枢·经脉》有"膀胱足太阳之脉……是主筋所生病者"。因太阳经为诸阳主气，其阳气盛，《素问·生气通天论》说："阳气者，精则养神，柔则养筋。"所以主治筋脉所发生的病证，故据原文答案选 C。

6.《灵枢·经脉》提出，三焦手少阳之脉上的腧穴可以主治的病证是（　　　　）

A. 气所生病　　　　　　　　　B. 血所生病　　　　　　　C. 津液所生病

D. 脉所生病　　　　　　　　　E. 骨所生病

【正确答案】A　　　　　　　　【易错答案】C

【答案分析】因"三焦者，决渎之官，水道出焉"，故易错选 C。《灵枢·经脉》有"三焦手少阳之脉……是主气所生病者"。《难经·三十九难》说："三焦者，水谷之道路，气之所终始"，并称三焦为"原气之别使，主持诸气"，故三焦手少阳之经可主治气之病证，据原文选 A。

7. 根据《素问·骨空论》所述女子不孕、癃、痔、遗溺、咽干等病证，可见于（　　　　）

A. 督脉为病　　　　　　　　B. 冲脉为病　　　　　　　　C. 任脉为病

D. 少阴脉为病　　　　　　　E. 厥阴脉为病

【正确答案】A　　　　　　　【易错答案】D、E

【答案分析】《素问·骨空论》言："督脉者，起于少腹以下故中央……此生病，从少腹上冲心而痛，不得前后，为冲疝。其女子不孕、癃、痔、遗溺、咽干……"，故应选A。因少阴肾开窍于二阴，肾藏精主水，症状有二便不通、女子不孕、癃、遗溺等症，易错选D。另，因足厥阴肝经绕阴器症状有疝病、女子不孕、癃、遗溺等，易错选E。

（二）多选题

1. 据《灵枢·经脉》，下列说法正确的是（　　　　　　）

A. 筋为刚　　　　　　　　　B. 筋为柔　　　　　　　　　C. 骨为干

D. 骨为刚　　　　　　　　　E. 脉为营

【正确答案】ACE　　　　　　【易错答案】多选B、D

【答案分析】出错的原因主要是对《内经》原文记忆不牢固，理解不透。筋膜主关节之屈伸，筋膜之性是刚柔相济，有柔软性质的一面，骨骼是人体的支撑，有刚强之性，故易多选B或D。本段为背诵条文，主要考查的也是背诵熟悉的程度，《灵枢·经脉》有"人始生，先成精，精成而脑髓生，骨为干，脉为营，筋为刚，肉为墙，皮肤坚而毛发长，谷入于胃，脉道以通，血气乃行"，故据原文选ACE。

2. 据《灵枢·经脉》主治水液代谢障碍病证的经脉是（　　　　　　）

A. 膀胱经　　　　　　　　　B. 肾经　　　　　　　　　　C. 小肠经

D. 大肠经　　　　　　　　　E. 三焦经

【正确答案】CD　　　　　　【易错答案】多选

【答案分析】出错的原因主要是对《内经》原文把握不准确。因为经脉内连脏腑，外络肢节，"膀胱者，州都之官，津液藏焉""肾者水脏""小肠主液""大肠主津""三焦者，决渎之官，水道出焉"。上述脏腑生理状态下都与津液有关，病态下亦能导致津液失常而病，治疗亦可调理相应脏腑经脉，故易错选。《灵枢·经脉》有"大肠手阳明之脉，……是主津液所生病者"，因大肠主津，且大肠与肺为表里，肺主气敷布津液，故大肠经腧穴主治津液所生病证，"小肠手太阳之脉……是主液所生病者"，因小肠主受盛胃中腐熟后的水谷，再进一步消化和分别清浊，故参与水液代谢，而能主治水液代谢障碍所生之病，故据原文，正确答案为CD。

3.《素问·血气形志》有关于六经气血多少，表述正确的是（　　　　　　）

A. 太阳常多血少气　　　　　B. 少阳常少血多气　　　　　C. 阳明常多气多血

D. 厥阴常多血少气　　　　　E. 太阴常多气少血

【正确答案】ABCDE　　　　【易错答案】多选或者少选

【答案分析】因关于六经气血的多少，在《内经》中凡见三处，除《素问·血气形志》外，还有《灵枢·五音五味》和《灵枢·九针论》，三篇对六经气血多少的记述有所不同。如《灵枢·五音五味》三阳经气血多少与本篇同，而对三阴经气血的认识有别于本篇认为是"厥阴常多气少血，少阴常多血少气，太阴常多血少气"；《灵枢·九针论》中除"太阴多血少气"与本篇有异，其他认识相同。因此容易错选。目前对于六经气血多少的认识统一于《素问·血气形志》。

（三）问答题

1.结合《灵枢·经脉》篇，谈谈如何理解"是动病"和"所生病"。

【正确答案】经脉病候包括"是动病"与"所生病"。十二经脉皆有此病候。对这两种病候历代有不同的解释。①气血先后说，《难经·二十二难》云"是动者气也，所生病者血也"，"气先生病，血后生病"，认为是气血先后之病。②经络脏腑说，即"是动病"为经络病，"所生病"为脏腑病。③内因外因说，即经脉因受外邪侵犯所发生的病证称为"是动病"，本脏腑发生疾病影响到本经的称为"所生病"。④本经他经说，即本经之病称"是动病"，影响至他经之病称"所生病"。⑤穴动诊病说，即"是动病"是指根据各经腧穴的脉动变化诊断疾病，"所生病"是"是动病"后所列病证的结语，归类表示病证所属的脏腑或气血津液筋骨等范围。⑥病证主治说，即"是动病"说明经脉的病理现象，而"所生病"是说明该经经穴的主治证候。

比较观点，从不同角度解释了"是动病"和"所生病"的含义。目前比较公认的是病证主治说更符合经文原意。"是动病"指该经发生异常变动所产生的病证，而"所生病"为该经脉腧穴所能主治某脏（津、血等）所发生的病证，既能阐明这两组病证的区别，也能解释它们之间的关系。

【易错答案】阐述内容不全。

【答案分析】本题的考点：一是对目前公认观点的掌握程度；二是对历代不同观点的了解程度。因此在问题的回答上，公认的观点，主要看回答内容是否全面准确；不同的观点，主要看涉及的面是否广。

2.用原文回答《灵枢·逆顺肥瘦》中所阐述的十二经脉走向规律。

【正确答案】手之三阴，从脏走手；手之三阳，走手走头；足之三阳，从头走足；足之三阴，从足走腹。

【易错答案】回答内容不准确。足之三阴容易错答为从足走腹到胸。

【答案分析】本题的考点是对《内经》经典原文记忆的准确性；因为其他课程涉及十二经脉循行，对足三阴的走向往往从十二经脉如环无端角度，加上从足走腹到胸，而《灵枢·逆顺肥瘦》的原文是"足之三阴，从足走腹"。所以易于混淆出错。

第四章　病因病机

◎ **重点** ◎

1.《素问·调经论》病因的阴阳分类法。

2.《灵枢·百病始生》"三部之气"病因分类及其与发病部位的关系。

3.《灵枢·百病始生》"两虚相得，乃客其形"的外感病发病观。

4.《灵枢·邪气脏腑病形》邪气循经脉而行及内外合邪伤脏的发病规律。

5.《素问·生气通天论》阳气的生理与病理。

6.《素问·生气通天论》阳气的护养。

7.《素问·生气通天论》阳气和阴精的关系。

8.《素问·生气通天论》"四时之气，更伤五脏"的发病观。

9.《素问·生气通天论》饮食五味的双重作用。

10.《素问·通评虚实论》从病证角度探讨病因的共性规律。

11.《素问·经脉别论》惊恐恚劳等因素对人体气血的影响。

12.《素问·经脉别论》"生病起于过用"的病因理论。

13.《素问·宣明五气》"五劳所伤"理论。

14.《素问遗篇·刺法论》"五疫"致病特点及"正气存内"的重要作用。

15.《灵枢·五变》体质与发病的关系。

16.《灵枢·贼风》"因加而发"的发病观。

17.《素问·至真要大论》病机十九条及其临床意义。

18.《素问·至真要大论》病机十九条提示的病机分析方法。

19.《素问·调经论》"气血离居"虚实病机理论。

20.《灵枢·海论》四海理论。

21.《素问·调经论》内外寒热虚实病机。

22.《素问·举痛论》"百病生于气"的病机理论及九气致病的病机。

23.《素问·宣明五气》五气所病及五精所并的病变。

24.《素问·逆调论》喘之病机及"胃不和则卧不安"理论。

25.《素问·玉机真脏论》五脏疾病的传变原理、方式及其预后。

26.《素问·玉机真脏论》"五实""五虚"证的概念、预后及转归。

27.《灵枢·顺气一日分为四时》疾病"旦慧昼安夕加夜甚"的变化规律。

◎ **难点** ◎

1.《灵枢·百病始生》外邪致病的传变规律。

2.《灵枢·邪气脏腑病形》内外合邪伤脏的发病观。

3.《素问·生气通天论》"阴阳之要、阳密乃固"的观点。

4.《素问·生气通天论》阳气失常的预后及治疗。

5.《素问·经脉别论》《灵枢·五变》体质与发病的关系。

6.《灵枢·贼风》"因加而发"的发病观。

7.《素问·至真要大论》病机十九条的临床意义及其对后世的影响。

8.《素问·举痛论》"百病生于气"病机理论。

精选习题

（一）单选题

1.《灵枢·百病始生》"两虚相得"之"两虚"是指（　　　　）

A. 虚邪与正虚　　　　　　　B. 气虚与血虚　　　　　　C. 虚邪与虚风

D. 阴虚与阳虚　　　　　　　E. 气虚与阳虚

【正确答案】A　　　　　　　　【易错答案】B、D

【答案分析】此题考查对"两虚相得"之"虚"的理解。因为正气虚损是发病的根本，而正虚包括气虚、血虚、阴虚和阳虚，故易错选B或D项。《灵枢·百病始生》两虚指虚邪之风和正气虚弱的机体，即虚邪遇到正气虚弱之人，则会留于机体而发病，故应选A。

2.《灵枢·百病始生》中"三部之气"是指（　　　　）

A. 上焦、中焦、下焦　　　　　　B. 心气、脾气、肾气　　　　C. 风热、寒湿、喜怒

D. 表之气、里之气、半表半里之气　　E. 风雨、清湿、喜怒不节

【正确答案】E　　　　　　　　【易错答案】A、B、D

【答案分析】产生错误的原因主要是对"三部之气"概念记忆不牢，而望文生义地理解"三部之气"为上中下三焦之气，表之气、里之气、半表半里之气，又因心居上焦，肾居下焦，脾居中焦，易于类比于三焦之气，故易错选A、B、D。《灵枢·百病始生》三部之气是指伤于人体三个部位的邪气，即伤于上部的风雨，伤于下部的清湿，伤于五脏的喜怒邪气，故应选E。

3.《灵枢·百病始生》云："喜怒不节则伤（　　　　）"

A. 脏　　　　　　　　　　B. 腑　　　　　　　　　　C. 奇恒之腑

D. 上　　　　　　　　　　E. 下

【正确答案】A　　　　　　　　【易错答案】D

【答案分析】《素问·举痛论》谓"怒则气上，喜则气缓"，发怒后气机上行，由于对原文

不熟悉而片面理解题目，故易错选 D。而此处以喜怒代指情志致病，并非单指喜和怒两种情志。情志变化无节制，直接影响内在脏腑气机，故应选 A。

4.《灵枢·百病始生》提出："病起于下，是伤于（　　）"

A. 喜太过　　　　　　　　　B. 怒太过　　　　　　　　　C. 清湿

D. 风湿　　　　　　　　　　E. 风雨

【正确答案】C　　　　　　　【易错答案】D

【答案分析】产生错误的原因是对原文记忆不准确，误将"风湿"当作"清湿"，易错选 D。"清湿"指地之寒湿邪气，同气相求，地之寒湿易伤下部，且湿性重浊，其性趋下，故致病易伤及人体下部，故病起于下，易伤于清湿之邪，应选 C。

5.《灵枢·百病始生》"两实相逢"之"两实"是指（　　）

A. 邪气实与实风　　　　　　B. 正气实与实风　　　　　　C. 实寒与实热

D. 实风与正邪　　　　　　　E. 实邪与正风

【正确答案】B　　　　　　　【易错答案】C

【答案分析】"邪气盛则实，精气夺则虚"，误将实证之"实寒与实热"当作此处的"实"，故易误选 C。《灵枢·百病始生》"两实"，指正气充实和实风。《灵枢·九宫八风》谓："风从其所居之乡来为实风，主生长养万物。"实风指正常的、有益于人体的气候变化。故应选 B。

6.《灵枢·百病始生》"参以虚实，大病乃成"之"虚实"是指（　　）

A. 正虚与邪实　　　　　　　B. 虚邪与实邪　　　　　　　C. 虚邪与实风

D. 虚风与正气实　　　　　　E. 虚邪与正气实

【正确答案】A　　　　　　　【易错答案】B

【答案分析】生病与否取决于正气与邪气的斗争结果，一般情况下，正气不足是本，邪气是标。若正气虚，邪气盛，则得病较重，故应选 A。若忽视正气的作用，只看到邪气的致病作用则会误选 B。

7.《灵枢·百病始生》提出："风雨袭虚，则病起于（　　）"

A. 下　　　　　　　　　　　B. 上　　　　　　　　　　　C. 脏

D. 腑　　　　　　　　　　　E. 里

【正确答案】B　　　　　　　【易错答案】A

【答案分析】《灵枢·百病始生》以"风雨"代指天之风雨寒暑之邪气，易伤人身之上部，故应选 B。若将风雨误认为淋雨受湿，当作感受湿邪，湿性趋下，易误选 A。

8.《灵枢·邪气脏腑病形》提出："形寒寒饮则伤（　　）"

A. 肺　　　　　　　　　　　B. 脾　　　　　　　　　　　C. 肝

D. 心　　　　　　　　　　　E. 肾

【正确答案】A　　　　　　　【易错答案】E

【答案分析】《素问·至真要大论》中病机十九条指出"诸寒收引，皆属于肾"，将此处的重寒单纯的当作寒邪，故易误选 E。此处形寒指在外的皮毛形体感受寒邪，肺合皮毛，皮毛受寒，易内传于肺，在内因饮食生冷而受寒，肺脉起于中焦，寒从肺脉上传于肺，故应选 A。

9.《灵枢·百病始生》提出："卒然逢疾风暴雨而不病者，盖无（　　　），故邪不能独伤人"

A. 风 　　　　　　　　B. 怒 　　　　　　　　C. 虚

D. 实 　　　　　　　　E. 气

【正确答案】C 　　　　　　　　【易错答案】A

【答案分析】风为百病之长，各种外邪致病均易兼加风邪，故错认为凡伤人必有风，而错选 A。发病与否，正气起主导作用，在一般情况下，只要正气充实（即无虚），邪气就不会伤人致病，应选 C。

10. 据《灵枢·百病始生》所论，"（　　　）则病起于阴也"

A. 腑伤 　　　　　　　　B. 脏伤 　　　　　　　　C. 气伤

D. 血伤 　　　　　　　　E. 阴伤

【正确答案】B 　　　　　　　　【易错答案】D、E

【答案分析】此题考查《内经》病因的阴阳分类法。原文"喜怒不节则伤脏，脏伤则病起于阴也；清湿袭虚，则病起于下；风雨袭虚，则病起于上。"指七情伤人，直接引起在内的五脏气机变化，故曰起于阴；天、地邪气伤人，从在外肌肤而入，故曰起于阳。血与阴虽均属于阴，但原文中阴与阳是指内伤与外感，应选 B。

11.《素问·生气通天论》认为："緛短为（　　　）"

A. 拘 　　　　　　　　B. 痿 　　　　　　　　C. 肿

D. 收 　　　　　　　　E. 裹

【正确答案】A 　　　　　　　　【易错答案】B、D

【答案分析】此题主要考查湿邪的致病特点。湿性重着，"緛"有收缩之义，故易错选 B 或 D。《素问·生气通天论》谓："大筋緛短，小筋弛长，緛短为拘，弛长为痿。"此两句为互文，意为大小筋膜，或者收缩变短拘急，或者松弛不用。拘为蜷缩不伸而拘挛，指湿郁化热，湿热之邪阻滞经脉气血，筋膜失养所致，故应选 A。

12.《素问·生气通天论》认为"首如裹"的病因是（　　　）

A. 因于寒 　　　　　　　　B. 因于湿 　　　　　　　　C. 因于暑

D. 因于风 　　　　　　　　E. 因于热

【正确答案】B 　　　　　　　　【易错答案】C

【答案分析】此题主要考查湿邪的致病特点。"首如裹"指头部沉重不爽，如有物蒙裹，为湿邪困遏阳气的表现。而暑邪多兼加湿邪，常暑与湿共同为病，易错选 C。《素问·生气通天论》谓："因于湿，首如裹"，故应选 B。

13.《素问·生气通天论》提出："阳气者，精则（　　　）"

A. 养目 　　　　　　　　B. 养神 　　　　　　　　C. 养筋

D.养心   E.养阳

【正确答案】B   【易错答案】C

【答案分析】此题主要考查阳气的生理作用。《素问·生气通天论》谓："阳气者，精则养神，柔则养筋。"由于对原文记忆不准确而将两者混淆，错选C。此句意为：阳气正常而充盛，养神则精神爽慧，养筋则筋脉柔韧，弛张自如，故应选B。

14.《素问·生气通天论》提出："汗出见湿，乃生（　　）"

A.纵   B.痤痱   C.风疟

D.皶   E.偏枯

【正确答案】B   【易错答案】D

【答案分析】《素问·生气通天论》谓："汗出见湿，乃生痤痱…劳汗当风，寒薄为皶，郁乃痤。"痤指疖子，痱为汗疹，俗称痱子，两者均可由于出汗时汗孔开泄，遇到湿邪阻遏，阳气郁结于腠理而成。而皶即粉刺，为劳动汗出后遇到风寒之邪，迫于皮腠形成，郁积化热也可以形成疮疖。D与B相近，易错选为D，应选B。

15.《素问·生气通天论》认为汗出偏沮，使人（　　）

A.痱   B.痤   C.痈肿

D.肤胀   E.偏枯

【正确答案】E   【易错答案】A、B

【答案分析】痤、痱是由于汗出后遇到湿邪，阳气阻遏而发，这种汗出是全身性的。汗出偏沮，沮，阻止，指应汗出而半身无汗。阳加于阴谓之汗，半身无汗说明阳气运行不畅，可导致气滞血瘀之半身不遂，即偏枯，应选E。

16.《素问·生气通天论》认为："营气不从，逆于肉理，乃生（　　）"

A.惊骇   B.大偻   C.痈肿

D.风疟   E.偏枯

【正确答案】C   【易错答案】B

【答案分析】因本句上接"寒气从之，乃生大偻"，故易错选B。大偻指腰背及下肢弯曲不能直立之病，因阳气虚，寒邪久留，筋失温养拘急而致。本句意为：因寒邪稽留，营行不畅，瘀阻于肌腠，血瘀热聚，发为痈肿。故应选C。

17.《素问·生气通天论》认为："夫自古通天者，生之本，本于（　　）"

A.阴阳   B.气   C.肾

D.心   E.脾胃

【正确答案】A   【易错答案】C

【答案分析】因肾为先天之本，内藏之肾精又为一身阴阳之根本，故易错选C。《素问·生气通天论》谓"夫自古通天者，生之本，本于阴阳"，意为生命本源于自然界之阴阳二气。故应选A。

18.《素问·生气通天论》认为煎厥的病机是人体阳气（ ）

A. 衰少　　　　　　　　B. 上逆　　　　　　　　C. 陷下

D. 内郁　　　　　　　　E. 亢盛

【正确答案】E　　　　　【易错答案】B

【答案分析】煎厥虽表现为阳气上逆，但病之本在于阴虚阳亢，易错选B。煎厥为素体阳气亢盛阴液亏损，又逢夏之盛阳，亢阳无制所致阳气上逆昏厥的病证，证见耳聋、目盲甚则昏厥，故应选E。

19.《素问·生气通天论》认为"肿"是由于（ ）

A. 寒　　　　　　　　　B. 暑　　　　　　　　　C. 湿

D. 气　　　　　　　　　E. 热

【正确答案】D　　　　　【易错答案】C、E

【答案分析】《素问·至真要大论》谓："诸湿肿满，皆属于脾…诸病胕肿，疼酸惊骇，皆属于火。"两条病机均有"肿"，易错选C或E。本篇谓："因于气，为肿。"气即风，风邪外袭，肺失宣降，水道不调，津液停聚，发为风水，可见头目四肢浮肿，故应选D。

20.《素问·生气通天论》认为："体若燔炭，（ ）而散"

A. 清热　　　　　　　　B. 利尿　　　　　　　　C. 通便

D. 汗出　　　　　　　　E. 吐出

【正确答案】D　　　　　【易错答案】A

【答案分析】出错的原因是见体若燔炭，认为是热证，用清热法而错选A。此处身热是受寒后，腠理闭塞，邪正交争于肌表，卫气郁表而致表热证，当用汗法解表散寒邪，则热随汗解，故应选D。

21.《素问·生气通天论》提出："（ ）者，若天与日，失其所则折寿而不彰"

A. 阴气　　　　　　　　B. 阳气　　　　　　　　C. 阴阳之气

D. 卫气　　　　　　　　E. 心气

【正确答案】B　　　　　【易错答案】E

【答案分析】此题考查阳气重要性。《素问·生气通天论》中心属火，为阳中之阳脏，易错选E。将人体的阳气比作自然界的太阳，认为天体的运行不息，是靠太阳的光明，人的生命活动，是赖阳气的温养。若阳气虚损或失去正常的运行规律，就会使体力衰败，抵抗力下降，外感内伤诸邪侵犯人体，发生诸多疾病，甚至缩短寿命，因而保持阳气的充沛及正常运行，在防病保健中有重要的作用，这些认识为后世重视阳气的学派提供了理论依据。如张介宾《类经·疾病类五》云："然则天之阳气，惟日为本，天无此日，则昼夜不分，四时失序，万物不彰矣。其在于人，则自表自里，自上自下，亦惟此阳气而已。人而无阳，犹天之无日，欲保天年，其可得乎！《内经》一百六十二篇，天人大义，此其最要者也，不可不详察之。"故选B。

22.《素问·生气通天论》"劳汗当风，寒薄为皶"的"皶"指（ ）

A. 痱子   B. 粉刺   C. 疖

D. 疔   E. 疮

【正确答案】B   【易错答案】A、C、D、E

【答案分析】此题考查各种发于皮肤疾病的鉴别。痱指汗疹，俗称痱子。痤即热疖，红肿而内有脓血，均为汗出见湿而得。疔，形小根深坚硬如钉，多因饮食肥甘，外受火毒而致。疮泛指皮肤病，或为疮病之简称。皶，指粉刺，乃汗出后感受风寒，阳郁肌腠而生。故选B。

23.《素问·生气通天论》称汗孔为（ ）

A. 魄门   B. 扉门   C. 气门

D. 神门   E. 命门

【正确答案】C   【易错答案】A

【答案分析】肺藏魄，肺又主皮毛，故易误认为魄门即汗孔而错选A，《素问·五脏别论》中魄门为肛门。津液是气的载体，汗为津液所化，汗出津泄则气随汗出，故称汗孔为气门。答案选C。

24.《素问·生气通天论》所论薄厥的病因是（ ）

A. 大怒   B. 大惊   C. 大喜

D. 大悲   E. 大恐

【正确答案】A   【易错答案】B

【答案分析】《素问·举痛论》谓："怒则气上，喜则气缓，悲则气消，恐则气下，惊则气乱。"薄厥指因大怒而气血上冲，脏腑经脉之气阻遏不通所导致昏厥的病证。其病因主要是气上逆，气乱虽有上行者，但缺乏方向性，应选A。

25.《素问·生气通天论》认为痤、痱、皶的共同病机是（ ）

A. 阳热蓄积   B. 阳气郁遏   C. 阳亢阴竭

D. 阳气逆乱   E. 阳失卫外

【正确答案】B   【易错答案】A

【答案分析】阳热蓄积指阳气蓄积不行，上下不相交通，易错选A。而痤、痱、皶是由于汗出后遇到风寒湿邪，阳气聚于肌腠所致，病机为阳气郁遏，选B。

26.《素问·生气通天论》所论之煎厥类似于后世之（ ）

A. 中风   B. 痛厥   C. 气厥

D. 暑厥   E. 痰厥

【正确答案】D   【易错答案】A

【答案分析】中风有阳气上逆、阴虚阳亢、痰湿阻滞证等多种，易错选A。煎厥由于过度疲劳，阳气亢盛，张而不弛，煎灼阴液而阴亏，加之夏季复感暑热，耗伤阴精，则阴愈虚而阳愈亢，亢阳无制，气逆而昏厥，同时伴有耳鸣耳聋，视力障碍等。此病类似于暑厥，因有感受暑热之诱因。《景岳全书·厥逆》言："煎厥者，即热厥之类，其因烦劳而病积于夏，亦今云暑风之属也。"故选 D。

27.《素问·生气通天论》所论"有伤于筋，纵，其若不容"中"容"之义为（　　）

A. 华　　　　　　　　　　B. 纳　　　　　　　　　　C. 用

D. 仁　　　　　　　　　　E. 受

【正确答案】C　　　　　　【易错答案】B

【答案分析】此题主要考查对薄厥病症的认识。薄厥大怒则阳气上逆，血随气涌，临床可见面红耳赤、脉络怒张、神情激奋；若气血逆乱加重，可出现突然昏厥。由于肝主筋，气血上逆郁积于上，筋脉失于濡养，导致筋脉弛纵，四肢不能随意运动，甚则出现半身不遂之症。"其若不容"指肢体不能随意运动，"容"，通"用"，应选 C。

28.《素问·生气通天论》认为："阳气当隔，隔者（　　）"

A. 当泻　　　　　　　　　B. 当汗　　　　　　　　　C. 当吐

D. 当清　　　　　　　　　E. 当补

【正确答案】A　　　　　　【易错答案】D

【答案分析】阳气阻隔于内，郁热盛于里，上下不相交通，当急以通泻之法，消散隔塞，通达上下，应选 A。若因内有热而用清法，则错选 D。

29.《素问·生气通天论》中"阴者，藏精而起亟也；阳者，卫外而为固也"阐述了（　　）

A. 阴阳的对立制约关系　　　B. 阴阳的消长关系　　　C. 阴阳的相互转化关系

D. 阴阳的互根互用关系　　　E. 阴阳的自和平衡关系

【正确答案】D　　　　　　【易错答案】C

【答案分析】此题主要考查阴阳互根互用的关系。"藏精"和"卫外"分别概括人体阴精和阳气的主要功能，以"起亟"和"为固"说明两者的相互为用的关系。阴藏精，须阳气推动，又为化生阳气提供物质和能量；阳卫外，须阴精化气，又为阴精起推动和固卫作用。二者相互为用，保持阴阳的平和协调，维持正常的生命活动。诚如张介宾《景岳全书·本神论》说："阴阳之理，原自互根，彼此相须，缺一不可，无阳则阴无以生，无阴则阳无以化。"答案为 D。

30.《素问·生气通天论》认为："因而大饮，则（　　）"

A. 伤肝　　　　　　　　　B. 气逆　　　　　　　　　C. 伤肾

D. 筋脉横解　　　　　　　E. 肠澼

【正确答案】B　　　　　　【易错答案】A

【答案分析】大饮指饮酒过度，酒为熟谷之气，慓悍滑利，动而不居，其性上行，类似肝气，易错选 A。此处仅论酒对气机的影响，饮酒过度，气机上逆，应选 B。

31.《素问·生气通天论》认为："春伤于风，邪气留连，乃为（　　）"

A. 飧泄　　　　　　　　　B. 洞泄　　　　　　　　　C. 漏泄

D. 濡泄　　　　　　　　　E. 湿泄

【正确答案】B　　　　　　【易错答案】A

【答案分析】洞泄为水谷不化，下利无度的重度泄泻。飧泄指泻出未消化的食物。二者相似，故易错选 A。但相比而言，因风性善动而数变，故洞泄病势更急迫。正确答案为 B。

32.《素问·生气通天论》认为："秋伤于湿，上逆而咳，发为（　　）"

A. 疟疾   B. 洞泄   C. 痿厥

D. 温病   E. 首如裹

【正确答案】C   【易错答案】E

【答案分析】首如裹是感受湿邪的典型表现，故易错选 E。此处指秋天感受湿邪，困遏脾阳，致使脾失健运，酿生痰湿，阻塞筋脉，而致筋脉痿废不用，应选 C。

33.《素问·生气通天论》认为五味伤五脏，其中肝气过盛的原因是（　　）

A. 味过于咸   B. 味过于辛   C. 味过于甘

D. 味过于酸   E. 味过于苦

【正确答案】D   【易错答案】B

【答案分析】因肝主疏泄，其气生发，向上向外，辛味能行能散，故易错选 B。然酸味入肝，适量的酸味可以养肝，过食酸则肝气偏盛，原文"味过于酸，肝气以津"，津，溢也，有过盛之义，应选 D。

34.《素问·生气通天论》认为五味伤五脏，味过于咸，可致（　　）

A. 筋脉沮弛   B. 精神乃央   C. 肌肉短缩

D. 色黑   E. 胃胀

【正确答案】C   【易错答案】D

【答案分析】咸入肾，过咸则肾伤，而现水之本色——黑色，易错选 D。肾气不足则水湿内泛，水饮凌心则心气抑，火不暖土，肌肉失养而消瘦短缩，"味过于咸，大骨气劳，短肌，心气抑"，应选 C。

35. 根据《素问·经脉别论》，"夜行则喘出于（　　）"

A. 肝   B. 肺   C. 脾

D. 心   E. 肾

【正确答案】E   【易错答案】B

【答案分析】因肺病致咳喘临证多见，故易错选 B。而《素问·经脉别论》有："凡人之惊恐恚劳动静，皆为之变也，是以夜行则喘出于肾，淫气病肺。"张志聪曰："肾属亥子，而气主闭藏，夜行则肾气外泄，故喘出于肾。"故选 E。

36. 据《素问·经脉别论》，疾走恐惧，汗出于（　　）

A. 心   B. 肝   C. 脾

D. 肺   E. 肾

【正确答案】B   【易错答案】E

【答题分析】本篇中"凡人之惊恐恚劳动静，皆为变也"，说明情志、饮食、劳倦等过度能够导致喘和汗等生理反应。喘和汗虽为生理现象，但如果体质不够强壮，喘、汗超过一定限度，则气血、经气被扰，五脏功能失调，日久即成为发病的重要原因。题干中有恐惧，恐上肾，故易错选为 E。吴崑曰："肝主筋而藏魂，疾走而伤筋，恐惧则伤魂。肝受其伤，故汗出于肝。"正确答案是 B。

37.《灵枢·五变》认为"一时遇风，同时得病，其病各异"的影响因素是（　　　）

A.体质　　　　　　　B.气候　　　　　　　C.地域

D.运气　　　　　　　E.六淫

【正确答案】A　　　　　　　【易错答案】B、C

【答案分析】疾病的发生是一个复杂的过程，但是概括起来，不外乎邪气与正气两个方面。邪气，泛指各种致病因素，因此气候异常、地域环境的变化及自然界六气异常形成的六淫都可导致疾病发生，但是中医学发病观强调正气不足是疾病发生的内因，邪气是发病的条件。疾病发生与否，主要取决于正气的盛衰，而体质正是正气盛衰偏颇的反映。而《灵枢·五变》为解释"一时遇风，同时得病，其病各异"的发病现象，先述树木质地有差异，其抗灾害能力不同的自然现象，而后"援物比类"，以树喻人，说明人的体质有强弱之别，受邪发病的能力也有不同，从而提出中医体质概念。说明在致病邪气（风邪）相同的条件下，不同的人发病仍有不同，说明正气（体质）差异是发病差异的本源。故选 A。

38.《素问·至真要大论》强调"审察（　　　），无失气宜"

A.病因　　　　　　　B.病机　　　　　　　C.病位

D.病性　　　　　　　E.病势

【正确答案】B　　　　　　　【易错答案】A

【答案分析】此题产生错误的原因主要是对相关概念的区别与联系不熟悉。病因即导致疾病的原因，在整体观念的指导下，主要以临床表现为依据，分析症状、体征以此获得病因，为治疗用药提供依据。而病机指疾病发生、发展、变化的机制。张介宾注：机者，要也，变也，病变之所由出也。病机包括病因、病位、病势、病性等。它概括地反映了人体阴阳失调、正邪交争、升降失常等一系列矛盾运动，是中医诊疗疾病的关键。从辨证施治的全过程来说，辨析病机是关键，《素问·至真要大论》谓"审察病机，无失气宜"。而病因只是其中一方面，《灵枢·五变》谓"一时遇风，同时得病，其病各异"即说明病因相同而病机不同。故选 B。

39.据《素问·至真要大论》病机十九条，"诸风掉眩，（　　　）"

A.皆属于肝　　　　　　B.皆属于湿　　　　　　C.皆属于热

D.皆属于风　　　　　　E.皆属于肾

【正确答案】A　　　　　　　【易错答案】B、C、D、E

【答案分析】此题主要考查对"筋脉拘挛"症状相关病机的鉴别。诸风掉眩，皆属于肝：肝为风木之脏，其病多化风。肝藏血，主身之筋膜，开窍于目，其有病变则木失滋荣，伤及所合之筋，所主之目窍，则见肢体摇摆震颤、目眩头晕。诸痉项强，皆属于湿：湿为阴邪，其性黏滞，最易阻遏气机，气阻则津液不布，筋脉失却润养，故可筋脉拘急而见项强不舒、屈颈困难乃至身体强直、角弓反张等症。诸转反戾，水液浑浊，皆属于热：热灼筋脉或热伤津血、筋脉失养，即出现筋脉拘挛、扭转，身躯曲而不直，甚至角弓反张等症。诸暴强直，皆属于风：风邪内袭，伤肝及筋，故多见颈项、躯干、四肢关节等出现拘急抽搐、强直不柔之症。风性善行数变，急暴突然为其致病特点。诸寒收引，皆属于肾：肾为寒水之脏，主温煦蒸腾气化，若其功能虚衰，则失其温化之职，气血凝敛，筋脉失养，故筋脉拘挛，关节屈伸不利。可见，筋脉拘挛之症，病机有属肝、属肾，因风、因湿、因热的不同，辨识病机之法，可从兼症有无入手：属肝者兼风症，如头目眩晕乃至昏厥；属肾者兼寒症，如手足厥冷、腹中冷痛等；因湿者必兼口中黏腻、腹胀体重、便泻不畅等湿症；因风者兼风性急暴突然等；因火热兼高热、扰神等。故选A。

40.据《素问·至真要大论》病机十九条，"诸躁狂越，（　　）"
A.皆属于肝　　　B.皆属于心　　　C.皆属于火
D.皆属于风　　　E.皆属于脾
【正确答案】C　　　【易错答案】B
【答案分析】此题主要考查"火"的病机。诸躁狂越，躁指手足躁扰，坐卧不宁，狂指代各种神志狂乱不安，越，言行举止乖乱失常。以上症状皆与心神有关。心藏神，为五脏六腑之大主，《素问·灵兰秘典论》谓："心者，君主之官，神明出焉。"又因心为阳中之阳脏，属火，通于夏气，故其为病易于从热而化。五志过极或外感火热之邪，而致心火亢盛，热扰神明，神明失于清净，而见各种精神失常之象。故易错选B。《素问·至真要大论》谓："诸躁狂越，皆属于火。"意为，火性属阳主动，火盛扰神，神志错乱，则见狂言骂詈，殴人毁物，行为失常；热盛四肢，四肢为诸阳之本，则见烦躁不宁，甚则逾垣上墙，故应选C。

41.据《灵枢·海论》"饥不受谷食"的病机是（　　）
A.气海不足　　　B.气海有余　　　C.水谷之海不足
D.水谷之海有余　　　E.血海有余
【正确答案】C　　　【易错答案】A
【答案分析】此题主要考查四海有余不足的病机。四海是人体精气汇聚之处，有余为邪气壅滞，不足为精气虚弱，气的临床症状与相关脏腑有关。本篇言："水谷之海有余，则腹满；水谷之海不足，则饥不受谷食"，因水谷之海，指胃，胃主受纳水谷，胃气壅滞则腹满，胃气不足则受纳功能减退，但是脾主运化正常，故饥不受谷食，故应选C。气海，指宗气所聚的膻中。如果理解有误，则易于形成气不足则致胃气不足受纳功能减退的误解，故易错选A。

42.《素问·调经论》谓"阳虚则外寒"的"阳虚"是指（　　）
A.阳气不足　　　B.卫阳绝对不足　　　C.卫阳相对不足
D.营卫不足　　　E.肺阳不足
【正确答案】C　　　【易错答案】A
【答案分析】此题考查对《素问》"阳虚则外寒"与后世"阳虚则寒"的区别。后世"阳虚则外寒"是指人体一身阳气不足，温煦功能减退，而见畏寒肢冷的表现，属里虚寒证，故易错选 A。《素问·调经论》中所论阳虚则外寒，指外感寒邪客于肌表，卫阳郁闭，不得达于肌表以司温煦之职，寒邪独留体表，而见寒栗，属表实寒证。两者有病位表里、病性虚实的差别。应选 C。

43.《素问·调经论》谓"阴虚则内热"的"阴虚"是指（　　　）

A. 人体阴气不足 　　　　B. 肾阴不足 　　　　C. 营阴不足

D. 脾气虚 　　　　E. 脾阴虚

【正确答案】D 　　　　【易错答案】B

【答案分析】此题考查对《素问》"阴虚则内热"与后世"阴虚则热"的区别。后世所谓"阴虚则热"是指因阴精亏少，尤其是肾阴，不得制约阳气而致阳气相对亢盛的里虚热证，故易错选 B。《素问·调经论》谓"阴虚则内热"的"阴虚"是指脾气虚。因劳倦过度伤脾气，脏腑相对而言，脏为阴，腑为阳，脾为脏属阴，故此处"阴虚"指"脾气虚"。脾主运化，升清，脾气虚，精微不化，清阳不升，浊阴不降，谷气留而不行，郁久化热所生之内热，实乃气虚发热。与现今所说阴虚火旺的内热，有气虚、阴虚的性质差别。故选 D。

44.《素问·调经论》谓"阴虚则内热"的病因是（　　　）

A. 有所劳倦 　　　　B. 感受热邪 　　　　C. 感受火邪

D. 情志内伤化火 　　　　E. 寒邪郁而化火

【正确答案】A 　　　　【易错答案】B、C、D

【答案分析】此题考查对《内经》"阴虚则内热"原文的掌握。若望文生义而将"阴虚则内热"当作后世普遍认同的"阴虚则内热"，即内里阴精不足，以肾阴亏为主，而致阴虚阳亢甚则阴虚火旺之里虚热证，就会错选。因感受热邪、火邪、五志化火，均可煎灼阴液而致阴虚内热。此处阴虚内热之"阴虚"指脾气虚，有劳倦过度引起，故选 A。

45.《素问·调经论》谓"阳盛则外热"，导致"阳盛"病因是指（　　　）

A. 热邪 　　　　B. 暑邪 　　　　C. 五志过极

D. 寒邪 　　　　E. 食积

【正确答案】D 　　　　【易错答案】A、B、C、E

【答案分析】此题考查《素问》"阳盛则外热"与后世"阳胜则热"的区别。后世阳胜则热是指人体阳气绝对亢盛，温煦功能亢奋而生热，暑热邪气，五志过极化热及食积化热等都可导致人体阳盛，且包括表热、里热、表里俱热在内的阳热亢盛的各种热证；"阳盛则外热"是感受外寒之后，腠理闭塞，卫气郁遏而致的肌表发热，范围仅限于表。故选 D。

46.《素问·调经论》谓"阴盛则内寒"，此"内寒"是指（　　　）

A. 肝寒 　　　　B. 脾寒 　　　　C. 中焦寒

D. 胸中寒 　　　　E. 下焦寒

【正确答案】D 　　　　【易错答案】A、B、C、E

【答案分析】此题考查《内经》"阴盛则内寒"与后世"阴胜则寒"的区别。本段所论"阴盛则内寒"是指阴寒上逆，积于胸中，损伤胸阳的内寒证，仅限于胸中。与现今所说一切脏腑受寒后的内寒证，亦有范围大小的差别。故选 D。

47.《素问·举痛论》提出"百病生于（　　　）"

A. 风　　　　　　　　　B. 寒　　　　　　　　　C. 气

D. 热　　　　　　　　　E. 血

【正确答案】C　　　　　　　　【易错答案】A

【答案分析】因《素问·生气通天论》有"风者，百病之始也"；《素问·玉机真脏论》有"风者，百病之长也"，易错选 A。《素问·举痛论》："百病生于气也。"张介宾注："气之在人，和则为正气，不和则为邪气，凡表里虚实逆顺缓急，无不因气而至，故百病皆生于气也。"故应选 C。

48.《素问·举痛论》九气致病，怒则（　　　）

A. 气上　　　　　　　　B. 气缓　　　　　　　　C. 气消

D. 气泄　　　　　　　　E. 气乱

【正确答案】A　　　　　　　　【易错答案】E

【答案分析】此题考查"九气致病"特点。《素问·举痛论》阐述"九气"的致病特点是"怒则气上，喜则气缓，悲则气消，恐则气下，寒则气收，炅则气泄，惊则气乱，劳则气耗，思则气结"，分析怒的致病机制及主要表现有"怒则气逆，甚则呕血及飧泄，故气上矣"。过怒则肝气横逆克犯脾土，可致腹痛泄泻的症状。肝气主升，过怒伤肝，以肝气升发太过气逆冲上为特点，应选 A。

49.《素问·举痛论》九气致病，（　　　）则气消

A. 怒　　　　　　　　　B. 炅　　　　　　　　　C. 悲

D. 恐　　　　　　　　　E. 思

【正确答案】C　　　　　　　　【易错答案】B

【答案分析】《素问·举痛论》："炅则腠理开，荣卫通，汗大泄，故气泄。"炅为热，致汗孔开而汗大出，营卫津液之气随汗而耗损，故错选 B。原文"悲则气消"，指悲伤太过使心系拘急，心肺相连，心系急则肺叶上举，阻遏上焦营卫之气的宣发，气郁生热，热销铄心肺精气，应选 C。

50.《素问·举痛论》九气致病，（　　　）则气耗

A. 悲　　　　　　　　　B. 炅　　　　　　　　　C. 劳

D. 恐　　　　　　　　　E. 思

【正确答案】C　　　　　　　　【易错答案】B

【答案分析】炅为热，易致玄府开泄而汗大出，气随汗出而耗损，易错选 B。《素问·举痛论》："劳则喘息汗出，外内皆越，故气耗矣。"喘则肺气散失而内气散越，汗出营卫散失而外气散越，故气耗散，选 C。

51.《素问·举痛论》九气致病，恐则（　　　）

A.气上　　　　　　　　B.气泄　　　　　　　　C.气消

D.气下　　　　　　　　E.气乱

【正确答案】D　　　　　【易错答案】E

【答案分析】惊恐，虽然都是指恐惧害怕的内心感觉。但是两者的发病有别，恐为自知而胆怯，乃内生之恐惧，与肾的关系密切；惊为不自知，事出突然而受惊慌乱，乃是外来之惊惧，与心的关系密切。《素问·举痛论》："恐则精却，却则上焦闭，闭则气还，还则下焦胀"，故气下行；"惊则心无所倚，神无所归，虑无所定，故气乱矣"，选D。

52.《素问·举痛论》九气致病，（　　　）则气乱

A.怒　　　　　　　　　B.喜　　　　　　　　　C.悲

D.惊　　　　　　　　　E.思

【正确答案】D　　　　　【易错答案】A

【答案分析】过怒会导致气机逆乱，但以气机向上冲逆为主，故易错选A。《素问·举痛论》："惊则心无所倚，神无所归，虑无所定，故气乱矣。"大惊则心气动荡不宁，心神难以内守，思虑无所安定，故选D。

53.《素问·举痛论》九气致病，"炅则气泄"的"炅"指（　　　）

A.风　　　　　　　　　B.热　　　　　　　　　C.寒

D.湿　　　　　　　　　E.燥

【正确答案】B　　　　　【易错答案】A

【答案分析】因风为阳邪，其性开泄，故易错选A。《说文》："炅，见也，从火、日。"《素问·举痛论》："寒气客于脉外则脉寒，脉寒则缩蜷，缩蜷则脉绌急⋯得炅则痛立止"，其中"炅"意为热。热则汗孔疏松，汗大出，气随汗而泄，故选B。

54.《素问·举痛论》九气致病，喜则气和志达，营卫通利，故（　　　）

A.气上　　　　　　　　B.气泄　　　　　　　　C.气消

D.气缓　　　　　　　　E.气乱

【正确答案】D　　　　　【易错答案】C

【答案分析】此题考查情志对人体的双重性影响。喜乐而气和志达，荣卫通利，是气机和缓的正常生理状态，但暴喜则可使心气过缓，以至涣散不收而为病。张琦注："九气皆以病言，缓当为缓散不收之意。"故选D。

55.《素问·举痛论》九气致病，导致"腠理闭，气不行"的原因是（　　　）

A.恐　　　　　　　　　B.怒　　　　　　　　　C.思

D.寒　　　　　　　　　E.炅

【正确答案】D　　　　　【易错答案】C

【答案分析】《素问·举痛论》："思则心有所存，神有所归，正气留而不行，故气结矣。"寒和思均可导致气机郁结不通，但思则主要使内里脏腑之气滞涩；而寒邪侵袭肤表，使经脉绌急，

营卫之气闭塞。故选D。

56. 根据《素问·宣明五气》五精所并："精气……并于肝则（　　　）"

A. 恐　　　　　　　　　　B. 怒　　　　　　　　　　C. 思

D. 忧　　　　　　　　　　E. 悲

【正确答案】D　　　　　　【易错答案】B

【答案分析】《素问·宣明五气》"五精所并"主要论述了情志病变。本篇所述的症状表现是，一为本脏之志，如"并于心则喜""并于肺则悲""并于肾则恐"；二是所胜之志，如"并于脾则畏"；三是所不胜之志，如"并于肝则忧"。故应选D。因肝在志为怒，五精所并又是论述的情志病变，故易错选B。

57.《素问·宣明五气》曰："久行伤（　　　）"

A. 血　　　　　　　　　　B. 气　　　　　　　　　　C. 肉

D. 骨　　　　　　　　　　E. 筋

【正确答案】E　　　　　　【易错答案】D

【答题分析】本题考查的是五劳所伤，泛指各种过度劳作对五脏之气的损害，包括：久视伤血，久卧伤气，久坐伤肉，久立伤骨，久行伤筋。因过度行走与骨有关，故易错选为D。张志聪曰："久立则伤腰肾膝胫，故伤骨。行走罢极，则伤筋。"故正确答案选E。

58.《素问·逆调论》所述，主卧与喘的是（　　　）

A. 心　　　　　　　　　　B. 胃　　　　　　　　　　C. 脾

D. 肺　　　　　　　　　　E. 肾

【正确答案】E　　　　　　【易错答案】B、D

【答题分析】喘息的发生可因肺、胃、肾三脏之气逆乱所致，在上为肺络之气不调，在中为胃气不能下行，在下则为水气上迫于肺。故容易错选为B、D。原文中为"肾者水脏，主津液，主卧与喘也"，强调水气为病，其本在肾，其标在肺，水饮射肺，故喘息不得卧。正确答案为E。

59.《素问·玉机真脏论》提出五脏病逆传方式中，五脏受病气于其（　　　）

A. 子脏　　　　　　　　　B. 母脏　　　　　　　　　C. 所不胜脏

D. 所胜脏　　　　　　　　E. 藏血之脏

【正确答案】A　　　　　　【易错答案】B

【答案分析】此题考查对五脏病顺传逆传的传变方式的掌握。本篇从五行生克制化角度提出并讨论了两种传变方式。一种是"顺传所胜之次"，如肝病传脾，脾病传肾，肾病传心，心病传肺，肺病复传于肝，则五脏传遍，脏气衰竭而死。由于这种传变本于五脏五行生克顺行次序进行，故称顺传。另一种是"气之逆行"，即五脏受气于其所生，气舍于其所生，死于其所不胜。由于这种传变逆于五脏五行生克次序，又与上述顺传次序相反，故称逆传。"五脏受气于其所生"之受气，指遭受病气；其所生，指我生之脏。"气舍于其所生"舍，留止。其所生，指生我之脏，与上文"其所生"不同。又，俞樾《内经辨言》认为此句衍"其"字，则"所生"者其母也。

本题出错，是没有分清前后"其所生"（前者指子脏，后者指母脏）指代的不同，则易错选B，答案为A。

60.《素问·玉机真脏论》提出五脏病逆传方式中，五脏病死于其（　　）

A. 子脏　　　　　　　　　B. 母脏　　　　　　　　　C. 所不胜脏

D. 所胜脏　　　　　　　　E. 藏神之脏

【正确答案】C　　　　　　　【易错答案】E

【答案分析】此题考查对五脏病逆传方式的掌握。"气之逆行"，即五脏受气于其所生，气舍于其所生，死于其所不胜。如肝受病气于心，病气留舍于肾，病气传至肺则死，故应选C。"藏神之脏"指心，心主神明，为君主之官，五脏六腑之大主，心神若病，则病重而错选E。

61.按《素问·玉机真脏论》提出五脏病逆传方式，则肝病至（　　）而死

A. 肝　　　　　　　　　　B. 心　　　　　　　　　　C. 脾

D. 肺　　　　　　　　　　E. 肾

【正确答案】D　　　　　　　【易错答案】C

【答案分析】此题考查五脏病逆传的具体体现。《素问·玉机真脏论》谓："五脏受气于其所生，气舍于其所生，死于其所不胜，病乃死，此言气逆行也，故死。"根据此逆传方式，肝受病气于心，病气留舍于肾，病气传至肺则死，故应选D。

62.按《素问·玉机真脏论》提出五脏病逆传方式，则心受气于（　　）

A. 肝　　　　　　　　　　B. 心　　　　　　　　　　C. 脾

D. 肺　　　　　　　　　　E. 肾

【正确答案】C　　　　　　　【易错答案】E

【答案分析】此题考查五脏病逆传的具体体现。《素问·玉机真脏论》谓："五脏受气于其所生，气舍于其所生，死于其所不胜。"根据此逆传方式，心受病气于脾，病气留舍于肝，病气传至肾则死，故应选C。

63.《素问·玉机真脏论》提出五脏病顺传方式中，五脏有病，则各传其（　　）

A. 子脏　　　　　　　　　B. 母脏　　　　　　　　　C. 所不胜脏

D. 所胜脏　　　　　　　　E. 藏血之脏

【正确答案】D　　　　　　　【易错答案】A

【答案分析】此题考查对五脏病顺传方式的掌握。根据《素问·玉机真脏论》"五脏相通，移皆有次"论传变原理。肝病传脾，脾病传肾，肾病传心，心病传肺，肺病复传于肝，则五脏传遍，脏气衰竭而死。由于这种传变本于五脏五行生克顺行次序进行，故称顺传，应选D。

64.《素问·玉机真脏论》"别于阳者，知病从来"中的"阳"指（　　）

A. 有胃气之脉　　　　　　B. 无胃气之脉　　　　　　C. 真脏脉

D. 浮脉　　　　　　　　　E. 数脉

【正确答案】A　　　　　　　【易错答案】D、E

【答案分析】此题考查对"阳"含义的掌握。浮脉，因脉为在表，数脉因脉率快，从脉位表里及脉率快慢对比，浮脉和数脉可属于阳。出错的原因是对《内经》"别于阳者"之"阳"的理解有误。《素问·玉机真脏论》谓："别于阳者，知病从来，别于阴者，知死生之期。"意为能区分一般的病脉，便知病源，能辨别真脏脉，便可推算出病人死亡的时间。其中，阳指有胃气之脉，阴指真脏脉，即五脏真气败露，无根、无胃、无神之脉，应选A。

65.《素问·玉机真脏论》"五实"证中邪气盛于肝者是（　　　）

A. 脉盛　　　　　　　B. 皮热　　　　　　　C. 腹胀

D. 闷瞀　　　　　　　E. 前后不通

【正确答案】D　　　　　　　【易错答案】C

【答案分析】五实证是邪气亢盛，充斥五脏的病证。因肝主疏泄气机，开窍于目，故邪气盛于肝则气机不利，胸中郁闷，眼目昏花，是谓闷瞀。心主脉，邪气盛于心则脉盛；肺主皮，邪气盛于肺则皮热；脾居大腹，主运化，邪气盛于脾则腹胀；肾开窍于二阴，主司二便，邪气盛于肾则二便不通。故正确答案是D。

66.《素问·玉机真脏论》"五虚"证之肺气虚者是（　　　）

A. 脉细　　　　　　　B. 皮寒　　　　　　　C. 气少

D. 泄利前后　　　　　E. 饮食不入

【正确答案】B　　　　　　　【易错答案】C

【答案分析】易错的原因在于对肺气虚与肝气虚的病症表现混淆不清。五虚证是五脏精气虚损欲竭的病证。心气虚则脉细，肺气虚则皮寒，肝气虚则气少乏力，肾气虚则二便不禁，脾气虚则不欲饮食。此题最容易错选的是C项，常常以为肺主气，气之本，故肺气虚则气少，应当注意鉴别。故正确答案是B。

（二）多选题

1.《灵枢·百病始生》有"风雨袭虚，则病起于上"，此"上"有（　　　）之义

A. 上部　　　　　　　B. 外部　　　　　　　C. 下部

D. 在里　　　　　　　E. 半表半里

【正确答案】AB　　　　　　　【易错答案】多选C

【答案分析】由于对风雨之邪理解有误而多选C。风雨代指天之风雨寒暑之邪，易于侵袭人之上部、外部，故选AB。

2.《灵枢·邪气脏腑病形》认为五脏所伤与汗出异常有关的脏是（　　　）

A. 肝　　　　　　　B. 心　　　　　　　C. 脾

D. 肺　　　　　　　E. 肾

【正确答案】CE　　　　　　　【易错答案】错选B、D

【答案分析】汗为心之液，外邪伤肺，侵袭皮毛而致腠理开而汗出，故易错选B、D。原文"若醉入房，汗出当风，则伤脾。有所用力举重，若入房过度，汗出浴水，则伤肾"，故选CE。

3.《素问·生气通天论》认为："因于暑，（　　　）"

A. 汗　　　　　　　　　　　B. 烦则喘喝　　　　　　　　C. 体若燔炭

D. 静则多言　　　　　　　　E. 首如裹

【正确答案】ABD　　　　　　　【易错答案】多选 C、E

【答案分析】此题考查暑邪的致病特点。暑为阳邪，其性炎热，故易多选 C。暑多夹湿，可见首如裹，而易多选 E。暑邪外袭，由于暑为阳邪，其性炎热，"灵则气泄"，故汗多心烦，甚则喘喝有声。暑热内扰神明，神识昏乱，则见神昏，多言，故应选 ABD。

4.《素问·生气通天论》认为："阴不胜其阳，则（　　　）"

A. 脉流薄疾　　　　　　　　B. 并乃狂　　　　　　　　　C. 五脏气争

D. 九窍不通　　　　　　　　E. 肠澼为痔

【正确答案】AB　　　　　　　【易错答案】多选 C、D

【答案分析】此题主要考查阴阳对立制约关系的失常表现。因对原文记忆不牢固而混淆出错。《素问·生气通天论》谓："阴不胜其阳，则脉流薄疾，并乃狂；阳不胜其阴，则五脏气争，九窍不通。"若阴虚不能制约阳气，则阳热气盛，脉流疾速；"并乃狂"，指阳邪入于阳分，阳热内盛，扰乱神明而发为狂病。并，交并，合并，引申为聚合之意。反之，阳虚不能制约阴气，则阴寒内盛，五脏气机升降失调，五官九窍赖五脏精气供养，五脏气机升降失调，则九窍不利。故选 AB。

5.《素问·生气通天论》认为人体阴阳协调的表现为（　　　）

A. 筋脉和同　　　　　　　　B. 骨髓坚固　　　　　　　　C. 气血皆从

D. 耳目聪明　　　　　　　　E. 气立如故

【正确答案】ABCDE　　　　　【易错答案】少选

【答案分析】易错的原因主要是对原文记忆不准确。《素问·生气通天论》谓："是以圣人陈阴阳，筋脉和同，骨髓坚固，气血皆从。如是则内外调和，邪不能害，耳目聪明，气立如故。"故全选。

6.《素问·生气通天论》提出"谨道如法，长有天命"是因为（　　　）

A. 骨正筋柔　　　　　　　　B. 气血以流　　　　　　　　C. 腠理以密

D. 七情过用　　　　　　　　E. 骨气以精

【正确答案】ABCE　　　　　　【易错答案】多选 D

【答案分析】《素问·生气通天论》谓："是故谨和五味，骨正筋柔，气血以流，腠理以密，如是则骨气以精，谨道如法，长有天命。"七情过用有损于天命，且此处要选择的是对保持天命有益的，由于审题不准，易多选 D。答案为 ABCE。

7.《素问·通评虚实论》提出因为"高粱之疾"的病证有（　　　）

A. 消瘅　　　　　　　　　　B. 仆击　　　　　　　　　　C. 偏枯

D. 痿厥　　　　　　　　　　E. 癫疾

【正确答案】ABCD　　　　　　　【易错答案】多选 E

【答案分析】《素问·通评虚实论》谓："凡消瘅、仆击、偏枯、痿厥、气满发逆、肥贵人，则高梁之疾也。"因为临证过食膏粱厚味，易生湿化痰，痰浊蒙蔽清窍，可见癫疾。故易于多选 E。题干是《素问·通评虚实论》所阐述的"高梁之疾"，故应选 ABCD。

8.据《素问·至真要大论》病机十九条，"皆属于热"的症状有（　　　）

A.转反戾　　　　　　B.呕吐酸　　　　　　　C.腹胀大

D.水液混浊　　　　　E.暴注下迫

【正确答案】ABCDE　　　　　　【易错答案】少选

【答案分析】此题主要考查对病机十九条"热"病机的掌握。产生错误的主要原因是对原文掌握不准确。本知识点要求背诵，是重点也是难点，考试中经常出现，特别是"热"与"火"的鉴别。《素问·至真要大论》病机十九条中属于"热"的有四条，即"诸转反戾，水液混浊，皆属于热；诸呕吐酸，暴注下迫，皆属于热；诸腹胀大，皆属于热；诸病有声，鼓之如鼓，皆属于热。"属于"火"的有五条，即"诸热瞀瘛，皆属于火；诸禁鼓栗，如丧神守，皆属于火；诸逆冲上，皆属于火；诸躁狂越，皆属于火；诸病胕肿，疼酸惊骇，皆属于火"。且火热都属于阳邪，致病都有阳热主动、伤津耗液、生风扰神等特点，如果对原文不熟悉，很容易少选，应全选。

9.据《素问·至真要大论》病机十九条，"皆属于下"的症状有（　　　）

A.厥　　　　　　　　B.固　　　　　　　　　C.泄

D.喘　　　　　　　　E.痿

【正确答案】ABC　　　　　　　【易错答案】D、E

【答案分析】此题主要考查病机十九条"上、下"病机的区别。本知识点要求背诵，是重点也是难点。《素问·至真要大论》有："诸痿喘呕，皆属于上；诸厥固泄，皆属于下。"因肺位上焦，为心之华盖，主宣降，向全身敷布精血津液，《素问·痿论》说"五脏因肺热叶焦，发为痿躄"；上焦起于胃上口，胃主降浊，胃失和降，其气上逆则呕；肺失清肃，其气上逆则喘，故诸痿喘呕，皆属于上；《素问·厥论》云："阳气衰于下则为寒厥，阴气衰于下则为热厥"，下指足部经脉，又《灵枢·本神》"肾气虚则厥"，与肾相关。肾、膀胱、大肠皆位于下焦，肾主二阴，司二便，其盛衰之变，影响或及膀胱气化，或及大肠传导，则可见二便不通、二便泻利不禁等症状，故诸厥固泄，皆属于下。故应选 ABC。

10.《素问·举痛论》九气致病，"悲则气消"的病机是（　　　）

A.心系急　　　　　　B.肺布叶举　　　　　　C.上焦不通

D.营卫不散　　　　　E.热气在中

【正确答案】ABCDE　　　　　　【易错答案】少选

【答案分析】因对原文记忆不准确而漏选。《素问·举痛论》：悲则心系急，肺布叶举，而上焦不通，荣卫不散，热气在中，故气消矣。悲伤过度而使心系拘急，心肺同居上焦，心系急则肺叶上举，阻遏上焦营卫之气的宣发，气郁生热，热邪销铄心肺清气，答案为 ABCDE。

11.《素问·举痛论》九气致病，"思则气结"的机制是（　　　）

A. 营卫不散　　　　　　　　B. 心有所存　　　　　　　　C. 心无所依

D. 神有所归　　　　　　　　E. 正气留而不行

【正确答案】BDE　　　　　　【易错答案】多选 A、C

【答案分析】因对原文记忆不准确而错选。营卫不散是悲所引起的，心无所依是惊引起的。《素问·举痛论》："思则心有所存，神有所归，正气留而不行，故气结矣。"杨上善注："专思一事，则气驻一物，所以神务一物之中，心神引气而聚，故结而为病也。"故选 BDE。

12.《素问·宣明五气》"五气所病"表述正确的是（　　　）

A. 心为噫　　　　　　　　　B. 肺为咳　　　　　　　　　C. 肝为语

D. 胆为怒　　　　　　　　　E. 脾为吞

【正确答案】ABCDE　　　　　【易错答案】少选 C、D

【答案分析】因对原文记忆不准确而错选。《素问·宣明五气》五气所病主要论述五脏气机失常出现的病证。分析病机时考虑脏腑之间的关系。症状见于某脏腑，其病机不一定在此脏腑，可能是其他脏腑功能失常影响本脏。如怒为肝之志，但是胆病也可见。故易少选 C 或者 D。原文表述是："五气所病，心为噫，肺为咳，肝为语，脾为吞，肾为欠为嚏……胆为怒，是谓五病。"故正确答案是 ABCDE。

13. 根据《素问·玉机真脏论》，"五虚"包括（　　　）

A. 脉细　　　　　　　　　　B. 皮热　　　　　　　　　　C. 气少

D. 泄利前后　　　　　　　　E. 饮食不入

【正确答案】ACDE　　　　　【易错答案】少选 A

【答案分析】易错的原因在于五实与五虚的病症表现混淆不清。五实是以邪实为主的病证表现，包括脉盛、皮热、腹胀、闷瞀、前后不通。五虚是以精气虚损为主的病证表现，包括脉细、皮寒、气少、泄利前后、饮食不入。故正确答案是 ACDE。

（三）问答题

1. 结合《灵枢·百病始生》原文，简述外感病发病机制？

【正确答案】

（1）"风雨寒热，不得虚，邪不能独伤人""卒然逢疾风暴雨而不病者，盖无虚，故邪不能独伤人"。虽有虚风邪气，只要人体正气不虚，它是不能单独使人发病。即"正气存内，邪不可干"。

（2）"两虚相得，乃客其形""参以虚实，大病乃成"。只有人体正气内虚，这时虚风邪气才能发挥致病作用，形成外感病。即"邪之所凑，其气必虚"。

（3）外感受邪发病有邪气的致病作用，更强调正气的主导地位。

（4）避免有"盖无虚，故邪不能独伤人"而误解为只要"正气存内"，便是"邪不可干"，过分强调正气在外感病中的作用。

【易错答案】原文阐述不全；结合原文分析不够，特别是（4）。

【答案分析】一是原文内容都涉及两方面，"两虚相得，乃客其形"与"风雨寒热，不得虚，邪不能独伤人"对应，"参以虚实，大病乃成"与"卒然逢疾风暴雨而不病者，盖无虚，故邪不能独伤人"对应，虽然都反映了正气在外感病中的重要性，但是分别指外感病发病及不发病的一般与特殊情况，所以原文引用易于遗漏；二是结合原文的分析易于忽略（4），因为人体正气的抗邪作用是有限度的，不能过分强调正气的作用，因为《内经》亦有"虚邪贼风，避之有时"及"避其毒气"的忠告。

2. 结合《素问·生气通天论》原文，简述阴精与阳气的关系。

【正确答案】①阴阳互根互用：阴精藏于体内，供给阳气功能所需；阳气固密于外，防止阴精亡失。②阴阳对立制约：阴不胜其阳，则脉流薄疾，并乃狂。阳不胜其阴，则五脏气争，九窍不通。③阴阳协调关系中以阳气为主导作用：生理上"阴阳之要，阳密乃固"；病理上"阳强不能密，阴气乃绝"。④阴阳平衡协调：阴平阳秘，精神乃治；阴阳离绝，精气乃绝。

【易错答案】回答内容不全面，不准确或者内容回答过于宽泛；漏答③。

【答案分析】结合某一篇章的原文回答问题是《内经》问答题常见的考试题型。这类问题回答注意三点：①仔细审题，明确需要结合的"内经篇章"出处，如本题是结合《素问·生气通天论》原文，而非其他篇章，如《素问·阴阳应象大论》，也有关于阴阳关系的内容，但不是本题题干的要求，学生容易因为对本篇原文的不熟悉，而与其他篇章相关内容混淆，内容回答就过于宽泛。②《内经》篇章中，多数涉及内容丰富，因此必须明确需要论述的具体内容。如本题回答的内容要求是有关《素问·生气通天论》阴精与阳气关系的部分，而非《素问·生气通天论》的其他内容；容易因为对本篇原文的不熟悉，而回答不全面。③回答时注意本篇的内容与其他篇章相关内容的不同之处。如本题《素问·生气通天论》中阴阳关系，具有突出阳气重要性的特点。这一点最易于漏答。

3. 简述《素问·经脉别论》"生病起于过用"病因观。

【正确答案】①过用，即过度作用。②自然气候变化、人体的正常生活行为，无论饮食起居，还是劳作、情志等，通常情况下对人体没有伤害，但是如果没有节制，超过人体自我协调和适应能力，就会损伤阴阳气血影响脏腑功能，成为疾病发生的常见病因。③"生病起于过用"的病因观与古代"过犹不及""过则为害"的哲理一脉相承。④"生病起于过用"体现了《内经》病因理论的学术特点，对指导疾病防治和养生有重要意义。

【易错答案】回答内容不完整。

【答案分析】这种类型的题干，回答时注意：一是首先回答所问知识点的内涵，如本题应首先回答"过用"的含义；二是针对"知识点"的含义，再进一步展开论述，如本题"生病起于过用"，就需要结合常见病因分析人体发病因为过用的体现；三是"生病起于过用"的病因观的思想基础；四是明确"生病起于过用"是《内经》病因观的学术特点及意义。回答时往往易于漏掉③④部分，而导致回答内容不全。

4.结合《灵枢·贼风》，阐述"因加而发"的发病观。

【正确答案】①因加而发，是指在故邪久留不去，如本篇所言之湿邪、恶血等，伏藏于体内血脉分肉之间的基础上，再加以情绪变化，饮食失调，或者外感风寒等病因的诱导，内外邪气相互引动而引起发病。②故邪之所以能够潜伏体内，主要是因为其时病邪未亢盛到可以立即发病的程度，一旦某种条件或诱因使得病邪作用增强或者正气削弱，即可出现正不胜邪而发病。③"因加而发"主要包括两种情况：一是新邪作为直接诱因，引动、激发了伏邪的致病作用而发病；二是新邪作为间接诱因，损伤人体正气，改变了正邪力量的对比局势，为伏邪致病创造了有利条件。

【易错答案】回答内容不完整。

【答案分析】这种类型的题干，回答时注意：一是首先回答所问知识点的内涵，如本题应首先回答"因加而发"的含义；二是针对"知识点"的含义，再进一步展开论述，如本题"因加而发"是指在故邪久留不去，伏藏于体内血脉分肉之间的基础上，再加以情绪变化，饮食失调，或者外感风寒等病因的诱导，内外邪气相互引动而发病，就需要从邪气为什么能够潜伏体内？新邪诱导发病的机制是什么？两方面在展开分析说明。回答时往往易于漏掉②③部分，而导致内容回答不全。

5.简述《素问·至真要大论》病机十九条寒邪病机。

【正确答案】①诸病水液，澄澈清冷，皆属于寒。②诸、皆：作"大多数"解。③水液指由体内排出的各种病理性液体。澄澈清冷：形容水液清稀透明而寒凉，意指临床大便、小便、痰、带下、脓液等多种分泌物或排泄物，呈澄澈稀薄清冷状态，大都由寒邪所致。④外感寒邪，伤及阳气，阳气失于温化致寒性液体排泄物，呈澄澈稀薄清冷特点。

【易错答案】回答内容不全面。

【答案分析】本题考查对病机十九条内容的把握。病机十九条是重点内容，此类题型很常见。答题的关键是四点：一是准确回答所考查病机的原文；二是对涉及十九条病机的统一语法结构"诸……皆……"做出正确解读，否则会影响对病机内容的把握；三是对考查的病机条目内容做出解释；四是综述本条病机。

6.结合《素问·至真要大论》病机十九条谈谈病机分析法？

【正确答案】①病机十九条通过归纳五脏病机5条、上下病机2条以及六气病机12条，为临床病机分析建立了一个执简驭繁的模式。②辨别疾病的病位所在，病机十九条首先提出五脏病机，提示定位应以五脏为中心，然后辨别上下、六经、营卫气血等。③根据疾病表现的症状特点探求病因。主要是六淫之邪的性质，如筋脉拘挛之症，病因有因湿、因风、因火、因热的不同，说明不同病因可见相似病证；属"火"的病机有5条，属"热"的病机有4条，说明相同病机可出现不同病证。④辨识疾病寒热虚实之病性。"盛者责之，虚者责之"：盛者邪气有余，虚者正气不足，即邪正虚实态势是辨识病机的重要内容。如外感病筋脉拘挛抽搐，病机同属于肝，若抽搐强劲，伴随高热、神昏谵语，属于热盛动风之实证，处于中期，病势正发展；若肢体震颤、肌肉蠕动，伴随低热神疲、体力衰竭，属于虚风内动，病变已至后期。⑤同中求异、异中求同。病机十九条许多条文的证机之间存在复杂交叉关系。对临床出现的症状，应当同中求异、异中求同、异同互证，以与病机相契合。如筋脉拘挛之症，病机有属肝、属肾，因风、因湿、因火热的不同，辨识病机之法，可从兼症有无入手：属肝者兼风症，如头目眩晕乃至昏厥；属肾者兼寒症，如手足厥冷、腹中冷痛等。

【易错答案】回答内容不全面。

【答案分析】此题是考查对病机十九条的总体把握。本知识点是重点，更是难点。

《素问·至真要大论》是《内经》阐述病机的专篇，强调辨析病机在辨证论治中的重要性。因此学习病机十九条，不仅必须掌握病机十九条的内容，而且必须在掌握内容的基础上，知道如何分析运用病机十九条。结合《素问·至真要大论》所述应从定位、求因、辨性、同中求异、异中求同等方面阐述病机的分析方法。

7. 简述《素问·调经论》"阴虚则内热"与后世"阴虚则热"的区别。

【正确答案】

（1）阴虚则内热：是指劳倦伤脾，脾气虚清阳不升，浊阴不降，谷气留而不行，郁久化热所生之内热。后世阴虚则热：是指久病伤阴，阴虚不能制阳，阳气相对偏亢而生热。

（2）区别：一是病因不同，前者之病因是劳倦过度；后者之病因多由于阳邪伤阴，或五志过极，化火伤阴，或因久病伤阴。二是病机不同，前者脾气虚清阳不升，浊阴不降，谷气留而不行，郁久化热所生之内热；后者是因虚不能制约阳气，阳气相对偏盛的虚热。三是两者病位不同，前者病变部位限上中两焦；后者病变部位较广泛，上中下三焦脏腑均可见阴虚。四是治疗有别，前者宜甘温益气除热；后者宜甘寒养阴清虚热。

【易错答案】回答内容不全面。

【答案分析】从病因、病机、病位及治疗四个方面，对《内经》"阴虚则内热"与后世"阴虚则热"进行分析说明。这是重点内容，因为《内经》"阴虚则内热"涉及病因、病机、病位等方面，所以分析时一般能够说明，而易于遗漏治疗方面的区别。这是学生回答此类问题时经常出现的现象，应该引起重视。

8. 结合《素问·举痛论》，阐述为什么说"百病生于气"。

【正确答案】①百病生于气，是指人体很多疾病的发生都是由于气的失常引起。②气，本是中国古代哲学概念，《内经》引入医学，解释人的生理、病理现象，因而又成为中医学的重要概念与术语。《素问·六微旨大论》云："升降出入，无器不有""非出入则无以生长壮老已，非升降则无以生长化收藏"。气的升降出入运动是人生命活动的基本形式。③"出入废则神机化灭，升降息则气立孤危"，则气的逆乱失调即成为中医论病的基本内容。如《素问·举痛论》，九气为病，各有特点，原文"气上""气下""气泄""气结"等，正是对这些特点的高度概括。

【易错答案】回答内容不完整。

【答案分析】这种类型的题干，回答时主要注意：一是首先回答所问知识点的内涵，如本题应首先回答"百病生于气"的含义；二是针对"知识点"的含义，再进一步展开论述，如本题"百病生于气"是指人体很多疾病的发生由于气的失常，那就需要展开分析，为什么是"气的失常"，潜台词就是为什么不说是"血的失常"等，这就需要从生理角度说明气的重要，然后从病理角度说明气失常导致疾病的多发性，并再结合《素问·举痛论》举例以证之。回答时往往易于漏掉②③部分，而导致分析不全。

第五章　病证

◎ **重点** ◎

1.《素问·热论》热病的概念、传变规律、预后及治疗大法。

2.《素问·热论》六经主症及证候特点及转愈规律。

3.《素问·热论》热病的遗、复和禁忌。

4.《素问·热论》"两感于寒"的主症、传变规律及预后。

5.《素问·热论》温病与暑病的区别及暑病的治疗。

6.《素问·评热病论》阴阳交的概念、病因病机、"三死症"及预后。

7.《素问·咳论》咳的病因病机。

8.《素问·咳论》五脏咳、六腑咳的辨证分类、传变规律及治疗。

9.《素问·咳论》"此皆聚于胃，关于肺"的意义。

10.《素问·举痛论》疼痛的主要病因病机。

11.《素问·举痛论》十四种疼痛的辨证要点。

12.《灵枢·厥病》头痛、心痛的分类、辨证要点及治疗。

13.《素问·痹论》痹证的概念、病因病机、分类、传变、治疗及预后。

14.《素问·痹论》五脏痹、六腑痹的形成内因及证候特点。

15.《素问·痹论》营卫失调与痹证发生的关系。

16.《灵枢·周痹》中众痹、周痹的病因病机、证候特点、治则及区别。

17.《素问·痿论》痿证的概念、病因病机及证候特点。

18.《素问·痿论》痿证的治疗原则。

19.《素问·痿论》"治痿独取阳明"的意义。

20.《灵枢·水胀》水肿、肤胀、鼓胀病因病机及鉴别诊断。

21.《灵枢·水胀》肠覃、石瘕的病因病机及鉴别诊断。

22.《素问·水热穴论》水肿病与肺肾关系。

23.《素问·评热病论》肾风与风水的关系。

24.《素问·汤液醪醴论》水肿的病因病机及治则治法。

◎ **难点** ◎

1.《素问·热论》与《伤寒论》六经分证的异同。

2.《素问·评热病论》阴阳交的"三死症"。

3.《素问·咳论》五脏咳、六腑咳的区别。

4.《素问·评热病论》劳风的概念、病因、病位、病机、症状及治疗预后。

5.《素问·举痛论》十四种疼痛的证候特点。

6.《素问·痹论》五脏痹、六腑痹的形成内因及证候特点。

7.《素问·痹论》病位、体质、病邪对痹证的影响。

8.《素问·痿论》肺热叶焦导致痿证的机制。

9.《素问·痿论》五脏气热的形成原因。

10.《素问·水热穴论》"其本在肾，其末在肺"的含义及意义。

精选习题

扫码获取
同步习题

（一）单选题

1.《素问·热论》所说"巨阳"指（　　　）

A. 阳明经 　　　　　　　　　B. 太阳经 　　　　　　　　　C. 少阳经

D. 督脉 　　　　　　　　　　E. 阳维脉

【正确答案】B 　　　　　　　【易错答案】D、E

【答案分析】易错的原因是对《热论》原文"巨阳"和"诸阳"两个概念混淆不清。从原文表述"巨阳者，诸阳之属也，其脉连于风府，故为诸阳主气也"可以获取信息：督脉为阳脉之海，阳维脉维系诸阳经，总会风府而与太阳经脉相连，所以太阳经脉能统率人身阳经之气。巨阳，即太阳；诸阳，指督脉、阳维脉；风府，为督脉经穴，在项后正中入发际一寸处。属，统率、聚会之意。故正确答案为B。

2.《素问·热论》中"今夫热病者，皆伤寒之类也"，其中"热病"是从（　　　）言

A. 病因 　　　　　　　　　　B. 病位 　　　　　　　　　　C. 病势

D. 症状 　　　　　　　　　　E. 病机

【正确答案】D 　　　　　　　【易错答案】A

【答案分析】此题主要考查《内经》疾病命名的依据。易错的原因是受"某病"一般是由于机体感受"某邪"而发病的定向思维影响，如"湿病"，是指因机体感受湿邪而导致机体发病。将外感热病命名为伤寒，是指人体触犯以寒为首的四时邪气，正邪交争，阳气郁遏，均可致发热。单独感受寒邪，因寒性收引，腠理闭塞，诸阳郁而不宣，故见发热。可见，本篇"热病"是从症状言，"伤寒"是从病因言，故"热病"和"伤寒"之名可以互相并称。故正确答案为D。

3.据《素问·热论》六经主症，"身热"症见（　　　）

A. 阳明 　　　　　　　　B. 太阳 　　　　　　　　C. 少阳

D. 少阴 　　　　　　　　E. 太阴

【正确答案】A 　　　　　　　　　　【易错答案】B

【答案分析】本题易错选项为 B。《内经》原文表述："伤寒一日，巨阳受之，故头项痛，腰脊强。二日，阳明受之，阳明主肉，其脉侠鼻络于目，故身热。"因此，据热病的传变次序和发展阶段得知：热病传变先是太阳经受之，多为恶寒发热，头项痛，腰脊强。身热乃发热较甚，而阳明为多气多血之经，热传阳明，邪正交争激烈，表现为身热，但热不寒，与太阳经的发热恶寒相区别。张介宾注："伤寒多发热，而独此云身热者，盖阳明主肌肉，身热尤甚也。"故正确答案选 A。

4.《素问·热论》中的"两感于寒"是指（　　　）

A. 两脏同时受邪 　　　　　　　　B. 同时感受风、寒之邪

C. 表邪不解又传于里 　　　　　　D. 表里两经同时受邪发病

E. 合病

【正确答案】D 　　　　　　　　　　【易错答案】E

【答案分析】错选多是由于对"两感"与"合病"概念理解不透彻。"两感"是指表里两经同时受邪发病，这里的表里两经是指太阳与少阴、阳明与太阴、少阳与厥阴两感；而"合病"是指两经或两个部位以上同时受邪所出现的病证。合病多见于感邪较盛，正气相对不足，而使邪气侵犯至少两经或两个部位。此外，温病学中的卫气同病、气血两燔、气营两燔也属于合病的范畴。故正确答案选 D。

5.据《素问·热论》所论，"囊缩"之症，病在（　　　）

A. 阳明 　　　　　　　　B. 太阴 　　　　　　　　C. 少阳

D. 少阴 　　　　　　　　E. 厥阴

【正确答案】E 　　　　　　　　　　【易错答案】D

【答案分析】本题错选是由于对《素问·热论》六经主症及相关知识混淆。囊缩，阴囊收缩。因少阴属肾，肾开窍与二阴，其中前阴包括生殖器官，故易错选 D。而《素问·热论》原文所述："六日，厥阴受之，厥阴脉循阴器而络于肝，故烦满而囊缩"，因为厥阴受邪，脉气不利所致，故正确答案为 E。

6.据《素问·热论》所论"思饮食"是（　　　）之征

A. 阳明病衰 　　　　　　　　B. 太阴病衰 　　　　　　　　C. 少阳病衰

D. 少阴病衰 　　　　　　　　E. 厥阴病衰

【正确答案】B 　　　　　　　　　　【易错答案】A、E

【答案分析】本题错选多是由于对《素问·热论》六经主症及六经病自愈的表现不熟悉，甚或与《伤寒论》六经分证内容相混淆。阳明与太阴表里，阳明胃与太阴脾，主饮食物的纳运；而

《伤寒论》之厥阴病的症状表现为消渴，气上撞心，心中疼热，饥不欲食，食则吐蛔，下之利不止，与饮食也关联，故 A 和 E 对选择都有干扰；而《素问·热论》原文所述实为"太阴受之，太阴脉布胃中，络于嗌，故腹满而嗌干……太阴病衰，腹减如故，则思饮食"，因为太阴病衰，太阴病减轻，脉气恢复，则脾之运化功能正常，故正确答案为 B。

7. 按《素问·热论》六经传变规律，下列次序正确的是（　　　）

A. 太阳→阳明→少阳→太阴→少阴→厥阴

B. 太阳→阳明→少阳→太阴→厥阴→少阴

C. 太阳→阳明→少阳→少阴→太阴→厥阴

D. 太阳→阳明→少阳→厥阴→少阴→太阴

E. 太阳→少阳→阳明→太阴→少阴→厥阴

【正确答案】A　　　　　　【易错答案】E

【答案分析】本题错选原因之一是对《素问·热论》外感热病的传变和转愈规律的掌握不足，二是对表里两经的关系和分布等内容比较模糊，因此就很难做出正确判断。六经传变实际上是对伤寒热病六个不同发展阶段病变规律和本质的概括，一般是由表入里的传变，基本形式是由阳入阴，即先太阳→阳明→少阳，而后太阴→少阴→厥阴 6 个阶段，故正确答案为 A。

8.《素问·热论》六经病证中，三阳经病证为（　　　）

A. 里实热证　　　　B. 里实寒证　　　　C. 表实热证

D. 表实寒证　　　　E. 里虚寒证

【正确答案】C　　　　　　【易错答案】A

【答案分析】《素问·热论》对六经证候的归纳主要以各经脉的循行部位为依据，但此六经病只有实证、热证，未及虚证、寒证。其中三阳经病证为表热证，三阴经病证为里热证，这种六经分证的思想为《伤寒论》六经辨证奠定了理论基础。《伤寒论》根据热病病位、病性和邪正关系的认识，补充了虚证和寒证，并对每一经证候详述经证、腑证及各种变证、坏证，创立了六经辨证的原则，丰富和发展了《素问·热论》的六经分证思想。本节所论的三阳证相当于《伤寒论》中的太阳经证即表实热证，三阴证主要相当于阳明里证即里实热证，故正确答案为 C。

9. 据《素问·热论》所论，不两感于寒者，"身热少愈"是指（　　　）

A. 太阳病衰　　　　B. 阳明病衰　　　　C. 少阳病衰

D. 太阴病衰　　　　E. 少阴病衰

【正确答案】B　　　　　　【易错答案】错选他项

【答案分析】"不两感于寒"的外感热病，在正气的支持下，其病证有一定的转愈规律，阳明病衰即为阳明病证缓解，之所以选错，是对六经病变缓解时出现的症状不熟悉所致。据原文表述："阳明病衰，身热少愈。"故正确答案为 B。

10. 据《素问·热论》所论"阳明与太阴俱病"的见症有（　　　）

A. 厥　　　　　　　B. 烦满　　　　　　C. 不欲食

D. 水浆不入　　　　　　　　　　E. 不知人

【正确答案】C　　　　　　　　【易错答案】错选他项

【答案分析】错选的原因在于对"两感于寒"的主症不熟悉，容易混淆。据原文表述："巨阳与少阴俱病，则头痛口干而烦满；阳明与太阴俱病，则腹满身热，不欲食，谵言；少阳与厥阴俱病，则耳聋囊缩而厥。"故正确答案为 C。

11. 据《素问·热论》所论暑病汗出的治疗原则是（　　　　）

A. 清热　　　　　　　　　B. 发表　　　　　　　　C. 勿止汗

D. 益气生津　　　　　　　E. 和解表里

【正确答案】C　　　　　　　　【易错答案】B

【答案分析】本题错选多是因为对原文掌握不牢固。据《素问·热论》原文表述："凡病伤寒而成温者，先夏至日者为病温，后夏至日者为病暑，暑当与汗皆出，勿止。"可得知外感热病，由于发病时间不同，有温病和暑病的区别。以季节而言，温病发于夏至之前，暑病发于夏至之后。而关于暑病的治疗，本节提出不可用止汗法。因暑为阳邪，最易升散而致汗出，暑邪随汗而解。若错用止汗敛汗法，会酿成暑热内闭，传入心包的危急证候。故张介宾说："暑气侵入，当令有汗，则暑随汗出，故曰勿止。"故正确答案为 C。

12. 据《素问·热论》所论"两感于寒"的传变规律，下列次序正确的是（　　　　）

A. 太阳与少阴俱病→阳明与太阴俱病→少阳与厥阴俱病

B. 太阳与少阴俱病→少阳与厥阴俱病→阳明与太阴俱病

C. 太阳与厥阴俱病→阳明与太阴俱病→少阳与少阴俱病

D. 太阳与少阴俱病→阳明与少阳俱病→太阴与厥阴俱病

E. 太阳与少阴俱病→厥阴与太阴俱病→少阳与阳明俱病

【正确答案】A　　　　　　　　【易错答案】错选他项

【答案分析】两感于寒是表里两经同时感受寒邪，传变次序首先是巨阳与少阴俱病，其次是阳明与太阴俱病，最后是少阳与厥阴俱病。巨阳亦称之为太阳，故正确答案为 A。

13.《素问·热论》提出"其未满三日者"的治疗方法是（　　　　）

A. 可泄而已　　　　　　　B. 可清而已　　　　　　　C. 可汗而已

D. 可下而已　　　　　　　E. 可吐而已

【正确答案】C　　　　　　　　【易错答案】A

【答案分析】此题主要考查六经病的治疗。据《素问·热论》原文表述："其未满三日者，可汗而已；其满三日者，可泄而已。"热病未满三日，病邪在三阳之表，可用发汗解表法使热退；已满三日，邪入三阴之里，用清泄里热法使热平。故可得知正确答案为 C。

14. 据《素问·咳论》所述，"五脏各以其时受病"，其中"乘春则（　　　　）先受之"

A. 肝　　　　　　　　　B. 心　　　　　　　　　C. 脾

D. 肺　　　　　　　　　E. 肾

【正确答案】A　　　　　　　　【错误答案】D

【答案分析】《咳论》提出由于天人相应，五脏对相应季节时邪具有易感性。原文有："五脏各以其时受病……乘秋则肺先受邪，乘春则肝先受之，乘夏则心先受之，乘至阴则脾先受之，乘冬则肾先受之。"故答案为 A。

15.据《素问·咳论》所述，"五脏六腑皆令人咳，非独（　　　）"

A. 肝　　　　　　　　B. 心　　　　　　　　C. 脾

D. 肺　　　　　　　　E. 肾

【正确答案】D　　　　　　　　【错误答案】B

【答案分析】有关咳嗽病位，《咳论》首先肯定"肺之令人咳"，即咳为肺之本病，然后从整体观的高度，将咳嗽的病理范围扩大到五脏六腑，进一步提出了"五脏六腑皆令人咳，非独肺也"的论点，说明咳嗽虽然是肺脏受邪后的病理反映，但与五脏六腑的功能障碍密切相关。因肺为脏之长，心之盖，受百脉之朝会，其他脏腑发生病变均可波及于肺，导致肺气上逆而咳。故正确答案为 D。

16.据《素问·咳论》"咳则喉中介介如梗状"，属（　　　）

A. 肝咳　　　　　　　　B. 心咳　　　　　　　　C. 脾咳

D. 肺咳　　　　　　　　E. 肾咳

【正确答案】B　　　　　　　　【错误答案】D

【答案分析】此题考点是五脏咳的症状鉴别。"肺咳之状，咳则喘息有音，甚则唾血。心咳之状，咳则心痛，喉中介介如梗状，甚则咽肿喉痹。肝咳之状，咳则两胁下痛，甚则不可以转，转则两胠下满。脾咳之状，咳则右胁下痛，阴阴引肩背，甚则不可以动，动则咳剧。肾咳之状，咳则腰背相引而痛，甚则咳涎"。"喉中介介如梗状"，形容咽部如有物阻感，因心经起于心中，其支者从心系上挟咽，故心咳症状为咳嗽心痛，咽喉梗塞不利。故正确答案为 B。

17.据《素问·咳论》"咳而腹满，不欲食饮"，属（　　　）

A. 胃咳　　　　　　　　B. 三焦咳　　　　　　　　C. 胆咳

D. 大肠咳　　　　　　　　E. 小肠咳

【正确答案】B　　　　　　　　【错误答案】C

【答案分析】此题考点是六腑咳的症状鉴别。《素问·咳论》曰："胃咳之状，咳而呕，呕甚则长虫出……胆咳之状，咳呕胆汁……大肠咳状，咳而遗失……小肠咳状，咳而失气，气与咳俱失……膀胱咳状，咳而遗溺。久咳不已，则三焦受之，三焦咳状，咳而腹满，不欲食饮。"三焦气化不利则咳兼腹满，不欲食饮。故正确答案为 B。

18.据《素问·咳论》，小肠咳之状为（　　　）

A. 咳而呕　　　　　　　　B. 咳而腹满　　　　　　　　C. 咳呕胆汁

D. 咳而遗溺　　　　　　　　E. 咳而失气

【正确答案】E　　　　　　　　【错误答案】D

【答案分析】据《咳论》可知：胃失和降，其气上逆则咳兼呕吐；三焦气化不利则咳兼腹部胀满，不思饮食。膀胱失约则咳而遗溺；小肠传化失职则咳而失气；胆气上逆则咳呕胆汁。故正确答案为 E。

19. 据《素问·咳论》所述，"六腑咳"的受邪途径是（   ）

A. 阳经受邪，入六腑　　　　　　B. 饮食自倍，伤六腑

C. 五脏之久咳，乃移于六腑　　　D. 阴经受邪，入六腑

E. 天之邪气，入六腑

【正确答案】C　　　　　　　　　【错误答案】B

【答案分析】从一般常识而言，病在五脏重于六腑，如《素问·阴阳应象大论》"故善治者，治皮毛，其次治肌肤，其次治筋脉，其次治六腑，其次治五脏。治五脏者，半死半生也"，说明了邪从六腑传至五脏的途径。但是从本篇"五脏咳"和"六腑咳"的临床症状来看，"五脏咳"是初期阶段，是以各脏经脉气血失常为主要病机，以咳多兼"痛"为主要表现。"六腑咳"是咳久不愈的后期阶段，病情进一步发展，影响到人体的气机运行和气化活动，表现出气虚下陷，不能收摄的病机特点，以咳多兼"泄"为主要表现。反映了咳病的传变是由脏及腑，病情由轻转重的特殊传变规律。"五脏之久咳，乃移于六腑"。故正确答案为 C。

20. 据《素问·咳论》所述，胃咳由何脏传来（   ）

A. 肝　　　　　　　　　B. 心　　　　　　　　　C. 脾

D. 肺　　　　　　　　　E. 肾

【正确答案】C　　　　　　　　　【错误答案】D

【答案分析】此题主要考查六腑咳的受邪途径。《咳论》从五脏咳和六腑咳的临床症状分析提出了六腑咳较五脏咳的病程长、程度深、病情重，咳病的传变是由脏及腑，病情由轻转重的特殊传变规律。"五脏之久咳，乃移于六腑。脾咳不已，则胃受之……肝咳不已，则胆受之……肺咳不已，则大肠受之……心咳不已，则小肠受之……肾咳不已，则膀胱受之……。"故正确答案为 C。

21.《素问·咳论》提出咳嗽的治疗原则是"浮肿者治其（   ）"

A. 井　　　　　　　　　B. 荥　　　　　　　　　C. 输

D. 经　　　　　　　　　E. 合

【正确答案】D　　　　　　　　　【错误答案】错选他项

【答案分析】本题考查咳嗽的治疗原则以及输、合、经等相关内容。输、合、经指五腧穴中的输穴、合穴、经穴。《灵枢·九针十二原》："所出为井，所溜为荥，所注为输，所行为经，所入为合"。另据原文所述："治脏者治其俞，治腑者治其合，浮肿者治其经。"至于久咳所兼见的浮肿，是邪入经络，水液随气逆乱泛溢，针刺宜取经穴以疏通经络，使气血和调，水肿可消。故正确答案为 D。

22. 据《素问·咳论》所述，咳多兼痛，病位在（   ）

A.五脏　　　　　　　　B.六腑　　　　　　　　C.奇恒之腑

D.气　　　　　　　　　E.血

【正确答案】A　　　　　　【错误答案】B

【答案分析】本题主要考查"五脏咳"与"六腑咳"症状上的主要异同点，干扰项为B。从"五脏咳"和"六腑咳"的临床症状来看，"五脏咳"是初期阶段，是以各脏经脉气血失常为主要病机，以咳多兼"痛"为主要表现。"六腑咳"是咳久不愈的后期阶段，病情进一步发展，影响到人体的气机运行和气化活动，表现出气虚下陷，不能收摄的病机特点，以咳多兼"泄"为主要表现，痛的症状不明显。故正确答案为A。

23."咳甚则长虫出"之"长虫"指（　　　　）

A.绦虫　　　　　　　　B.蛲虫　　　　　　　　C.蛔虫

D.钩虫　　　　　　　　E.血吸虫

【正确答案】C　　　　　　【错误答案】错选他项

【答案分析】人体寄生虫种类比较多如蛔虫、蛲虫、鞭虫、钩虫等，然而本篇所说的长虫指的是蛔虫。《说文·虫部》亦云："蛕，腹中长虫也。"蛕，蛔之异体字。故正确答案为C。

24.《素问·评热病论》指出"劳风"之病位在（　　　　）

A.皮肤　　　　　　　　B.腠理　　　　　　　　C.肺下

D.太阳　　　　　　　　E.半表半里

【正确答案】C　　　　　　【易错答案】A、B

【答案分析】易错选A或B，是因为劳风由感受风邪所致，外感风邪易伤人体肌表，故A和B有干扰性。劳风是因劳致虚，因虚受风而发生，病位在肺。基本病机为太阳受风，卫阳郁遏，肺失清肃，痰热壅积。故正确答案为C。

25.《素问·举痛论》提出疼痛产生的主要病因为（　　　　）

A.寒邪　　　　　　　　B.湿邪　　　　　　　　C.风邪

D.热邪　　　　　　　　E.七情内伤

【正确答案】A　　　　　　【易错答案】C

【答案分析】引起疼痛的原因很多，但是本题干是问疼痛产生的主要病因，因寒易伤阳气，寒性凝滞，阴寒之邪侵犯，阳气受损，失其温煦，易使经脉气血运行不畅，甚或凝结阻滞不通，不通则痛。《素问·举痛论》："寒气入经而稽迟，泣而不行，客于脉外则血少，客于脉中则气不通，故卒然而痛。"《素问·痹论》："痛者，寒气多也，有寒故痛也。"明确指出寒邪是导致疼痛的主要病因，故正确选项为A。

26.《素问·举痛论》提出疼痛产生的主要病机是寒邪稽留于（　　　　）

A.经脉　　　　　　　　B.关节　　　　　　　　C.肌肉

D.脏腑　　　　　　　　E.筋骨

【正确答案】A　　　　　　【易错答案】D

【答案分析】疼痛的病机主要包括"不通则痛"和"不荣则痛"两方面，本题的"不荣则痛"容易让人认为是脏腑虚性疼痛，因而 D 选项干扰较大。而《素问·举痛论》文中指出："寒气入经而稽迟，泣而不行，客于脉外则血少，客于脉中则气不通，故卒然而痛。"明确了寒邪客于经脉内外，使气血留滞不行，脉涩不通而痛，此为实痛；或由于血脉凝涩，运行的气血虚少，使组织失养，不荣则痛，此为虚痛，故选 A。

27. 据《素问·举痛论》论述"按之痛止"见症，是因寒邪客于（　　　）

A. 五脏　　　　　　　　　B. 经脉

C. 肠胃之间、膜原之下的小络中　　　D. 冲脉　　　　　　　E. 脏腑

【正确答案】C　　　　　　　【易错答案】B

【答案分析】此题主要考查对十四种疼痛证候特点的鉴别。《素问·举痛论》表述："寒气客于肠胃之间，膜原之下，血不得散，小络急引故痛，按之则血气散，故按之痛止。"寒邪侵入肠胃之间，膜原之下，导致气血凝滞不能分布，脉络拘急而痛，触按局部产生阳热之气，使阳气通达，寒气消散，疼痛随之消失，故正确选项为 C。

28.《素问·举痛论》论述疼痛"按之无益"见症，是因寒邪客于（　　　）

A. 五脏　　　　　　　　　B. 经脉　　　　　　　C. 侠脊之脉

D. 冲脉　　　　　　　　　E. 络脉

【正确答案】C　　　　　　　【易错答案】B

【答案分析】据《素问·举痛论》所述："寒气客于侠脊之脉，则深按之不能及，故按之无益也。"侠脊之脉：指脊柱两旁深部之伏冲、伏膂脉。寒气客于深部经脉，按之不能触及，故按之疼痛不止，即"按之无益"。张志聪注："侠脊之脉，伏冲之脉也。上循背里，邪客之则深，按之不能及，故按之无益也。"又张介宾注："侠脊者，足太阳经也。其最深者，则伏冲伏膂之脉。故按之不能及其处。"故正确选项为 C。

29.《素问·举痛论》论述"卒然痛死不知人"，是因寒邪客于（　　　）

A. 五脏　　　　　　　　　B. 经脉　　　　　　　C. 心

D. 六腑　　　　　　　　　E. 心包络

【正确答案】A　　　　　　　【易错答案】C

【答案分析】易错选 C 是因为心为君主之官，主血脉、主藏神。"卒然痛死不知人"很容易让人误解为胸痹，因其病机多为心脉痹阻，甚至发为真心痛。《素问·举痛论》所述："寒气客于五脏，厥逆上泄，阴气竭，阳气未入，故卒然痛死不知人，气复反，则生矣。"故正确答案选 A。

30.《素问·举痛论》论述"痛甚不可按"，是寒邪侵入经脉之中，与热气相搏，导致（　　　）

A. 脉绌急外引小络　　　　B. 脉充大而血气乱　　　　C. 脉不通

D. 脏气逆乱　　　　　　　E. 脉泣血虚

【正确答案】B　　　　　　　【易错答案】C

【答案分析】《素问·举痛论》指出:"寒气稽留,炅气从上,则脉充大而血气乱,故痛甚不可按也。"即寒气稽留,阳气与之相搏,邪气壅满于经脉之中,故痛而不可按,故正确答案为B。

31.根据《灵枢·厥病》,下列有关"真头痛"与"厥头痛",均可见(　　)

A. 脑尽痛　　　　　　　　B. 手足寒至节　　　　　　　C. 头痛甚

D. 面若肿起而烦心　　　　E. 意善忘,按之不得

【正确答案】C　　　　　　　　　　【易错答案】A、D

【答案分析】本考点主要是考查"厥头痛"与"真头痛"的区别。"厥头痛"是指经气逆乱上冲于头脑导致的头痛,可见面若肿起而烦心、头胀痛、意善忘等症状,而肝气主升主动,所以肝胆之经气逆乱上冲所致头痛症状明显。"真头痛"是指邪气直中脑髓所导致的剧烈头痛,症见头痛甚,脑尽痛,手足寒至节,死不治。故正确答案是C。由于"厥头痛"经气逆乱也上冲于头脑,且对不同经气逆乱导致的"厥头痛"及"真头痛"症状把握不准确,易错选A或D。

32.据《素问·痹论》所论,风寒湿三气杂至合而为痹,其中风气胜者为(　　)

A. 痛痹　　　　　　　　　　B. 行痹　　　　　　　　　　C. 著痹

D. 骨痹　　　　　　　　　　E. 筋痹

【正确答案】B　　　　　　　　　　【易错答案】E

【答案分析】易错的原因是对原文痹证的不同分类方法有所混淆。《素问·痹论》中言"以春遇此者为筋痹",这是按照病变发生的季节和四季对应人之形体来划分的,春在人体应肝,肝主筋,春季感受风寒湿之邪而得的痹症即为筋痹,春季风多,故易错选为E。而原文提到:"风寒湿三气杂至合而为痹也。其风气胜者为行痹,寒气胜者为痛痹,湿气胜者为著痹也。"这是按照病因的致病特点对痹证的分类,风邪致病特点是善行而数变,风邪为主的痹症,以肢节疼痛游走无定处为特点,故正确答案为B。

33.据《素问·痹论》所论,以剧烈疼痛为特点的痹证,以何种邪气为胜(　　)

A. 风邪　　　　　　　　　　B. 寒邪　　　　　　　　　　C. 热邪

D. 湿邪　　　　　　　　　　E. 燥邪

【正确答案】B　　　　　　　　　　【易错答案】D

【答案分析】易错的原因是对病因不同导致痹症临床表现有异的致病特点记忆理解不精确。痹者,闭也,痹证是由于痹邪导致气血凝滞、经络脏腑闭阻不通的病证,不通则痛,痹证都有程度不同的疼痛症状,而湿性重着黏滞,易阻滞气血不通,易误选为D。但寒邪为主导致的痹症以疼痛为主症,寒性凝滞,易致气滞血凝、痹阻不通,原文提到"寒气胜者为痛痹""痛者,寒气多也,有寒故痛也",故正确答案为B。

34.据《素问·痹论》所论,以秋季感受风寒湿气所致痹证,称为(　　)

A. 骨痹　　　　　　　　　　B. 皮痹　　　　　　　　　　C. 筋痹

D. 脉痹　　　　　　　　　　E. 肺痹

【正确答案】B　　　　　　　　　　【易错答案】E

【答案分析】易错的原因混淆了痹症的不同分类。因肺主皮毛，通于秋气，秋季感受风寒湿气，易于患皮痹、肺痹，故易错选 E。但是肺痹，是有皮痹不愈，又反复感受痹邪，内舍于肺而致，即《痹论》原文所言"五脏皆有合，病久而不去，内舍于其合也……皮痹不已，复感于邪，内舍于肺"。对于五体痹，《素问·痹论》曰："以冬遇此者为骨痹，以春遇此者为筋痹，以夏遇此者为脉痹，以至阴遇此者为肌痹，以秋遇此者为皮痹"，根据五季与五体的对应关系，以发病季节为依据，分五体痹，故正确答案为 B。

35. 据《素问·痹论》所论，以筋痹不已，复感风寒湿气所致痹证，称为（　　　）

A. 肝痹　　　　　　　　B. 心痹　　　　　　　　C. 脾痹

D. 肺痹　　　　　　　　E. 肾痹

【正确答案】A　　　　　【易错答案】C

【答案分析】《素问·痹论》曰："筋痹不已，复感于邪，内舍于肝。"五体痹向内脏传变的病理机转有二：一是"病久而不去"，二是"重感于风寒湿之气"，肝主筋，春应肝，筋痹不去，春季复感受痹邪，易内舍于肝，故正确答案为 A。

36. 据《素问·痹论》所论，引发"痹聚在心"的情志因素是（　　　）

A. 大喜　　　　　　　　B. 大怒　　　　　　　　C. 忧思

D. 悲　　　　　　　　　E. 惊

【正确答案】C　　　　　【易错答案】A

【答案分析】易错的原因在于对《内经》原文记忆不清。五志对应五脏，心在志为喜，情志异常首先伤及相应之脏，易误选为 A。但是情志异常不仅伤及本脏，亦可伤及它脏，且心主神明，忧思太过可伤及心神，《灵枢·百病始生》有"忧思伤心"之说，本篇亦云："淫气忧思，痹聚在心"，故正确答案为 C。

37. 据《素问·痹论》所论，痹证痛久者，病位在（　　　）

A. 五脏　　　　　　　　B. 筋骨间　　　　　　　C. 皮肤

D. 六腑　　　　　　　　E. 五体

【正确答案】B　　　　　【易错答案】A

【答案分析】因为《素问·痹论》有"诸痹不已，亦益内也"，提示痹证病甚有向内传变的规律，同时亦有"五脏皆有合，病久而不去者，内舍于其合也。故骨痹不已，复感于邪，内舍于肾；筋痹不已，复感于邪，内舍于肝；脉痹不已，复感于邪，内舍于心；肌痹不已，复感于邪，内舍于脾；皮痹不已，复感于邪，内舍于肺"的论述，提示了五体痹向内脏传变的病理机转，而与皮肤五体及筋骨六腑相比，五脏主里，故痹证痛久的病位易错选为 A。但据《痹论》从发病部位对痹证预后的阐述病在皮肤间者，易愈；病在筋骨间者，痛久；病邪入脏者，预后差，故正确答案为 B。

38. 据《素问·痹论》所论，"淫气遗溺，痹聚在（　　　）"

A. 肝　　　　　　　　　B. 膀胱　　　　　　　　C. 脾

D. 肺　　　　　　　　　　　　　E. 肾

【正确答案】E　　　　　　　　　【易错答案】B

【答案分析】错选的原因是对《痹论》原文记忆理解不够。膀胱为州都之官，膀胱气化不利，导致小便失常多见于小便不利，即《痹论》原文"涩于小便"之义。而遗溺，亦指小便失常，易错选B。遗溺指遗尿，原文有"淫气遗溺，痹聚在肾"，由于痹邪闭阻于肾，肾失气化，统摄无力，关门不固而致，故正确答案为E。

39. 据《素问·痹论》所论，"淫气乏竭，痹聚在（　　　）"

A. 肝　　　　　　　　　　　　　B. 心　　　　　　　　　　　　C. 脾

D. 肺　　　　　　　　　　　　　E. 肾

【正确答案】A　　　　　　　　　【易错答案】C

【答案分析】乏竭即气血衰败，疲乏力竭，由于脾胃为后天之本，气血生化之源，脾虚易致人体气血不足，体倦乏力，故易错选C。原文言"淫气乏竭，痹聚在肝"，肝主疏泄气机，肝主藏血，痹邪闭阻于肝，肝疏泄不利，藏血不足，肝主筋膜，为罢极之本，肝痹，筋膜失养，则疲乏力竭，故正确答案为A。

40. 据《素问·痹论》所论，肾痹症见（　　　）

A. 尻以代踵，脊以代头　　　　B. 多饮数小便　　　　　　　　C. 夜卧则惊

D. 飧泄　　　　　　　　　　　　E. 喘息

【正确答案】A　　　　　　　　　【易错答案】B、E

【答案分析】易错的原因是原文混淆，理解不深刻。肾者主水，肾主纳气，肾病，气化失常，纳气失职，容易小便失常及喘息，故易错选为B或E。原文有："肝痹者，夜卧则惊，多饮数小便。肾痹者，善胀，尻以代踵，脊以代头。"肾主骨，肾痹气衰，骨失其养，下肢弯曲不伸，故能坐不能行，脊柱畸形，头项倾俯，脊骨高出于头，故正确答案为A。

41. 据《素问·痹论》所论，症见"夜卧则惊，多饮数小便，上为引如怀"，属（　　　）

A. 肝痹　　　　　　　　　　　　B. 心痹　　　　　　　　　　　C. 脾痹

D. 肺痹　　　　　　　　　　　　E. 肾痹

【正确答案】A　　　　　　　　　【易错答案】E

【答案分析】易错的原因是认为肾主水，肾虚则小便数，故错选为E。原文有："肝痹者，夜卧则惊，多饮数小便。"肝藏魂，肝气痹阻，魂不安舍，夜卧则惊骇；肝郁化火，消灼津液，故多饮，饮多则溲多；气机郁滞，腹部胀满如怀孕之状。故正确答案为A。

42. 据《素问·痹论》所论，症见"四肢解㑊，发咳呕汁，上为大塞"，属（　　　）

A. 肝痹　　　　　　　　　　　　B. 心痹　　　　　　　　　　　C. 脾痹

D. 肺痹　　　　　　　　　　　　E. 肾痹

【正确答案】C　　　　　　　　　【易错答案】A、D

【答案分析】肝主筋膜，为罢极之本，肝病筋膜失养，多见肢体疲乏无力，故易错选A。手

太阴肺经起于中焦，肺气上逆，中焦之气随之而上，容易出现咳呕，故易误选为 D。《痹论》原文有："脾痹者，四肢解㑊，发咳呕汁，上为大塞。"脾主四肢，痹邪闭阻于脾，脾气不荣四肢，故四肢懈惰；脾不能为胃行其津液，胃气上逆则呕汁；脾气不能散精于肺，气行不畅，胸中痞塞，发为咳嗽，故正确答案为 C。

43. 据《素问·痹论》所论，痹在于骨的症状特点是（　　）

A. 痛　　　　　　　　B. 关节屈伸不利　　　　　C. 不仁

D. 重　　　　　　　　E. 腰痛不能俯仰

【正确答案】D　　　　　　【易错答案】E

【答案分析】易错的原因是认为肾主骨，腰为肾之府，病在肾多表现为腰部症状，故易错选为 E。痹在于骨则重，风寒湿气在于骨会产生沉重感，故正确答案 D。

44. 据《灵枢·周痹》所论，周痹病位在（　　）

A. 分肉之间　　　　　B. 血脉之中　　　　　C. 皮肤

D. 骨骼　　　　　　　E. 筋脉

【正确答案】B　　　　　　【易错答案】A

【答案分析】本题考查对周痹与众痹的鉴别。周痹和众痹的主要病机都是邪气凝聚，气血闭阻。但是，众痹是"风寒湿气，客与外分肉之间"，导致津液迫聚为沫，沫聚则"排分肉而分裂"，产生疼痛，其疼痛在人身之上下左右，"左右相应"对称，并"各在其处"，发作时止时休，治疗"必刺其处"；周痹病位在于"血脉之中"，经脉闭阻不通，遍及全身，随脉上下，治疗补虚泻实，以通为贵，故正确答案 B。

45. 据《素问·痿论》所论，痿躄的主要病机是（　　）

A. 肝热筋枯　　　　　B. 心热血枯　　　　　C. 脾热肉枯

D. 肺热叶焦　　　　　E. 肾热髓枯

【正确答案】D　　　　　　【易错答案】C

【答案分析】此题考查痿证的主要病机。痿躄，指四肢痿废不用，包括脉痿、筋痿、肉痿、骨痿等各种痿证。躄，两腿行动不便。痿证病变在四肢，而根源却在五脏有热，故张志聪云："是以脏病于内，则形痿于外"，脾主四肢，且痿论亦有"治痿独取阳明"之论，故易错选 C。但据《痿论》"五脏使人痿"，是五脏有热，灼伤精气血津液，五体失养，而以"肺热叶焦"生痿躄冠其首，强调肺气热是痿证发生的主要病机。故正确答案是 D。

46. 据《素问·痿论》所论，引起骨痿的外因是（　　）

A. 热　　　　　　　　B. 燥　　　　　　　　C. 湿

D. 寒　　　　　　　　E. 风

【正确答案】A　　　　　　【易错答案】D

【答案分析】产生错误的原因是对原文不熟，而与相关知识混淆。因"寒气通于肾"，而肾主骨，故对骨痿原因易错选 D。《痿论》提出有："所远行劳倦，逢大热而渴，渴则阳气内伐，内乏则热舍于肾，肾者水脏也，今水不胜火，则骨枯而髓虚，故足不任身，发为骨痿。故《下经》曰：骨痿者，生于大热也。"故正确答案是 A。

47. 据《素问·痿论》所论，引起肉痿的外因是（　　）

A. 热　　　　　　　　　B. 燥　　　　　　　　C. 湿

D. 寒　　　　　　　　　E. 风

【正确答案】C　　　　　　　【易错答案】A

【答案分析】产生错误的原因是将《内经》不同篇章的内容混淆。《素问·生气通天论》云："湿热不攘，大筋緛短，小筋弛长，緛短为拘，弛长为痿。"说明湿热可致痿。但据《素问·痿论》："有渐于湿，以水为事，若有所留，居处相湿，肌肉濡渍，痹而不仁，发为肉痿。故《下经》曰：肉痿者，得之湿地也。"肉痿是感受湿邪痹阻肌肉，由肌肉痹而不仁发展而成肌肉失养的肉痿。故正确答案是 C。

48. 据《素问·痿论》所论，"脏之长"是指（　　）

A. 肝　　　　　　　　　B. 心　　　　　　　　C. 脾

D. 肺　　　　　　　　　E. 肾

【正确答案】D　　　　　　　【易错答案】C、E

【答案分析】"脏之长"，即脏之主。脾为后天之本，脏腑气血生化之源，肾为先天之本，为脏腑阴阳之根本，故易错选 C 或 E。《痿论》言："肺者，脏之长也"，因肺主气、朝百脉、居于五脏之上。张志聪注："脏真高于肺，朝百脉而行气于脏腑，故为脏之长。"故正确答案是 D。

49. 据《素问·痿论》所论，肝气热则发（　　）

A. 脉痿　　　　　　　　B. 筋痿　　　　　　　C. 皮痿

D. 肉痿　　　　　　　　E. 骨痿

【正确答案】B　　　　　　　【易错答案】错选他项

【答案分析】此题考查五体痿产生的原因。《痿论》有："心气热，则下脉厥而上，上则下脉虚，虚则生脉痿""肝气热，则胆泄口苦，筋膜干，筋膜干则筋急而挛，发为筋痿。脾气热，则胃干而渴，肌肉不仁，发为肉痿。肾气热，则腰脊不举，骨枯而髓减，发为骨痿"。筋痿、脉痿、肉痿、骨痿由于五脏有热，耗伤精气血津液，五体失养所致，故正确答案是 B。

50. 据《素问·痿论》所论，心主身之（　　）

A. 筋膜　　　　　　　　B. 血脉　　　　　　　C. 皮毛

D. 肌肉　　　　　　　　E. 骨髓

【正确答案】B　　　　　　　【易错答案】错选他项

【答案分析】此题考查五脏与五体的关系。易错的原因是对原文的不熟。《痿论》言"肺主身之皮毛，心主身之血脉，肝主身之筋膜，脾主身之肌肉，肾主身之骨髓。"五体有五脏精微供养，故正确答案是 B。

51. 据《素问·痿论》所论，下列属于骨痿的症状有（　　　）

A. 枢折挈　　　　　　　　B. 腰脊不举　　　　　　　C. 筋急而挛

D. 肌肉不仁　　　　　　　E. 胫纵

【正确答案】B　　　　　　　【易错答案】错选他项

【答案分析】此题考查五体痿的症状，这是重点，也是考试经常出现的考点。错选的原因，对五体痿症状鉴别不清。心主血脉，心气热，脉失所养，发为脉痿，则见枢折挈，即关节弛缓，不能提举活动，犹如枢轴折断不能活动，胫纵而不任地，即足胫弛纵，不能站立之症；肾主骨生髓，腰为肾之府，肾气热，伤及精髓，骨枯而髓减发为骨痿，则腰脊不举；肝主筋膜，肝气热，伤及肝血，筋膜失养，则筋急而挛，发为筋痿；脾主肌肉，脾气热，气血乏源，肌肉失养，发为肉痿，症见肌肉不仁。故选B。

52. 据《素问·痿论》所论，五体痿的病机是（　　　）

A. 脏热伤津血，五体失养　　B. 湿热之邪，外伤五体　　C. 内湿之邪，外伤五体

D. 跌仆闪挫，外伤五体　　　E. 风寒湿邪杂至，外伤五体

【正确答案】A　　　　　　　【易错答案】B

【答案分析】易错的原因是对五体痿病机的不熟。《素问·痿论》根据五脏外合五体的理论，论述了五体痿的病机，提出了"五脏使人痿"的学术观点。由于五脏气热，灼伤精气血津液，五体失养，即内伤五脏，外损五体，故发五体痿证。说明痿证病变在四肢，而根源却在五脏。故张志聪云："是以脏病于内，则形痿于外。"故正确答案是A。

53. 据《素问·痿论》所论，肉痿发生的脏腑在（　　　）

A. 肝　　　　　　　　　　B. 心　　　　　　　　　　C. 脾

D. 肺　　　　　　　　　　E. 肾

【正确答案】C　　　　　　　【易错答案】E

【答案分析】此题考查的是五脏与五体的关系及五体痿的机制。由于五脏气热，灼伤精气血津液，五体失养，即内伤五脏，外损五体，故发五体痿。而五脏与五体的关系是"肺主身之皮毛，心主身之血脉，肝主身之筋膜，脾主身之肌肉，肾主身之骨髓"。而肉痿是由于脾气热，则胃干而渴，肌肉不仁，发为肉痿。故正确答案是C。

54. 据《素问·痿论》所论，脉痿发生的原因是（　　　）

A. 有所失亡，所求不得　　　B. 悲哀太甚　　　　　　　C. 思想无穷，所愿不得

D. 有渐于湿，以水为事　　　E. 远行劳倦，逢大热

【正确答案】B　　　　　　　【易错答案】C

【答案分析】易错的原因是对脉痿的病因不熟，此知识点易于忽视。《素问·痿论》曰："思想无穷，所愿不得，意淫于外，入房太甚，宗筋弛纵，发为筋痿，及为白淫。悲哀太甚，则胞络绝，胞络绝则阳气内动，发则心下崩，数溲血也。故《本病》曰：大经空虚，发为肌痹，传为脉痿。"故正确答案是B。

55.据《素问·痿论》所论，"主束骨而利机关"者，是（　　）
A.宗筋　　　　　　　B.阳明　　　　　　　C.冲脉
D.肌肉　　　　　　　E.络脉
【正确答案】A　　　　　　　【易错答案】C

【答案分析】产生错误的原因是对宗筋的概念不熟。《素问·痿论》曰："阳明者，五脏六腑之海，主润宗筋，宗筋主束骨而利机关也。冲脉者，经脉之海也，主渗灌溪谷，与阳明合于宗筋，阴阳总宗筋之会，会于气街，而阳明为之长，皆属于带脉，而络于督脉。"故正确答案是A。

56.据《素问·痿论》所论，为"经脉之海，主渗灌溪谷"的是（　　）
A.宗筋　　　　　　　B.阳明　　　　　　　C.经脉
D.冲脉　　　　　　　E.督脉
【正确答案】D　　　　　　　【易错答案】C

【答案分析】易错的原因是对痿证的治疗不熟。冲脉者，经脉之海也，主渗灌溪谷，与阳明合于宗筋，阴阳总宗筋之会，会于气街，而阳明为之长，皆属于带脉，而络于督脉。故正确答案是D。

57.据《灵枢·水胀》所论，"以手按其腹，随手而起，如裹水之状"属于（　　）
A.水胀　　　　　　　B.肤胀　　　　　　　C.鼓胀
D.肠覃　　　　　　　E.石水
【正确答案】A　　　　　　　【易错答案】B

【答案分析】易错的原因是对水胀与肤胀的症状鉴别不够。水胀与肤胀都有腹大身肿，但水胀的特点是以手按其腹，随手而起，如裹水之状，有波动感，腹腔有水；肤胀的特点是腹部按之无波动感，叩之如鼓，腹色不变，腹腔有气，故正确答案是A。

58.据《灵枢·水胀》所论，以气滞为病机的病证是（　　）
A.水胀　　　　　　　B.肤胀　　　　　　　C.鼓胀
D.肠覃　　　　　　　E.石水
【正确答案】B　　　　　　　【易错答案】A

【答案分析】此题主要考查水胀、肤胀、鼓胀、肠覃、石水等的病机鉴别。水胀的病机是由阳气不达，气不行水，水停于内，泛溢于外所致，病机在水停；鼓胀虽有脾肾阳气失调，水液停聚，病机是肝血瘀阻，瘀碍水行；肠覃是寒邪入侵肠外，与卫气相搏，凝滞气血，日久结块，病机在气滞血瘀；石水是阴盛阳虚，水液内聚，病机是水停少腹；肤胀的病机是由寒客皮肤，阻碍气机，气停腹中，聚于肌肤所致，病机在气滞，故选B。

59.据《灵枢·水胀》所论，与水胀鉴别，鼓胀病机重在（　　）
A.脾肾阳气失调，水液停聚　　B.肝血瘀阻，瘀碍水停　　C.气滞血瘀
D.气不行水，水停于内　　　　E.寒阻气机，气停腹中
【正确答案】B　　　　　　　【易错答案】A

【答案分析】此题主要考查水胀与鼓胀的病机鉴别。水胀与鼓胀皆有腹大身肿，但水胀之皮肤薄而光泽，鼓胀之皮肤色苍而黄，并有腹壁脉络突起显露，因此二者迥然有别。水胀与鼓胀的病机虽然都有脾肾阳气失调，水液停聚，但鼓胀的重点是肝血瘀阻，瘀碍水行。因此，水胀的治疗重在调理阳气，利水消肿，而鼓胀的治疗重在活血逐瘀，通脉行水，故应选B。

60.据《灵枢·水胀》所论，肠覃病是寒气客于（　　　）

A.经脉　　　　　　　B.络脉　　　　　　　C.肠外

D.肠中　　　　　　　E.膀胱

【正确答案】C　　　　　　【易错答案】D

【答案分析】易错的主要原因对肠覃病变部位把握不准确，肠覃病位在肠，易错选D。肠覃病位虽在肠，但是其病因病机是寒邪入侵肠外，与卫气相搏，凝滞气血，日久结块而成，故正确答案是C。

61.据《灵枢·水胀》所论，石瘕病是寒气客于（　　　）

A.经脉　　　　　　　B.子门　　　　　　　C.肠外

D.肠中　　　　　　　E.膀胱

【正确答案】B　　　　　　【易错答案】C

【答案分析】易错的原因是对肠覃和石瘕的病位鉴别不准确，因两者病位都在腹部，故易错选C。石瘕是寒邪入侵子门，子门闭塞，气血不通，恶血结块，留滞宫内而成，故正确答案是B。

62.据《灵枢·水胀》所论，肤胀与鼓胀比较，肤胀的鉴别点是（　　　）

A.腹胀身皆大　　　　B.腹筋起　　　　　　C.皮厚

D.腹色不变　　　　　E.以手按其腹，随手而起

【正确答案】D　　　　　　【易错答案】B

【答案分析】鼓胀与肤胀都有腹大身肿，但肤胀其病在气，以腹色不变为特点，而鼓胀其病在血，以腹色苍黄，腹脉突显为特点，皮厚、以手按其腹，随手而起是肤胀与水胀的鉴别点，皮厚，是指肤胀的皮肤与水胀薄而光泽的皮肤相对而言为厚，非谓其本身变厚。张介宾注："然有水则皮泽而薄，无水则皮厚。"以手按其腹，随手而起见于水胀，是水停之症。故正确答案D。

63.据《灵枢·水胀》所论，"目窠上微肿，如新卧起之状"属（　　　）

A.水胀　　　　　　　B.肤胀　　　　　　　C.鼓胀

D.肠覃　　　　　　　E.石水

【正确答案】A　　　　　　【易错答案】E

【答案分析】因石水与水胀的病机都是由于水液内聚，而"目窠上微肿，如新卧起之状"亦是水停之象，故易错选E。但石水以少腹水肿为特征而水胀的主要症状有目窠上微肿，颈脉动甚，咳嗽，足胫肿，腹肿大如裹水之状等。故正确答案是A。

64.据《灵枢·水胀》所论，肠覃和石瘕的主要鉴别点是（　　　）

A.月经能否按时来潮　　B.腹部肿块大小　　　C.水肿程度

D.腹色是否改变 　　　　　E.腹内结块的活动度

【正确答案】A 　　　　　　【易错答案】E

【答案分析】肠覃与石瘕都是以腹内结块为主要特征的积病，故易错选E。肠覃生于肠外，男女皆可发病，其在女子则月经不受影响而能按时来潮；石瘕生于子宫，只发于女子，月经必受其影响而不能按时来潮，因此，月经能否按时来潮便是二者的鉴别要点，故正确答案是A。

65.据《灵枢·水胀》所论，只生于女性的病证是（ 　　 ）

　　A.水胀 　　　　　　　　B.石瘕 　　　　　　　　C.鼓胀

　　D.肠覃 　　　　　　　　E.石水

【正确答案】B 　　　　　　【易错答案】D

【答案分析】肠覃与石瘕都是腹内的肿块疾病，易于混淆而错选D。肠覃生于肠外，男女皆可发病，石瘕生于子宫，只发于女子，故正确答案是B。

66.据《素问·汤液醪醴论》所论，水肿病的病机是（ 　　 ）

　　A.五脏阳以竭 　　　　　B.肺失宣降 　　　　　　C.土不制水

　　D.邪阻津停 　　　　　　E.瘀阻水停

【正确答案】A 　　　　　　【易错答案】B、C、D、E

【答案分析】水肿是常见病，但是水肿病的病因病机复杂，此题出错的主要原因是对原文掌握不够，混淆了《汤液醪醴论》与一般论述水肿病的病机。肺主通调水道，脾主运化水液，肺失宣降，脾失运化都可致津液停聚为水肿病；邪气及瘀血阻滞津液正常运行，亦可致水肿。《素问·汤液醪醴论》说：水肿病"有不从毫毛而生，五脏阳以竭也。"提出此水肿病的病机不是邪从外感影响水液运行，而是由于五脏阳气郁遏，气行不畅，阻碍津行，津停为水，水泛肌肤，形成水肿。故正确答案是A。

67.据《素问·汤液醪醴论》所论，水肿病的治疗原则是（ 　　 ）

　　A.平治于权衡 　　　　　B.开鬼门 　　　　　　　C.洁净府

　　D.去宛陈莝 　　　　　　E.缪刺

【正确答案】A 　　　　　　【易错答案】B、C、D、E

【答案分析】此题主要考查对治则与治法概念的区别。治则是治疗疾病必须遵循的原则；治法是在治则指导下确立的治疗大法、治疗方法和治疗手段。开鬼门、洁净府、去宛陈莝、缪刺属于治法范畴。平治于权衡：意谓治疗水肿要调节阴阳的偏盛偏衰而使之平衡协调，即总的治疗原则是协调阴阳，恢复阴阳平衡。故正确答案是A。

68.据《素问·汤液醪醴论》所论，"开鬼门"是指（ 　　 ）

　　A.利小便 　　　　　　　B.活血化瘀 　　　　　　C.发汗

　　D.攻下逐水 　　　　　　E.祛湿法

【正确答案】C 　　　　　　【易错答案】A

【答案分析】《汤液醪醴论》提出治疗水肿病的主要治法有开鬼门、洁净府。鬼门，即汗孔。

净府，指膀胱。开鬼门，洁净府：即发汗、利小便的治疗方法。故正确答案是C。

69.据《素问·汤液醪醴论》所论，"去宛陈莝"是指（　　）

A.除去郁久的恶血　　　　B.通大便　　　　　　C.利小便

D.攻下逐水　　　　　　　E.发汗

【正确答案】A　　　　　　【易错答案】B

【答案分析】此题主要考查对"去宛陈莝"术语的掌握，这是《汤液醪醴论》提出治疗水肿病的治法之一。去宛陈莝：除去郁久的恶血。《素问·针解》曰："菀陈则除之者，出恶血也。"陈莝，即莝陈。此句去、莝同义，即除去。宛，通郁。此句宛、陈同义，指恶血，因为津血同源，瘀阻津停，故活血祛瘀，利于水液恢复运行，故正确答案是A。

70.据《素问·汤液醪醴论》所论，"缪刺"是指（　　）

A.刺皮肤　　　　　　　　B.刺经脉　　　　　　C.刺络脉

D.刺肌肉　　　　　　　　E.刺筋脉

【正确答案】C　　　　　　【易错答案】B

【答案分析】此题主要考查对缪刺与巨刺的区别，缪刺是《汤液醪醴论》提出治疗水肿病的治法之一。缪刺与巨刺：都是指病在左刺其右、病在右刺其左，缪刺是刺络脉法。《素问·缪刺论》："有痛而经不痛者缪刺之，因视其皮部有血络者尽取之，此缪刺之数也。"此处意谓根据脏腑经络辨证，分别左右交刺其所属之络脉，以通络行水。故正确答案是C。

（二）多选题

1.据《素问·热论》六经主症，太阳经的症状有（　　）

A.头项痛　　　　　　　　B.腰脊强　　　　　　C.鼻干

D.嗌干　　　　　　　　　E.耳聋

【正确答案】AB　　　　　　【易错答案】多选C、D、E

【答案分析】多选的原因在于六经主症相混淆。据《素问·热论》六经主症，太阳经从巅入络脑，下项，挟脊抵腰中，故而太阳病，头项痛，腰脊强；阳明经挟鼻络目，故而阳明病，身热，目痛鼻干，不得卧；少阳经循胁络于耳，故而少阳病，胸胁痛而耳聋；太阴经布胃中络于嗌，故而太阴病，腹满而嗌干。故正确答案是AB。

2.据《素问·热论》六经主症，少阴经的症状有（　　）

A.口燥　　　　　　　　　B.舌干　　　　　　　C.嗌干

D.口渴　　　　　　　　　E.耳聋

【正确答案】ABD　　　　　　【易错答案】多选E

【答案分析】出错原因在于对六经主症及相关知识点的混淆。肾开窍于耳，而少阴属肾，故E为干扰答案。据《素问·热论》六经主症，少阴受邪，少阴脉贯肾络于肺，系舌本，故口燥舌干而渴；太阴经布胃中络于嗌，故而太阴病，腹满而嗌干。故正确答案是ABD。

3.据《素问·热论》所论，不两感于寒者，少阴病衰的见症是（　　　）

A.渴止　　　　　　　　B.舌干已　　　　　　　　C.嚏

D.头痛少愈　　　　　　E.耳聋微闻

【正确答案】ABC　　　　　　【易错答案】多选D、E

【答案分析】"不两感于寒"的外感热病，在正气的支持下，其病证有一定的转愈规律，少阴病衰即为少阴病症缓解，之所以选错，是对六经病变缓解时出现的症状不熟悉所致，少阴病衰，渴止不满，舌干已而嚏；而头痛少愈为太阳病衰的见症，耳聋微闻为少阳病衰的见症。故正确答案是ABC。

4.据《素问·热论》六经主症，厥阴病的症状有（　　　）

A.烦满　　　　　　　　B.囊缩　　　　　　　　C.胸胁痛

D.嗌干　　　　　　　　E.耳聋

【正确答案】AB　　　　　　【易错答案】多选C、D、E

【答案分析】多选的原因在于六经主症相混淆。少阳经循胁络于耳，故而少阳病，胸胁痛而耳聋；太阴经布胃中络于嗌，故而太阴病，腹满而嗌干；少阴经贯肾，络于肺，系舌本，故而少阴病，口燥，舌干而渴；厥阴经循阴器，络于肝，故而厥阴病，烦满而囊缩。故正确答案是AB。

5.据《素问·热论》六经主症，少阳病的症状有（　　　）

A.耳聋　　　　　　　　B.囊缩　　　　　　　　C.胸胁痛

D.嗌干　　　　　　　　E.头项痛

【正确答案】AC　　　　　　【易错答案】多选B、D、E

【答案分析】多选的原因在于六经主症相混淆。太阳经从巅入络脑，下项，挟脊抵腰中，故而太阳病，头项痛，腰脊强；少阳经循胁络于耳，故而少阳病，胸胁痛而耳聋；太阴经布胃中络于嗌，故而太阴病，腹满而嗌干；厥阴经循阴器，络于肝，故而厥阴病，烦满而囊缩。故正确答案是AC。

6.据《素问·热论》所论，不两感于寒者，厥阴病衰的见症是（　　　）

A.囊纵　　　　　　　　B.少腹微下　　　　　　C.嚏

D.腹减如故　　　　　　E.思饮食

【正确答案】AB　　　　　　【易错答案】错选D、E

【答案分析】"不两感于寒"的外感热病，在正气的支持下，其病证有一定的转愈规律，厥阴病衰即为厥阴病症缓解，之所以选错，是对六经病变缓解时出现的症状不熟悉所致，厥阴病衰，症见囊纵，少腹微下，大气皆去；而嚏为少阴病衰的见症，腹减如故及思饮食为太阴病衰的见症。故正确答案是AB。

7.据《素问·热论》所论"两感于寒"，下列说法错误的是（　　　）

A.巨阳与少阴俱病　　　　B.阳明与太阴俱病　　　　C.少阳与厥阴俱病

D.巨阳与阳明俱病　　　　E.少阳与少阴俱病

【正确答案】DE　　　　　　　【易错答案】A、B、C

【答案分析】两感于寒是表里两经同时感受外邪，传变次序首先是巨阳与少阴俱病，其次是阳明与太阴俱病，最后是少阳与厥阴俱病。然而巨阳与阳明，少阳与少阴不为表里两经，其俱病不属于"两感于寒"。故正确答案为DE。

8. 据《素问·热论》所论"少阳与厥阴俱病"症见（　　　）

A. 耳聋　　　　　　　B. 囊缩　　　　　　　C. 厥

D. 谵言　　　　　　　E. 烦满

【正确答案】ABC　　　　　　【易错答案】D、E

【答案分析】错选的原因在于对"两感于寒"的主症不熟悉，容易混淆。巨阳与少阴俱病，则头痛口干而烦满。阳明与太阴俱病，则腹满身热，不欲食，谵言。少阳与厥阴俱病，则耳聋囊缩而厥。故正确答案为ABC。

9. 据《素问·热论》"两感于寒"的外感热病，其病情特点是（　　　）

A. 起病急　　　　　　B. 发展快　　　　　　C. 病情重

D. 三日死　　　　　　E. 预后较差

【正确答案】ABCE　　　　　　【易错答案】多选D

【答案分析】外感热病两感于寒，指表里同病，病邪内传，伤及脏腑气血，邪盛正虚，随着病情发展，邪气旺盛，正气不足，终至"五脏已伤，六腑不通，荣卫不行"，阳明之经"其气乃尽"等，说明"两感"多因正气虚于内，以寒邪为主的四时邪气感于外，病证起病急、发展快、病情重，邪盛正衰的矛盾比较突出，气血逆乱，胃气已竭，是外感热病中严重的病证，预后较差。故正确答案为ABCE。

10. 据《素问·热论》"两感于寒"证，预后凶险的症状表现是（　　　）

A. 水浆不入　　　　　B. 不知人　　　　　　C. 不欲食

D. 谵言　　　　　　　E. 囊缩而厥

【正确答案】AB　　　　　　　【易错答案】多选C、D、E

【答案分析】提示热病预后的吉凶，不仅取决于邪正盛衰，而且与阳明胃气的盛衰存亡有着极其重要的关系。然不欲食、谵言、囊缩而厥皆为表里两经"两感于寒"俱病传变的见症，而水浆不入提示阳明胃气已竭，不知人则是心神涣散的表现，提示预后凶险。故正确答案是AB。

11. 据《素问·热论》"病热少愈"当禁（　　　）

A. 房事　　　　　　　B. 劳作　　　　　　　C. 肉食

D. 多食　　　　　　　E. 七情

【正确答案】CD　　　　　　　【易错答案】多选B

【答案分析】热病少愈，多指热病后期由于热伤脾胃，热病后期，脾胃气虚，运化力弱，食肉则不化，多食则谷气残留，与邪热相互搏结，易现遗复。遗，指病邪遗留，迁延不愈，余热未尽。复，病愈而复发。虽然房事与劳作亦是病情加重和复发的常见因素，但不是热病的禁忌，故应选 CD。

12. 据《素问·热论》"今夫热病者，皆伤寒之类也"，其"伤寒"应包括（　　　）

A. 中风   B. 湿温   C. 温病

D. 热病   E. 伤寒

【正确答案】ABCDE   【易错答案】少选

【答案分析】伤寒是病名，有广义与狭义之别，广义伤寒泛指感受四时邪气引起的外感热病；狭义伤寒感受寒邪引起的外感热病。此处"伤寒"为广义伤寒，系外感热病的总称。《难经·五十八难》曰："伤寒有五：有中风，有伤寒，有湿温，有热病，有温病。"前一伤寒为广义伤寒，是一切外感热病的总称。后一伤寒为狭义伤寒，是言感受寒邪而致发热，故应全选。

13. 据《素问·评热病论》下列不属于阴阳交"三死"之症是（　　　）

A. 身热，汗出，烦满不为汗解   B. 少气，失志，不能食

C. 腹满，身热，谵言   D. 汗出复热而不能食，脉躁疾，狂言

E. 水浆不入，不知人，厥

【正确答案】ABCE   【易错答案】少选或者多选 D

【答案分析】此题主要考查阴阳交与其他热病的鉴别。A 项是风厥之症，由于太阳感受风邪，引动少阴虚火上逆所致。C 项是阳明与太阴两经受邪的症状。E 项是少阳与厥阴两经受邪的症状。两者都是外感热病中严重的病证，预后较差。阴阳交是温热病中阳邪侵入阴分交争不解，邪盛正衰的危重证候，属热病的一种变证。其基本病机是阴精不足，邪热亢盛，病位不在肌表，深及骨肉，主要症状是发热，汗出复热，脉躁疾，狂言，不能食。从邪正双方力量对比来看，此证是人体阴精正气枯竭，不能制伏阳热邪气所致，病情严重，预后凶险，即"交者，死也""其死明矣""今见三死，不见一生，虽愈必死"之谓。故正确答案为 ABCE。

14. 据《素问·咳论》所述，咳与下列何脏腑关系最密切（　　　）

A. 肺   B. 肾   C. 脾

D. 胃   E. 肝

【正确答案】AD   【错误答案】多选 B、C、E

【答案分析】咳病虽然与五脏六腑都有关，"五脏六腑皆令人咳"，但是《咳论》提出咳病"皆聚于胃，关于肺"的理论，说明咳嗽与肺胃两脏关系最为密切。因为从病因而言，皮毛受邪，从其合入肺，寒饮入胃，从脉注肺，与肺胃相关。从病机而言，邪伤于肺，使肺失宣降而病咳；而胃弱抗病力差，易感外邪而病咳，胃病时，邪气易循经脉上传于肺而为咳。故正确答案只有 AD。

15. 据《素问·咳论》所述，三焦咳状，则见（　　　）

A. 咳而腹满   B. 不欲食饮   C. 咳而失气

D. 咳而遗溺   E. 咳而呕

【正确答案】AB   【错误答案】多选 C、D、E

【答案分析】据《素问·咳论》所述：咳而失气见小肠咳；咳而遗溺见膀胱咳；咳而腹满，不欲食饮见三焦咳，是三焦气化不利所致，故选AB。

16.据《素问·咳论》所述，肾咳之状，则见（　　）

A.咳则喘息有音   B.咳涎   C.咳而两胁下痛

D.咽肿喉痹   E.咳则腰背相引而痛

【正确答案】BE   【错误答案】多选

【答案分析】据《素问·咳论》所述：咳则喘息有音见肺咳；咳两胁下痛见肝咳；咽肿喉痹见心咳。肾咳之状，咳则腰背相引而痛，甚则咳涎，因肾经贯脊属肾而入肺中，腰为肾之府，症见咳嗽，腰背引痛；肾为水脏，主津液，其水气上泛，咳则多涎。故答案选BE。

17.据《素问·咳论》所述，脾咳之状，则见（　　）

A.咳则两胁下痛   B.咳则右胁下痛   C.动则咳剧

D.阴阴引肩背   E.咳涎

【正确答案】BCD   【错误答案】多选

【答案分析】据《素问·咳论》所述：咳则两胁下痛见肝咳；咳涎见肾咳。"脾咳之状，咳则右胁下痛，阴阴引肩背，甚则不可以动，动则咳剧。"脾经上膈挟咽，其气主右，症见咳嗽，右胁下痛而引肩背，动则气逆，故咳剧。姚止庵注："脾气连肺，故痛引肩背也。按右者肺治之部，肺主气，脾者气之母，脾病则及于肺，故令右胁下痛。肩背者，肺所主也，动则气愈逆，故咳剧。"故选BCD。

18.据《素问·评热病论》所述，下列属于"劳风"的症状是（　　）

A.头项强急不舒   B.视物不清   C.唾出若涕

D.腰脊强痛   E.恶风振寒

【正确答案】ABCE   【易错答案】少选

【答案分析】劳风，指因劳而虚，因虚而感受风寒，因卫阳被阻，肺失宣降，郁而化热，灼津炼痰，以致痰热壅肺，其症状以恶风振寒，项强冥视，咳吐青黄痰，其状如脓为主症的病证。太阳感受风邪，卫阳失于温煦则恶风而振寒，太阳膀胱经气不利则强上冥视；风热犯肺，炼液为痰，则咳唾黄涕。故正确答案为ABCE。

19.据《素问·评热病论》原文，"劳风"的治疗方法有（　　）

A.以救俯仰   B.表里刺之   C.饮之服汤

D.巨阳引   E.可泄而已

【正确答案】AD   【错误答案】多选B、C、E

【答案分析】此题考点是劳风及相关病证治疗的鉴别。表里刺之、饮之服汤是风厥的治疗方法；可泄而已是外感热病邪入三阴经成里热实证的治疗方法。关于劳风病的治疗原文有"以救俯仰，巨阳引。"俯仰，指呼吸困难，张口引肩，前后俯仰。救，救治。巨阳引：指在太阳经上取穴，进行针刺以引动经气的治疗方法。如尤在泾《医学读书记》说："肺主气而司呼吸，风热在肺，其液必结，其气必壅，是以俯仰皆不顺利，故曰当救俯仰也。救俯仰者，即利肺气、散邪气之谓乎"。故正确答案 AD。

20. 据《素问·举痛论》视其五色主病，则（　　）为热

A. 青　　　　　　B. 赤　　　　　　C. 黄

D. 白　　　　　　E. 黑

【正确答案】BC　　　　【易错答案】多选 A、D、E

【答案分析】据《素问·举痛论》所述："视其五色，黄赤为热，白为寒，青黑为痛，此所谓视而可见者也。"可知 A、E 项主痛，D 项主寒，而 B、C 是正确选项。本题正是考查中医望诊中五色主病的雏形，应注意区别于现代中医学基础中的五色主病，以防漏选。

21. 据《素问·举痛论》十四种疼痛，归纳疼痛产生的主要病因病机，有（　　）

A. 寒主收引　　　B. 血气痹阻　　　C. 寒热搏结

D. 血虚不荣　　　E. 脏气逆乱

【正确答案】ABCDE　　　【易错答案】少选

【答案分析】本题主要考查对《举痛论》所述十四种疼痛共性规律的把握。虽然人体任何部位都可发生疼痛，但《举痛论》讨论的疼痛实际上以腹部为主。从病因来说，以寒气入侵经脉为主。从病分析，大致有以下几方面：寒主收引，寒邪入侵经脉，经脉挛缩拘急而疼痛；血气痹阻，血气瘀涩，痹阻经脉，不通则痛；寒热搏结，邪实于经，经脉盛满而痛；血虚不荣，血脉空虚，不能荣养经脉，发生疼痛；脏气逆乱，寒气侵袭五脏，脏气厥逆，阴阳气不相顺接，发生痛而昏不知人。故全选。

22. 据《灵枢·厥病》下列属于"肾心痛"的症状是（　　）

A. 与背相控善瘛　　B. 如从后触其心　　C. 伛偻

D. 手足青至节　　E. 痛如以锥针刺其心

【正确答案】ABC　　　【易错答案】多选或者少选

【答案分析】本考点主要考查厥心痛与真心痛的区别。厥心痛是因五脏气机逆乱而导致的心痛，根据病变部位不同，临床表现有异。如肾心痛表现为"与背相控善瘛，如从后触其心，伛偻"。脾心痛表现为"痛如以锥针刺其心，心痛甚……"真心痛是邪气直犯心脏，伤及脏真之气，导致心脉瘀闭，心阳暴脱的心痛危重症。症见"手足青至节，心痛甚，旦发夕死，夕发旦死"。故正确答案是 ABC。

23. 据《素问·痹论》所论，痹证发生的主要病因是（　　）

A. 风　　　　　　B. 寒　　　　　　C. 湿

D. 热　　　　　　E. 燥

【正确答案】ABC　　　【易错答案】多选 D、E

【答案分析】因《素问·痹论》分析痹证的表现有或痛，或不痛，或不仁，或寒，或热，或燥，或湿的特点，由于对病因及病证的理解不够，易错选 D 或 E。痹证主要是由风寒湿三邪杂

至，导致气血凝滞、经络闭阻不通的病证。《素问·痹论》言："风寒湿三气杂至合而为痹也。"故正确答案为 ABC。

24. 据《素问·痹论》所论，六腑痹形成的原因是（　　）

A. 食饮居处，为其病本也　　　B. 五体痹不愈，传入于六腑

C. 饮食自倍，肠胃乃伤　　　　D. 五脏痹不已，传入于六腑

E. 风寒湿气中其俞，循俞而入六腑

【正确答案】ACE　　　　　【易错答案】少选 C

【答案分析】出错在于对《素问·痹论》上下文的相关内容联系不够。《素问·痹论》提到："其客于六腑者，何也？岐伯曰：此亦食饮居处，为其病本也。六腑亦各有俞，风寒湿气中其俞，而食饮应之，循俞而入，各舍其腑也。"本段经文专论六腑痹的形成，所以 A、E 一般不会出错。但是前文，在阐述五脏痹与六腑痹形成的内因时，强调六腑痹形成的内因"饮食自倍，肠胃乃伤"，由于前后文联系不够，故易漏选 C。

25. 根据《素问·痹论》，五体痹向内脏传变的原因有（　　）

A. 病久而不去　　　B. 热气多　　　　C. 复感于邪

D. 寒气多　　　　　E. 劳倦过度

【正确答案】AC　　　　　【易错答案】少选

【答案分析】此题考查对《素问·痹论》整体内容的理解，是考试的难点。《素问·痹论》有："内舍五脏六腑，何气使然？岐伯曰：五脏皆有合，病久而不去者，内舍于其合也。故骨痹不已，复感于邪，内舍于肾……所谓痹者，各以其时重感于风寒湿之气也。"说明五体痹内传五脏的原因：一是五体痹病久而不愈；二是复感风寒湿之气。应选 AC。

26. 据《素问·痹论》，痹证预后，"易已者"可见于（　　）

A. 风气胜者　　　B. 入脏者　　　　C. 留连筋骨间者

D. 留皮肤间者　　E. 病情后期

【正确答案】AD　　　　　【易错答案】多选

【答案分析】影响痹证的预后的因素诸多。从感邪风寒湿的性质论，风气胜者易愈。从发病部位论，病在皮肤间者，易愈；病在筋骨间者，疼久；病邪入脏者，预后差。从病程论，初起，易愈；疼久，难愈。故选 AD。

27. 据《素问·痹论》所论，营气的循行分布是（　　）

A. 入于脉中，循脉上下　　　B. 循皮肤之中　　　C. 贯五脏

D. 络六腑　　　　　　　　　E. 散胸腹

【正确答案】ACD　　　　　【易错答案】多选 B

【答案分析】易错的原因是对原文记忆不准确，以及与相关课程的知识点混淆。因为伤寒太阳中风表虚证的病机是在表之营卫失和，卫强营弱，故易多选 B。据《素问·痹论》所言："荣者，水谷之精气也，和调于五脏，洒陈于六腑，乃能入于脉也，故循脉上下，贯五脏，络六腑也。"

故正确答案为 ACD。

28.据《素问·痹论》所论，卫气的循行分布是（　　　）

A. 分肉之间　　　　　　B. 循皮肤之中　　　　　　C. 熏于肓膜

D. 络六腑　　　　　　　E. 散胸腹

【正确答案】ABCE　　　　　　【易错答案】少选 C、E

【答案分析】错误原因是对原文记忆不深刻。《素问·痹论》言："卫者，水谷之悍气也，其气慓疾滑利，不能入于脉也，故循皮肤之中，分肉之间，熏于肓膜，散于胸腹。"肓膜，指肉里及胸腹腔内的膜，故正确答案为 ABCE。

29.据《素问·痹论》所论，痹证以"汗出而濡"为特点的原因是（　　　）

A. 湿气盛者　　　　　　B. 阳气少，阴气盛　　　　C. 寒气胜者

D. 皮肤不营　　　　　　E. 病久入深

【正确答案】AB　　　　　　【易错答案】多选 E

【答案分析】因为以"汗出而濡"为特点的痹证，其体质特点是"阳气少，阴气盛"，而肾阳为一身阳气之本，病久入深与久病及肾易于混淆，而错选 E。《素问·痹论》言："其多汗而濡者，此其逢湿甚也。阳气少，阴气盛，两气相感，故汗出而濡也。"素体阳气少之人，阳虚不固易多汗出，而人体偏盛之阴气与以湿邪为主的风寒湿邪相互作用，两气相感，水湿不能气化而滞留，而痹湿，故正确答案为 AB。

30.据《素问·痹论》所论，影响痹证临床症状的因素有（　　　）

A. 发病部位　　　　　　B. 体质因素　　　　　　C. 病邪因素

D. 气候因素　　　　　　E. 精神因素

【正确答案】ABCD　　　　　　【易错答案】少选 A、D

【答案分析】影响痹证临床症状的主要因素：①发病部位与症状：痹在骨则重，在脉则血流不畅，在筋则屈不伸，在肉则不仁，在皮则寒。②体质与症状：阳虚阴盛体质多见寒象，阳盛阴虚体质多见热象。③病邪与症状：寒气多，见疼痛；湿气甚，见多汗而濡。④气候与症状："各以其时重感于风寒湿之气也""逢寒则虫（急），逢热则纵"。寒主收引，故痹证遇寒则拘急，得热则气血流通而缓解。故正确答案为 ABCD。

31.据《素问·痿论》所论，脉痿的症状有（　　　）

A. 心下崩　　　　　　　B. 枢折挈　　　　　　　C. 胫纵而不任地

D. 数溲血　　　　　　　E. 肌肉不仁

【正确答案】ABCD　　　　　　【易错答案】少选

【答案分析】易错的原因是对脉痿病因病机及症状的原文不熟。《素问·痿论》曰："心气热，则下脉厥而上，上则下脉虚，虚则生脉痿，枢折挈，胫纵而不任地也。……悲哀太甚，则胞络绝，胞络绝则阳气内动，发则心下崩，数溲血也。"E 项属于肉痿的症状。故正确答案是 ABCD。

32. 据《素问·痿论》所论，脏气热致痿的原因由情志所伤引起的是（　　　）

A. 心 　　　　　　　　　 B. 肝 　　　　　　　　　 C. 肺

D. 脾 　　　　　　　　　 E. 肾

【正确答案】ABC　　　　　　　　【易错答案】多选 D

【答案分析】《内经》中原文："肺者，脏之长也，为心之盖也，有所失亡，所求不得，则发肺鸣，鸣则肺热叶焦。故曰：五脏因肺热叶焦发为痿躄，此之谓也。悲哀太甚，则胞络绝，胞络绝则阳气内动，发则心下崩，数溲血也。故《素问·本病论》曰：大经空虚，发为肌痹，传为脉痿。思想无穷，所愿不得，意淫于外，入房太甚，宗筋弛纵，发为筋痿，及为白淫。""有所失亡""悲哀太甚""思想无穷，所愿不得"，均为情志所伤，气郁化热，热灼津伤而成痿。文中心、肺、肝三脏气热，均为情志所伤引起。故正确答案是 ABC。

33. 据《素问·痿论》所论，下列属痿证治疗原则的是（　　　）

A. 治痿独取阳明 　　　　 B. 补其荥 　　　　　　 C. 通其俞

D. 调理脏腑 　　　　　　 E. 各以其时受月

【正确答案】ABCE　　　　　　　【易错答案】少选

【答案分析】总结《素问·痿论》所述治疗痿证的基本原则：①治痿独取阳明，此"独"，强调阳明胃在治痿证中的重要作用。②各补其荥而通其俞，调其虚实，和其逆顺。提出治痿须根据痿证的病变部位，疾病的虚实顺逆，针对有关的脏腑经络进行辨证论治。③各以其时受月。提出治疗痿证还必须以"因时制宜"的原则，即既要根据病变的所在部位及其虚实顺逆，又要结合脏腑所主时令季节来立法选穴针刺，有利于提高疗效。痿证治疗中虽亦调理脏腑，但是不属于痿证治疗的基本原则，当除外，故正确答案是 ABCE。

34. 据《灵枢·水胀》所论，肤胀与鼓胀鉴别，鼓胀的症状特点是（　　　）

A. 腹胀身皆大 　　　　　 B. 腹筋起 　　　　　　 C. 皮厚

D. 腹色不变 　　　　　　 E. 色苍黄

【正确答案】BE　　　　　　　　【易错答案】多选

【答案分析】鼓胀与肤胀都有腹大身肿，但肤胀其病在气，以腹色不变为特点，而鼓胀其病在血，以腹色苍黄，腹脉突显为特点，皮厚是指肤胀的皮肤与水胀薄而光泽的皮肤相对而言为厚，非谓其本身变厚。故正确答案 BE。

35. 据《灵枢·水胀》所论，"腹大身肿"之症，可见于（　　　）

A. 水胀 　　　　　　　　 B. 肤胀 　　　　　　　 C. 鼓胀

D. 肠覃 　　　　　　　　 E. 石瘕

【正确答案】ABC　　　　　　　【易错答案】少选

【答案分析】易错的原因是对上五类病的症状鉴别特点不熟悉。肠覃与石瘕都是以腹内结块为主要特征的积病，水胀，肤胀与鼓胀皆有腹大身肿之症，故正确答案是 ABC。

36. 据《素问·水热穴论》，水肿病与脏腑关系主要有（　　　）

A. 肾 　　　　　　　　　 B. 肺 　　　　　　　　 C. 小肠

D. 三焦   E. 肝

【正确答案】AB   【错误答案】多选 C、D

【答案分析】《素问·水热穴论》提出水肿病与脏腑关系是："其本在肾，其末在肺"，概括了肺肾两脏在水肿形成中的作用，肺为水之上源，肾为水之下源，本篇强调，肺肾两脏主持水液代谢的功能以肾为主，以肺为辅，故有"诸水皆属于肾"之说。肺肾主持水液代谢功能失常形成水肿，其关键病机是肾主水功能失常，肺通调水道功能失常为次要病机，故说水肿病"其本在肾，其末在肺"。虽然水液代谢和小肠、三焦有关，但基于本篇正确答案是 AB。

37. 据《素问·汤液醪醴论》所论，水肿病的主要症状是（   ）

A. 形不可与衣相保   B. 四极急   C. 动中

D. 皮厚   E. 腹筋起

【正确答案】ABC   【易错答案】多选 D、E

【答案分析】易错的原因是对《素问·汤液醪醴论》所述水肿病的病因病机及症状不熟。"五脏阳已竭也，津液充郭，其魄独居，孤精于内，气耗于外，形不可与衣相保，此四极急而动中。"津液充郭，其魄独居，指水液充满胸腹、肌肤，患者阳气郁遏，水液独盛体内。孤精于内，气耗于外，指水液独盛于体内，阳气耗散于体外。精，属阴，此指属阴的水液。形不可与衣相保，指肿胀的形体与原有的衣服不相称，形容水肿之甚。四极急而动中，指四肢极度浮肿，脏气变动而喘悸。故正确答案是 ABC。

（三）问答题

1. 如何理解"今夫热病者，皆伤寒之类也"？

【正确答案】

（1）热病，指外感热病，以发热为主症；伤寒，有广义与狭义之别，广义伤寒泛指感受四时邪气引起的外感热病；狭义伤寒指感受寒邪引起的外感热病。

（2）此处伤寒为广义伤寒，系外感热病的总称。

（3）将外感热病命名为伤寒，是指人体触犯以寒为首的四时邪气，正邪交争，阳气郁遏，均可致发热。单独感受寒邪，因寒性收引，腠理闭塞，诸阳郁而不宣，故见发热。所以《难经·五十八难》提出："伤寒有五，有中风，有伤寒，有湿温，有热病，有温病。"前一伤寒为广义伤寒，是一切外感热病的总称。后一伤寒为狭义伤寒，是言感受寒邪而致发热。

（4）本篇"热病"是从症状言，"伤寒"是从病因言，故"热病"和"伤寒"之名可以互相并称。

【易错答案】内容不全。

【答案分析】本题答题的关键注意四点：一是"热病"与"伤寒"的概念；二是热病与伤寒的关系；三是热病称为伤寒的原因；四是热病与伤寒可以互称的原因。

2. 简述《素问·热论》与《伤寒论》六经证候的主要区别。

【正确答案】

（1）《素问·热论》六经证候主要以各经脉的循行部位为依据，此六经病只有实证、热证，未及虚证、寒证。其中三阳经病证为表热证，三阴经病证为里热证。

（2）《伤寒论》之六经辨证，涉及实证、热证、虚证和寒证。

（3）《素问·热论》所论的三阳证相当于《伤寒论》中的太阳经证，三阴证主要相当于阳明里证。

【易错答案】内容归纳不够。

【答案分析】本题的考点是要求从六经证候的共性层面，谈《素问·热论》与《伤寒论》的区别。易于出错的原因是把握不住考点，而是逐一罗列《素问·热论》与《伤寒论》六经证候。这是考试中经常见到的情况，应引起重视。

3. 结合《素问·咳论》内容，简述"五脏咳"与"六腑咳"的主要区别。

【正确答案】

（1）病期："五脏咳"是初期阶段；"六腑咳"是咳久不愈的后期阶段。

（2）病情："五脏咳"病轻；"六腑咳"病重。

（3）病机："五脏咳"以各脏经脉气血失常为主要病机；"六腑咳"以影响人体的气机运行和气化活动，表现出气虚下陷，不能收摄的病机特点。

（4）病证："五脏咳"以咳多兼"痛"为主要表现；"六腑咳"以咳多兼"泄"为主要表现。

【易错答案】内容不全，或内容归纳不够。

【答案分析】本题考查"五脏咳"与"六腑咳"的区别。结合《咳论》内容应从"五脏咳"和"六腑咳"的共性层面，分病期、病情、病机、病证四个方面论述，由于对《咳论》全篇的掌握不够，常见答题内容不全。特别是（1）（2）的病期与病情轻重。对这类总结性问题的回答，学生易于出错的另一个原因是对全篇的内容归纳总结不够或者不知从何处总结，而在回答时陷入对"五脏咳"和"六腑咳"临床表现的泛泛举例。

4. 如何理解咳病"皆聚于胃，关于肺"？

【正确答案】

（1）"此皆聚于胃，关于肺"是对咳嗽病机的高度概括，说明咳嗽与肺胃两脏关系最为密切。

（2）从病因而言，皮毛受邪，从其合入肺，寒饮入胃，从脉注肺，与肺胃相关。

（3）从病机而言，邪伤于肺，使肺失宣降而病咳，咳是肺的本病，咳与肺相关。

咳与胃的关系，其一，胃为五脏六腑之海，气血生化之源，若胃弱则化源不足，脏腑失于充养，则抗病力弱，易感外邪而病咳。其二，胃主受纳，脾主运化，若脾胃受伤，水津失运，停聚于胃则为痰为饮，上逆于肺而发咳嗽。其三，胃属土，为万物所归，且肺之经脉，起于中焦，下络大肠，环循胃口，故胃独自受邪或接受五脏六腑内传聚于胃的邪气，均可循经脉上传于肺而为咳。

（4）咳与肺胃的密切关系，实为后世"脾为生痰之源，肺为贮痰之器"的理论渊源，也为培土生金法治疗咳嗽奠定了理论基础。

【易错答案】内容不全。

【答案分析】本题答题的关键点：一是对这类以原文提问的问题，首先对原文做出解释，然后再对解释的内容展开分析；二是分析咳与肺胃的关系，需要结合《咳论》全篇的内容，从病因、病机两方面谈，特别是在分析时，每一方面都从肺与胃角度阐述，很多同学在这方面容易忽视而导致回答内容不全，特别是对于咳与胃关系的病机分析，容易有疏漏；三是说明这一理论的意义，这一方面最容易疏忽，应特别注意。

5. 结合《素问·痹论》所述谈谈痹证的分类。

【正确答案】①按病因分：行痹、痛痹、著痹。②按发病季节分：分筋痹、脉痹、肌痹、皮痹、骨痹，合称五体痹。③按病位分：分肝痹、心痹、脾痹、肺痹、肾痹，合称五脏痹。

【易错答案】将五体痹的分类依据，归类为按部位分类。

【答案分析】出错原因在于，按病因分类的行痹、痛痹、著痹名称中的"行""痛""著"，体现的是风、寒、湿的病因特点；而按病位分的五脏痹名称中的肝、心、脾、肺、肾，反映的是痹证的部位特点。由此推理，五体痹名称中的筋、脉、肌、皮、骨，也是反应部位的概念，而归到按部位分类。而《素问·痹论》："以冬遇此者为骨痹，以春遇此者为筋痹，以夏遇此者为脉痹，以至阴遇此者为肌痹，以秋遇此者为皮痹。"虽然不同季节受邪，会在与季节相应的不同部位发病，但是原文强调的是痹证发病与季节的密切关系，故应将五体痹的分类依据归为按发病季节分类。

6. 结合《素问·痹论》所述，谈谈痹证的病因病机。

【正确答案】

（1）结合《素问·痹论》，痹证的病因可分内外因两方面：外因以风寒湿三气杂至为主，即原文"风寒湿三气杂至合而为痹也""六腑亦各有俞，风寒湿气中其俞，而食饮应之，循俞而入，各舍其腑也"。

内因：有饮食劳倦、情志太过所伤。即原文"阴气者……躁则消亡""饮食自倍，肠胃乃伤""食饮居处，为其病本也"。

（2）痹证的病机：痹者，闭也。邪气伤人导致经络气血闭阻，营卫之气失调而致。

【易错答案】①忽视对痹证内因的论述，或者对内因论述不全。②痹证的病机忽视营卫失调。

【答案分析】因《素问·痹论》开篇提出"风寒湿三气杂至合而为痹也"，作为重点内容，由此而展开的对痹证的病因是风寒湿，痹者闭也，痹证的病机是经络气血闭阻不通的认识比较准确而全面。也正是因为这一部分作为重点，反而是学生容易忽视《素问·痹论》有关痹证病因病机的更深入和细致的认识。而本题的考点是在全面，而非重点。因此，针对《素问·痹论》的病因病机，病因应包括外因和内因；病机应体现出营卫之气失调，正如《素问·痹论》所言："荣卫之气亦令人痹乎？……逆其气则病，从其气则愈，不与风寒湿气合，故不为痹"，正是强调了痹证的发生与营卫失调密切相关。

7. 为什么说"治痿独取阳明"？

【正确答案】①"独取阳明"，此"独"不能理解只取阳明，而以"独"字是强调之义，突出阳明胃在治痿中的重要作用。②从阳明治痿的机制有三：一是"阳明者，五脏六腑之海"，人体气血生化之源；二是阳明"主润宗筋"，而宗筋有束骨利关节之功，人体的骨节筋脉依赖阳明化生的气血以濡养，才能运动自如，"阳明虚则宗筋纵，带脉不引，故足痿不用"；三是冲脉为十二经脉之海，将来自阳明之气血渗灌溪谷，与其他阴经阳经总会于宗筋，合于阳明，而阳明为诸经主导。所以"取阳明"成为治疗痿证的关键。

【易错答案】理解有误；内容不全。

【答案分析】本题答题的关键：一是对"独"的理解，"独"在此是强调，而非"单独"；二是对阳明胃导致"痿证"的机制，阐述要全面，此内容涉及的关键知识点有"足阳明胃为五脏六腑之海""宗筋有束骨利关节之功""冲脉为十二经脉之海""阳明为之长""阳明虚则宗筋纵，带脉不引，故足痿不用"，在阐述时易于遗漏关键知识点而分析不全面。

8.结合《素问·痿论》和《素问·痹论》谈谈痿证与痹证的关系。

【正确答案】

（1）痿证与痹证有联系，如《素问·痿论》有筋痿的形成，是由于发为筋急而挛（筋痹），传为筋痿，而脉痿的形成，亦可有肌（脉）痹，发为脉痿。说明痹证日久不愈，常可导致肢体肌肉萎缩，四肢痿废不用而发为痿证。

（2）痿证与痹证有区别：①在发病和传变趋势上不同。五体痹有风寒湿三气杂至，伤及筋脉肉皮骨五体所致，五体痹久不愈，复感痹邪，内传五脏，形成五脏痹；痿证则相反，先有肺热叶焦或五脏气热，伤及精气血津液，使五体失养，而发为五体痿。正如张志聪注曰："五脏各有所合，痹从外而合病于内，外所因也；痿从内而合病于外，内所因也。"②在症状上不同。痹证以肢节疼痛、酸楚、重着、麻木为主症，与气候变化因素关系密切，严重可妨碍运动；痿证则以手足痿弱无力，不能随意运动为主，一般无疼痛、酸楚等症，与气候变化关系不明显。

【易错答案】内容不全。

【答案分析】本题是考查痹证和痿证的关系，涉及《内经》不同篇章的内容，此类题型属于问答题中的难点。需要对两篇内容前后联系回答，相关知识点对比联系掌握，也是学习《内经》的重要方法。本题答题的关键是谈关系，应包括联系与区别两大方面，而区别中又有发病和传变趋势不同、证候不同两方面。

9.结合《灵枢·水胀》内容，简述水胀与鼓胀的主要区别。

【正确答案】

（1）水胀与鼓胀皆有腹大身肿，但水胀之皮肤薄而光泽，鼓胀之皮肤色苍而黄，并有腹壁脉络突起显露。

（2）水胀与鼓胀的病机虽然都有脾肾阳气失调，水液停聚，但鼓胀的重点是肝血瘀阻，瘀碍水行。

（3）水胀的治疗重在调理阳气，利水消肿，而鼓胀的治疗重在活血逐瘀，通脉行水。

【易错答案】内容不全；内容太散。

【答案分析】主要是考查学生对《灵枢·水胀》内容的把握是否全面。教材《灵枢·水胀》的内容主要是涉及水胀与鼓胀的症状、病机及治法，所以正确答案应从这三方面论述。本题干要求结合《灵枢·水胀》内容回答问题，容易出现的另一问题是学生由于对《灵枢·水胀》中水胀与鼓胀的内容把握不住，而出现抛开《灵枢·水胀》的内容，回答与教材内容不统一的现象。

10. 结合《素问·汤液醪醴论》内容，简述"五脏阳以竭"所致水肿病的治疗。

【正确答案】

（1）治则：平治于权衡，指协调阴阳，恢复阴阳平衡。

（2）主要治法：开鬼门，即发汗；洁净府，即利小便；去宛陈莝，除去郁久的恶血，化瘀行水。缪刺：刺络脉，以通络行水。

（3）辅助（护理）方法：温衣，即温暖形体；微动四极，即活动四肢，但不能太过。

【易错答案】内容不全；逻辑不清。

【答案分析】此题考查对本篇所述水肿病治疗的全面掌握。答题关键：一是内容密切结合《素问·汤液醪醴论》；二是本篇有关治疗的内容涉及治则、治法及护理方法，易于鉴别不清，而致答题的内容不全，逻辑层次不清。特别是后者是问答题常见的情况，应引起重视。

第六章　诊法

◎ **重点** ◎

1.《素问·五脏生成》"能合色脉，可以万全"的诊病方法。

2.《素问·八正神明论》《素问·宝命全形论》和《灵枢·外揣》援物比类、司外揣内的诊病思维方法。

3.《素问·方盛衰论》从医德及医术两方面对医者的要求。

4.《素问·征四失论》医者诊病"四失"的内容。

5.《素问·疏五过论》医生易犯的五种过失。

6.《素问·脉要精微论》诊法常以平旦的原理，四诊合参的原则。

7.《素问·脉要精微论》脉诊的原理及应用要领。

8.《素问·脉要精微论》察五色、视精明的内容及要领。

9.《素问·脉要精微论》闻声、问疾、望形体的原理及要领。

10.《素问·脉要精微论》四时脉象特征。

11.《素问·脉要精微论》梦与脏腑气血关系。

12.《灵枢·五色》面部望诊、脏腑分部及察色方法。

13.《灵枢·师传》"临病人问所便"的诊法内容。

14.《素问·三部九候论》三部九候诊法及《灵枢·禁服》寸口人迎合参诊法。

15.《素问·五脏别论》气口独为五脏主的原理。

16.《素问·平人气象论》平人脉象及平息调脉法。

17.《素问·平人气象论》以胃气多少判断四时平脉、病脉与死脉。

18.《素问·平人气象论》四时五脏的平脉、病脉、死脉。

19.《素问·平人气象论》虚里诊诊法内容及意义。

20.《素问·脉要精微论》尺肤诊法。

◎ **难点** ◎

1.《素问·五脏生成》"五脏之象，可以类推"的诊断思维方法。

2.《素问·征四失论》《素问·疏五过论》对医者基本素质的要求。

3.《素问·脉要精微论》脉以胃气为本的意义。

4.《灵枢·师传》"临病人问所便"的意义。

5.《素问·五脏别论》反迷信的观点及医患合作的思想。

6.《素问·平人气象论》脉时、脉证关系。

精选习题

（一）单选题

1. 根据《素问·五脏生成》所论，五脏之象，（ 　　 ）

A. 可以类推 　　　　　　　 B. 可以指别 　　　　　　　 C. 可以意识

D. 可以目察 　　　　　　　 E. 可以万全

【正确答案】A 　　　　　　　 【易错答案】D

【答案分析】援物比类、司外揣内是中医诊病的重要方法。人体五脏在内，功能表现在外，其外在征象，可以根据事物的援物比类加以推测，故说"五脏之象，可以类推"。而对于人体外在征象的把握主要应用人体的感官，如视觉、触觉等，所以易错选D。

2. 据《素问·脉要精微论》所述，脉诊的最佳时间是（ 　　 ）

A. 平旦 　　　　　　　 B. 日中 　　　　　　　 C. 日入

D. 夜半 　　　　　　　 E. 日晡

【正确答案】A 　　　　　　　 【易错答案】E

【答案分析】易错的原因有：一是对原文不熟，二是对平旦、日中、日西、日晡等概念的不理解。古代计时按地支，将一日分为十二时。日晡是指申时，即15~17点。平旦是指清晨，即3~5点；日中是指午时，即11~13点；日入是指酉时，即17~19点；夜半是指子时，即23~1点。据《素问·脉要精微论》所述，脉诊的最佳时间是平旦，因为这个时间的特点是经过一夜的休息后，尚未劳作和进食，机体内环境处于相对的稳定状态，没有受到除疾病外其他因素的干扰，望闻问切所诊察出的病理之象均为病气所致，因而能如实地反映脏腑经脉气血的盛衰状况，故此时诊病有利于对疾病的正确诊断。故正确答案是A。

3. 据《素问·脉要精微论》所述，"血之府"是指（ 　　 ）

A. 心 　　　　　　　 B. 肝 　　　　　　　 C. 脉

D. 冲脉 　　　　　　　 E. 脾

【正确答案】C 　　　　　　　 【易错答案】A

【答案分析】易错的原因是对《内经》中"脉"的概念与其他相关课程中"脉"的知识混淆。《中医基础理论》课程中提到心具有主血脉的功能。但《素问·脉要精微论》言"脉者，血之府"，其意是指人体之脉为血与气的汇聚之处。故脉象的异常，反映了气血的盛衰变化。故正确答案是C。

4. 据《素问·脉要精微论》所述，数脉主（ 　　 ）

A. 烦心   B. 心痛   C. 病进
D. 气少   E. 发热

【正确答案】A   【易错答案】E

【答案分析】易错的原因是对《内经》原文中关于数脉的主病与现行《中医诊断学》中数脉的主病混淆不清。《中医诊断学》中数脉主热；而《素问·脉要精微论》中数则烦心，其病机是数脉多因热邪使气血运行加速，而热扰心神则心烦不安。故正确答案是A。

5. 据《素问·脉要精微论》所述，大脉主（   ）
A. 热盛   B. 心痛   C. 气衰
D. 病进   E. 血少

【正确答案】D   【易错答案】A

【答案分析】《中医诊断学》中的洪大脉是指状如洪水，来盛去衰，滔滔满指的脉，主热盛；而《素问·脉要精微论》中的大脉是指满指而大，为邪气有余之象，故表示病情将进一步发展。故正确答案是D。

6. 据《素问·脉要精微论》所述，代脉主（   ）
A. 烦心   B. 心痛   C. 气衰
D. 病进   E. 血少

【正确答案】C   【易错答案】B

【答案分析】《素问·脉要精微论》中的代脉是指脉来缓弱而有规则的间歇。代脉主脏气衰弱，尤其常见于心病，但心痛并不是代脉的主病。故正确答案是C。

7. 据《素问·脉要精微论》所述，涩脉主（   ）
A. 烦心   B. 血少   C. 气衰
D. 气少   E. 心痛

【正确答案】E   【易错答案】B

【答案分析】涩脉是指脉往来涩滞，如轻刀刮竹。在现行《中医诊断学》中涩脉的主病有气滞血瘀，痰食内停、伤精、血少之证。而在《素问·脉要精微论》中涩脉的主病强调气滞血瘀，不通而致的心痛。但要注意二者的区别，不要混淆。故正确答案是E。

8. 据《素问·脉要精微论》所述，短脉主（   ）
A. 气治   B. 气郁   C. 气病
D. 血瘀   E. 气逆

【正确答案】C   【易错答案】B

【答案分析】气郁多由肝气不舒所致，故多见弦脉。而短脉是指脉体短，不及本位。《素问·脉要精微论》中短脉主气血不足之气病。故正确答案是C。

9. 据《素问·脉要精微论》所述，上盛则（   ）
A. 气治   B. 气郁   C. 气高

D.气短　　　　　　　　　　　　E.气闭

【正确答案】C　　　　　　　　【易错答案】A

【答案分析】上指寸口脉的近腕部，即寸部脉；上盛者，即指寸部脉盛大，邪壅于上也，多见于喘满之气高病证。气治多指气血平和，无病的状态，其脉多见长脉。故正确答案是C。

10.据《素问·脉要精微论》所述，下盛则（　　　　）

A.气胀　　　　　　　　　　　B.气陷　　　　　　　　　C.气虚

D.气短　　　　　　　　　　　E.气逆

【正确答案】A　　　　　　　　【易错答案】B

【答案分析】气陷证多是气虚进一步发展所致，虽其气在下，是虚证，其脉多见无力的虚脉。下指寸口脉的远腕部，即尺部脉；下盛者，即指尺部脉盛大，邪滞于下，故主腹胀满之证，为实证。故正确答案是A。

11.据《素问·脉要精微论》所述，脉细则（　　　　）

A.气郁　　　　　　　　　　　B.气陷　　　　　　　　　C.气少

D.气短　　　　　　　　　　　E.气逆

【正确答案】C　　　　　　　　【易错答案】D

【答案分析】细脉是指脉细如丝，主诸虚劳损，血气衰少。气少是指气的不足及功能的低下；气短是指呼吸短促不相接续，强调的是气少不足以息。应注意区别二者的不同，以及《内经》中脉象的主病。故正确答案是C。

12.据《素问·脉要精微论》所述，辨五不欲之色，"不欲如黄土"之色是（　　　　）

A.赤　　　　　　　　　　　　B.白　　　　　　　　　　C.青

D.黄　　　　　　　　　　　　E.黑

【正确答案】D　　　　　　　　【易错答案】C

【答案分析】不欲之色是指晦暗枯槁之色，均主五脏精气虚衰，气血衰败，预后不良。青不欲如蓝，黄不欲如黄土，赤不欲如赭，白不欲如盐，黑不欲如地苍。故正确答案是D。

13.据《素问·脉要精微论》所述，"夫精明五色者，（　　　　）"

A.气之华也　　　　　　　　B.中之守也　　　　　　　C.身之强也

D.血之府也　　　　　　　　E.精之华也

【正确答案】A　　　　　　　　【易错答案】E

【答案分析】精明是指目，五色是指面色。言目之光彩精明，面之五色各正，乃由脏腑精气所发，是五脏精气荣华于外的征象。五脏者，中之守也，身之强也；脉者，血之府也。故正确答案是A。

14.据《素问·脉要精微论》所述，"五色精微象见矣，其（　　　　）"

A.寿长久　　　　　　　　　　B.寿不久　　　　　　　　C.身之强

D.不能视　　　　　　　　　　E.精之华

【正确答案】B   【易错答案】E

【答案分析】五色精微象见矣是指五脏之真脏色外露，败象显现，预后不良，故主其寿不久。故正确答案是B。

15.据《素问·脉要精微论》所述，辨五欲之色，"欲如白裹朱"之色是（   ）

A.赤   B.白   C.青

D.黄   E.黑

【正确答案】A   【易错答案】B

【答案分析】白之欲色如鹅羽，白裹朱指面色隐然红润而不露，是描述赤之色。故正确答案是A。

16.据《素问·脉要精微论》所述，"辨五欲之色，白欲如（   ）"

A.盐   B.苍璧   C.鹅羽

D.雪   E.苍

【正确答案】C   【易错答案】A

【答案分析】此节中"五欲""五不欲"的知识点是学习的一个重点和难点，也是考试经常涉及的考点，应牢记其各自的特征。辨五欲之色，白欲如鹅羽，不欲如盐。故正确答案是C。

17.据《素问·脉要精微论》所述，"辨五欲之色，黄欲如（   ）"

A.黄土   B.苍璧   C.地苍

D.罗裹雄黄   E.苍

【正确答案】D   【易错答案】A

【答案分析】辨五欲之色，黄欲如罗裹雄黄，不欲如黄土。故正确答案是D。

18.据《素问·脉要精微论》所述，"辨五欲之色，黑欲如（   ）"

A.重漆色   B.苍璧之泽   C.地苍

D.罗裹雄黄   E.赭

【正确答案】A   【易错答案】C

【答案分析】辨五欲之色，黑欲如重漆色，不欲如地苍。故正确答案是A。

19.据《素问·脉要精微论》所述，辨五不欲之色，"不欲如蓝"之色是（   ）

A.赤   B.白   C.青

D.黄   E.黑

【正确答案】C   【易错答案】D

【答案分析】青欲如苍璧之泽，不欲如蓝。故正确答案是C。

20.据《素问·脉要精微论》所述，"声如从室中言"的病机是（   ）

A.夺气   B.中气之湿   C.神明之乱

D.气乱   E.气不足

【正确答案】B   【易错答案】C

【答案分析】题干"声如从室中言"是指声音重浊如同在房间内讲话。其病机是中焦湿盛，为脾失守所致。神明虽由心所主，言为心之声，但神明之乱常表现为语言、精神、行为的失常，如衣被不敛，言语善恶不避亲疏等。故正确答案是B。

21.据《素问·脉要精微论》所述，"言而微，终日乃复言"的病机是（   ）

A.夺气   B.中气之湿   C.血虚

D.气乱   E.气不足

【正确答案】A   【易错答案】E

【答案分析】"言而微，终日乃复言"是指说话声音微弱，很长时间才能说下一句话，其病机是由于宗气劫夺，为肺失守的表现。气不足虽也可见语声低微，但无说话重复，神志不清的表现。因此，夺气与气不足虽然均属于气的虚证，但夺气是指气的严重不足，病情危重；而气不足只是一般的气虚证。故正确答案是A。

22.据《素问·脉要精微论》所述，"衣被不敛，言语善恶不避亲疏"的病机是（   ）

A.精气不足   B.精神将夺   C.神明之乱

D.髓海有余   E.髓海不足

【正确答案】C   【易错答案】A

【答案分析】"衣被不敛，言语善恶不避亲疏"是指衣冠不整，言语错乱，不避陌生人。其病机是神明错乱，为心失守所致。精气不足一般多见精神不振，乏力倦怠之象，而没有神志错乱的表现。故正确答案是C。

23.据《素问·脉要精微论》所述，"水泉不止"的病机是（   ）

A.肾气不足   B.膀胱不藏   C.脾虚失摄

D.三焦不化   E.肾不主水

【正确答案】B   【易错答案】A

【答案分析】水泉不只是指遗尿、小便失禁等。小便的生成、贮藏、排泄与肾和膀胱均有密切的关系。中医学认为，膀胱主藏津液，肾主水，肾气具有固摄小便的功能，使其不随意外泄。但在《素问·脉要精微论》中提出"水泉不止"的病机是膀胱不藏。因此，避免错误的关键是对《内经》原文的熟记和掌握。故正确答案是B。

24.据《素问·脉要精微论》所述，"仓廪不藏"的病机是（   ）

A.肾气不足   B.膀胱不藏   C.脾虚失摄

D.三焦不化   E.门户不要

【正确答案】E   【易错答案】A

【答案分析】仓廪不藏是指泄泻、大便失禁等。中医学中肾主二便，开窍于前后二阴，因此泄泻等病证的发生也可由肾气不能固摄所致。但在《素问·脉要精微论》中"仓廪不藏"的病机是幽门、阑门、魄门等门户不要。故正确答案是 E。

25.据《素问·脉要精微论》所述，"五脏者，中之（   ）"

A. 守   B. 强   C. 色

D. 府   E. 生

【正确答案】A   【易错答案】B

【答案分析】五脏者，中之守，身之强。守是指精神藏舍之处。强指五脏是身体强健的根本。故正确答案是 A。

26.据《素问·脉要精微论》所述，"精明之府"是指（   ）

A. 头   B. 脑   C. 心

D. 胸   E. 肾

【正确答案】A   【易错答案】B

【答案分析】《本草纲目》中提出"脑为元神之府"的观点，脑虽藏于头部，但其功能的发挥主要依赖精髓的充养。在《素问·脉要精微论》中提出的五府是："头为精明之府；背为胸中之府；腰为肾之府；膝为筋之府；肾为髓之府。"故正确答案是 A。

27.据《素问·脉要精微论》所述，"背曲肩随"之原因是（   ）

A. 精神将夺   B. 府将坏   C. 肾将惫

D. 筋将惫   E. 骨将惫

【正确答案】B   【易错答案】D

【答案分析】膝为筋之府，筋的功能衰败表现为关节屈伸不利，行则偻附。背为胸中之府，是心肺所居之处。背曲肩随是因为心肺精气的衰败，不能濡养肩、背而致。故正确答案是 B。

28.据《素问·脉要精微论》所述，"头倾视深"之原因是（   ）

A. 精神将夺   B. 府将坏   C. 肾将惫

D. 筋将惫   E. 骨将惫

【正确答案】A   【易错答案】C

【答案分析】肾的功能主藏精生髓，与人的精神、智力等功能有关。《素问·脉要精微论》中提出"腰为肾之府"，故肾精衰败，是以腰部不能随意转摇作为主症。"头为精明之府"，脑髓藏于头中，五脏六腑之精气皆上注于目以濡养目，故精神衰败，可出现头低垂不能抬举、目眶凹陷等症。故正确答案是 A。

29.据《素问·脉要精微论》所述，"转摇不能"之原因是（   ）

A. 精神将夺   B. 府将坏   C. 肾将惫

D. 筋将惫   E. 骨将惫

【正确答案】C   【易错答案】D

【答案分析】因腰为肾之府，故腰部不能随意转摇，是肾将惫之征。筋虽主管人体的运动，但其主要是连接骨与关节，因此，筋将惫的表现是关节的屈伸不能，行则偻附。注意二者的区别，不要混淆。故正确答案是 C。

30. 据《素问·脉要精微论》所述，"不能久立"之原因是（　　）

A. 精神将夺　　　　　　B. 府将坏　　　　　　C. 肾将惫

D. 筋将惫　　　　　　E. 骨将惫

【正确答案】E　　　　　　【易错答案】C

【答案分析】骨虽由肾所主，但对站立、行走需骨和髓的支撑和充养。《素问·脉要精微论》中认为"骨为髓之府"，因此，不能久立、行则振掉之证是骨将惫的表现。故正确答案是 E。

31. 据《素问·脉要精微论》所述，"筋之府"是（　　）

A. 骨　　　　　　B. 膝　　　　　　C. 肉

D. 皮　　　　　　E. 肝

【正确答案】B　　　　　　【易错答案】E

【答案分析】筋的功能正常发挥依赖于肝精肝血的濡养，即"肝为筋之主"。但人体的膝是筋所聚之处，故《素问·脉要精微论》提出"膝为筋之府"。注意二者的区别。故正确答案是 B。

32. 据《素问·脉要精微论》所述，"背者，（　　）之府"

A. 膀胱　　　　　　B. 督脉　　　　　　C. 胸中

D. 太阳　　　　　　E. 心肺

【正确答案】C　　　　　　【易错答案】A、D

【答案分析】因为足太阳膀胱经的经脉循行于背部，故误认为背为膀胱之府或背为太阳之府。在《素问·脉要精微论》中，心肺居于胸中，而心肺的背俞穴在肩背，故背为胸中之府。故正确答案是 C。

33. 据《素问·脉要精微论》所述，"四变之动，脉与之上下"，权之象应（　　）

A. 春脉　　　　　　B. 夏脉　　　　　　C. 秋脉

D. 冬脉　　　　　　E. 长夏脉

【正确答案】D　　　　　　【易错答案】C

【答案分析】春夏秋冬四季气候的变动，人体的脉象也随之发生相应的变化。《素问·脉要精微论》中以"规、矩、权、衡"比喻四时脉象。春应中规，喻春季脉圆滑之象；夏应中矩，喻夏季脉方盛之象；秋应中衡，喻秋季脉不上不下，平衡于中；冬应中权，喻冬季脉伏沉之象。故正确答案是 D。

34. 据《素问·脉要精微论》所述，"四变之动，脉与之上下"，春脉之应为（　　）

A. 规　　　　　　B. 矩　　　　　　C. 衡

D. 权　　　　　　E. 毛

【正确答案】A　　　　　　【易错答案】E

【答案分析】春应中规，喻春季的脉圆滑之象，故正确答案是 A。

35.据《素问·脉要精微论》所述，"冬至四十五日，阳气微（　　　）"

A.小　　　　　　　　　　　B.下　　　　　　　　　　　C.少

D.上　　　　　　　　　　　E.消

【正确答案】D　　　　　　　　【易错答案】A

【答案分析】自然界阴阳二气的消长决定了春、夏、秋、冬四时变化，而自然界阴阳的变化规律，以冬至和夏至为两个转折点，冬至一阳生，夏至一阴生，阴阳消长，四时更迭。冬至四十五日后为立春的时节，此后阳气渐长，阴气渐消。而夏至四十五日后为立秋的时节，此后阴气渐长，阳气渐消。注意比较和区别冬至与夏至后阴阳的消长变化，不要混淆。故正确答案是D。

36.据《素问·脉要精微论》所述，梦涉大水恐惧属于（　　　）

A.阳盛　　　　　　　　　　B.阴盛　　　　　　　　　　C.阴阳俱盛

D.肾气盛　　　　　　　　　E.肝气盛

【正确答案】B　　　　　　　　【易错答案】A

【答案分析】《内经》认为梦与人的生理、病理密切相关，是体内脏腑经络、气血阴阳盛衰变化的反映。通过询问解析病人所述的不同梦境，可以判断人体脏腑功能之强弱、邪气的盛衰和病变的部位。其方法一是运用类比方法论梦定性，如水为阴，故阴盛可梦大水恐惧；火为阳，阳盛可梦大火燔灼；阴阳俱盛可梦见争斗。二是根据发病脏腑的生理特点论梦定位。如肝气盛则梦怒，肺气盛则梦哭。此知识点虽然是了解内容，但在考试中也会出现，应熟悉和理解知识点。故正确答案是B。

37.《素问·脉要精微论》尺肤诊法中，尺外以候（　　　）

A.心　　　　　　　　　　　B.肝　　　　　　　　　　　C.脾

D.肺　　　　　　　　　　　E.肾

【正确答案】E　　　　　　　　【易错答案】错选

【答题分析】本题主要考查尺肤诊法，尺肤诊主要是通过观察、触按尺肤皮肉的大小、缓急、滑涩、坚脆及其温度变化，来诊察疾病的寒热、虚实、表里及脏腑身形的病变部位。原文中："尺内两旁则季胁也，尺外以候肾，尺里以候腹中。"故答案选E。

38.《灵枢·五色》认为：黄赤为（　　　）

A.风　　　　　　　　　　　B.寒　　　　　　　　　　　C.热

D.湿　　　　　　　　　　　E.燥

【正确答案】A　　　　　　　　【易错答案】C

【答题分析】察色方法是中医诊法的重要内容，《灵枢·五色》提出根据色泽变化诊断病情，由于赤色多为火之色，容易错误判断为C。原文指出："黄赤为风，青黑为痛，白为寒"，为五色主病的一般规律，故正确答案选A。

39.《灵枢·禁服》认为：春夏人迎（　　　）

A. 微小　　　　　　　　　　B. 微大　　　　　　　　　　C. 小

D. 大　　　　　　　　　　　E. 齐等

【正确答案】B　　　　　　　　【易错答案】D

【答题分析】寸口与人迎合参法是《内经》脉诊的主要内容之一，寸口与人迎合参法应结合时令遵循"天人合一"的整体观念，即"春夏人迎微大，秋冬寸口微大，如是者，名曰平人"。故正确答案选B。由于原文记忆不牢固，易错选D。

40.《灵枢·师传》中"临病人问所便"之"便"是指（　　　　）

A. 大便　　　　　　　　　　B. 小便　　　　　　　　　　C. 喜恶得宜

D. 方便　　　　　　　　　　E. 便宜

【正确答案】C　　　　　　　　【易错答案】D

【答案分析】"临病人问所便"是指了解病人的喜恶得宜。张介宾注："便者，相宜也。有居处之宜否，有动静之宜否，有阴阳之宜否，有寒热之宜否，有性情之宜否，有气味之宜否，临病人而失其宜，施治必相左矣。"故正确答案是C。

41.《灵枢·师传》中"胃中热"则（　　　　）

A. 便热　　　　　　　　　　B. 腹胀　　　　　　　　　　C. 皮热

D. 消谷　　　　　　　　　　E. 腹泻

【正确答案】D　　　　　　　　【易错答案】A

【答案分析】错误的原因是对"便热"的理解有误，此"便热"之"便"，非指二便，而是指病人的喜恶得宜，"寒中之属则便热"，指内寒之病人，喜欢热。关键是对原文内容掌握不牢固，这也是考试的考点和难点。胃中热，则受纳腐熟功能增强，表现为消谷，善饥之症。故正确答案是D。

42.《素问·疏五过论》总结提出医生五过的根本原因是医者（　　　　）

A. 受术不通，人事不明　　　　B. 不知补泻，不知病情

C. 医不能严，不能动神　　　　D. 五脏空虚，血气离守

E. 医不能明，不问所发

【正确答案】A　　　　　　　　【易错答案】B、C、D、E

【答案分析】本篇原文主要阐述了临床医生容易犯的五种过失，这些过失主要表现在：不善问诊，不明病由；不了解患者社会地位的改变、贵贱贫富的变化；不了解患者饮食居处的优劣、精神所伤、疾病始末过程等。所以易错选为B、C、D或E。医生过失的具体表现形式虽然很复杂，但是原文强调所有这些过失总结起来就是医者"受术不通，人事不明"所致，即告诫医生不仅要知晓医道之理，还要通晓事理人情，疏导病者情志精神，才能取得好的疗效。故正确答案是A。

43.《素问·五脏别论》中，"鼻不利"是指（　　　　）

A. 肺病　　　　　　　　　　B. 心病　　　　　　　　　　C. 胃病

D. 心肺有病   E. 肺胃有病

【正确答案】D   【易错答案】A

【答案分析】五气入鼻藏于心肺。肺开窍于鼻，清气经鼻吸入，藏于心肺，由心脉及肺之宣发布达周身。故心肺有病，受纳清气功能不足，不仅胸闷，短气等，且"鼻不利"。《难经·四十难》："心主嗅，故令鼻知香臭。"本题错选的原因是忽略了心与鼻的关系。故正确答案是D。

44.《素问·五脏别论》中，凡治病，必察其（   ）

A. 脏   B. 脉   C. 舌

D. 神   E. 下

【正确答案】E   【易错答案】A

【答案分析】凡治病，必察其下，通过诊察二便的通利情况以了解脏腑的功能是否正常。故正确答案是E。

45.《素问·平人气象论》中"平人"之脉是（   ）

A. 呼吸定息脉三动   B. 呼吸定息脉四动   C. 呼吸定息脉五动

D. 呼吸定息脉六动   E. 呼吸定息脉二动

【正确答案】C   【易错答案】B

【答案分析】在《中医诊断学》中提到的正常人的脉应是一息四到五至。但在《素问·平人气象论》中提到的平人是"人一呼脉再动，一吸脉亦再动，呼吸定息，脉五动，闰以太息，命曰平人"。尤其要注意"呼吸定息"这个关键词，是指一息既尽，而换息未起之际，也有一次脉动。故正确答案是C。

46.《素问·平人气象论》认为"病痹"的脉象是（   ）

A. 脉迟   B. 脉滑   C. 脉涩

D. 脉数   E. 脉躁

【正确答案】C   【易错答案】A

【答案分析】涩为血不调，故脉涩当病痹。若病风，其脉当滑。故正确答案是C。

47.《素问·平人气象论》认为"少气"的脉象是（   ）

A. 一呼一吸脉各一动   B. 一呼一吸脉各两动

C. 一呼一吸脉各三动，尺热   D. 一呼一吸脉各三动，尺不热脉滑

E. 一呼一吸脉各四动

【正确答案】A   【易错答案】B

【答案分析】一呼一吸脉各两动是平人之脉。少气即正气衰弱，其脉应较正常之脉迟，即一呼一吸脉各一动。故正确答案是A。

48.《素问·平人气象论》心的"平脉"是（   ）

A. 有胃微弦   B. 有胃微钩   C. 有胃微毛

D. 有胃微软弱　　　　　　　　E. 有胃微石

【正确答案】B　　　　【易错答案】A

【答案分析】有胃是指脉象无太过、无不及，自有一种雍容和缓之状者，是胃气之脉；"微"之意即欲表述四时五脏诸脉具有柔和之象。五脏之平脉是有胃之象兼见应时之脏脉。肝脉应春，春胃微弦曰平；脾脉应长夏，长夏胃微耎弱平；肺脉应秋，秋胃微毛曰平；肾脉应冬，冬胃微石曰平。心脉应夏，其脉应有胃微钩，即洪大脉，如钩端微曲之象。故正确答案是B。

49.《素问·平人气象论》中的"常气"是指（　　　）

A. 元气　　　　　　　　B. 阳气　　　　　　　　C. 阴气

D. 真气　　　　　　　　E. 胃气

【正确答案】E　　　　【易错答案】A

【答案分析】《素问·平人气象论》中："平人之常气禀于胃，胃者平人之常气也。"是指正常人的脉是有胃气的，即脉来流畅，从容和缓，节律均匀。故正确答案是E。

50.《素问·平人气象论》脾的"死脉"是（　　　）

A. 但弦无胃　　　　　　B. 但钩无胃　　　　　　C. 但毛无胃

D. 但代无胃　　　　　　E. 但石无胃

【正确答案】D　　　　【易错答案】C

【答案分析】死脉是指毫无胃气之象，但见应时之脏脉。胃气的多少、有无是辨别四时五脏平脉、病脉、死脉的重要依据。脾属土应长夏，脉宜软弱，必于冲和胃气之中微带软弱，谓之平脉；若但代无胃，即是脾之死脉；若弱多胃少，即是脾之病脉。故正确答案是D。

51.《素问·平人气象论》所说的"虚里"可以诊察（　　　）

A. 营气盛衰　　　　　　B. 卫气盛衰　　　　　　C. 元气盛衰

D. 宗气盛衰　　　　　　E. 胃气盛衰

【正确答案】D　　　　【易错答案】E

【答案分析】虚里为胃之大络，它从胃脉支出，贯膈络肺，会聚胃气与清气，在左乳下形成搏动区，是诊察宗气盛衰存亡之处。学习过程中应注意虚里虽是胃之大络，但诊察的不是胃气的盛衰，而是宗气的盛衰，不要混淆。故正确答案是D。

52.《素问·平人气象论》所说的"乳之下，其动应衣"是（　　　）

A. 心气外泄　　　　　　B. 宗气外泄　　　　　　C. 胃气外泄

D. 卫气外泄　　　　　　E. 肺气外泄

【正确答案】B　　　　【易错答案】A

【答案分析】虚里位于左乳下，心尖搏动处，为足阳明胃经又一络脉，其脉从胃贯穿膈膜联络于肺，是诊察宗气盛衰存亡之处。宗气宜藏不宜泄，乳下虚里之脉，其动应衣，是宗气失藏而外泄的表现。故正确答案是B。

53.《素问·平人气象论》中虚里之脉"结而横"主（　　　）

A. 病中　　　　　　B. 病积　　　　　　C. 病气

D. 病喘　　　　　　E. 病肺

【正确答案】B　　　　【易错答案】A

【答案分析】结，脉来迟，时一止；横，有充满、坚硬之意。虚里之脉结而横，是胃中有积。若虚里动甚而如喘，或数急而兼断绝者，由中气不守而言，主病在中。故正确答案是B。

54.《素问·平人气象论》中"病易已"的是（　　）

A. 脉从阴阳　　　　B. 脉逆阴阳　　　　C. 脉反四时

D. 阴病得阳脉　　　E. 阳病得阴脉

【正确答案】A　　　　【易错答案】B

【答案分析】阴病得阴脉，阳病得阳脉谓之从，从者易已；脉病相反者为逆，如阴病得阳脉，阳病得阴脉，逆者难已。脉与四时阴阳相反，病难已。故正确答案是A。

55.《素问·平人气象论》中"真脏脉"是指（　　）

A. 脉无胃气　　　　B. 脉少胃气　　　　C. 脉有胃气

D. 五脏脉　　　　　E. 六脏脉

【正确答案】A　　　　【易错答案】D

【答案分析】脉以胃气为本，脉象反映气血盛衰变化而根源于脏腑，脏腑则依赖于胃气。五脏的平脉、病脉、死脉，其要点在于胃气的盛衰有无。脏真之气必依赖胃气才能行于经脉之中，如果胃气败绝，则五脏真气失于胃气的承载涵养，其脏真之气就会暴露而名真脏脉。脉有胃气是平脉，脉少胃气是病脉。故正确答案是A。

（二）多选题

1.《素问·方盛衰论》强调，医者应具有的诊治态度是（　　）

A. 诊有大方　　　　B. 坐起有常　　　　C. 出入有行

D. 以转神明　　　　E. 必清必静

【正确答案】ABCDE　　　【易错答案】少选

【答案分析】本篇所论强调了医者治病，除医术精湛，还必须具有良好的医德。《内经》时代对为医者从医德、医技两方面提出了较高的要求，规范医者行为。本篇经文提出："诊有大方，坐起有常，出入有行，以转神明，必清必静。"指出端庄的举止、凝神静思的诊治态度是为医者应有的风范。故正确答案是ABCDE。

2. 据《素问·脉要精微论》所述，诊法常以平旦的原理是（　　）

A. 阴气未动，阳气未散　　B. 饮食未进　　　　C. 经脉未盛

D. 络脉调匀　　　　E. 气血未乱

【正确答案】ABCDE　　　【易错答案】少选

【答案分析】平旦诊病的原理是病人经过一夜的休息后，尚未劳作和进食，机体内环境处于相对的稳定状态，没有受到除疾病外其他因素的干扰，望闻问切所诊察出的病理之象均为病气

所致，因而能如实地反映脏腑经脉气血的盛衰状况，故此时诊病有利于对疾病的正确诊断。故正确答案是 ABCDE。

3.据《素问·脉要精微论》所述，关于辨五欲之色，下列说法正确的是（　　　）

A. 青欲如苍璧之泽　　　　B. 赤欲如白裹朱　　　　C. 黄欲如罗裹雄黄

D. 白欲如鹅羽　　　　E. 黑欲如重漆色

【正确答案】ABCDE　　　　【易错答案】少选

【答案分析】五欲之色，是指明润含蓄之色，表示五脏精气未衰，气血尚充，预后良好。青欲如苍璧之泽，赤欲如白裹朱，黄欲如罗裹雄黄，白欲如鹅羽，黑欲如重漆色均为五欲之色。故正确答案是 ABCDE。

4.据《素问·脉要精微论》所述，下列属死脉的是（　　　）

A. 浑浑革至如涌泉　　　　B.绵绵其去如弦　　　　C.结脉

D. 代脉　　　　E. 芤脉

【正确答案】AB　　　　【易错答案】C、D、E

【答案分析】浑浑革至如涌泉是指脉来滚滚而急，如泉水急促上涌，盛于指下。绵绵其去如弦绝是指脉细微欲绝之象。这两种脉均为脏气衰竭，生机已尽，为死脉。结脉是指脉来缓而时一止，止无定数，主阴寒气结，寒痰血瘀，癥瘕积聚；代脉是指脉来缓弱而有规则的间歇，主脏气衰弱；芤脉是指浮大中空，如按葱管，主失血、失精、伤阴。结脉、代脉、芤脉这三种脉均为病脉。故正确答案是 AB。

5.据《素问·脉要精微论》所述，"筋将惫"之症见（　　　）

A. 背曲肩随　　　　B. 转摇不能　　　　C. 屈伸不能

D. 行则偻附　　　　E. 行则振掉

【正确答案】CD　　　　【易错答案】多选 B、E

【答案分析】膝为筋之府，主运动，若肝精败坏不能濡养筋，则可表现为屈伸不能，行则偻俯。腰为肾之府，转摇不能是肾精衰败之象。肾为髓之府，若肾精亏虚，则可表现为不能久立，行则振掉。背为胸中之府，背曲肩随为心肺精气衰败的表现。故正确答案是 CD。

6.据《素问·脉要精微论》所述，五脏失守之症见（　　　）

A. 声如从室中言　　　　B. 言而微　　　　C. 言语善误

D. 仓廪不藏　　　　E. 水泉不止

【正确答案】ABDE　　　　【易错答案】多选 C

【答案分析】易错的原因在于对言语善误与言语善恶的混淆不清。五脏主藏精而居于内，为生命活动的基础，故"五脏者，中之守也"。五脏失守的表现有：声如从室中言为脾失守；言而微，终日乃复言为肺失守；衣被不敛，言语善恶，不避亲疏，为心失守；仓廪不藏，门户不要，脾肾失守；水泉不止，膀胱不藏，为肾失守。言语善恶是言语错乱，言语善误是指言语经常说错，是衰老的表现之一。应注意二者的区别。故正确答案是 ABDE。

7.据《素问·脉要精微论》所述，"夫五脏者，（　　）"

A. 气之华也 　　　　　　B. 中之守也 　　　　　　C. 身之强也

D. 血之府也 　　　　　　E. 精之华也

【正确答案】BC 　　　　　【易错答案】错选

【答案分析】五脏为精神藏舍之处，为身体强健之本。脉为血之府；精明五色为气之华。故正确答案是BC。

8.据《素问·脉要精微论》所述，五脏失强之症见（　　）

A. 背曲肩随 　　　　　　B. 转摇不能 　　　　　　C. 屈伸不能

D. 不能久立 　　　　　　E. 行则振掉

【正确答案】ABCDE 　　　【易错答案】少选

【答案分析】五脏为身之强，身形赖五脏精气以滋养，精气充则身形壮；"五脏失强"的病变反映在形体上，可以表现为头倾视深、背曲肩随、转摇不能、屈伸不能，行则偻俯、不能久立，行则振掉等。故正确答案是ABCDE。

9.据《素问·脉要精微论》所述，论梦诊病的主要方法有（　　）

A. 阴阳类比定性法 　　　B. 运用类比方法论梦定性

C. 五行推演定性法 　　　D. 根据发病脏腑的生理特点论梦定位

E. 五行取象类比法

【正确答案】BD 　　　　　【易错答案】错选

【答案分析】论梦诊病的主要方法有二：一是运用类比方法论梦定性，如水为阴，故阴盛可梦大水恐惧；火为阳，阳盛可梦大火燔灼；阴阳俱盛可梦见争斗。二是根据发病脏腑的生理特点论梦定位。如肝气盛则梦怒，肺气盛则梦哭。故正确答案是BC。

10.《灵枢·师传》中"胃中热"的症状是（　　）

A. 便热 　　　　　　　　B. 消谷善饥 　　　　　　C. 脐以上皮热

D. 悬心 　　　　　　　　E. 便黄如糜

【正确答案】BCD 　　　　【易错答案】错选

【答案分析】"胃中热"即受纳腐熟功能亢进，表现为消谷善饥；悬心是指胃脘有空虚的感觉；按诊可有脐以上皮热的表现。"便热"之"便"是指病人的"喜恶得宜"，是内寒之人的表现；便黄如糜，是指大便如黄色的稀粥样，腐败难闻，是肠中热的表现。故正确答案是BCD。

11.《灵枢·师传》中提出顺应人类"恶死乐生"的心理，治疗疾病时进行精神施慰的方法有（　　）

A. 告之以败 　　　　　　B. 语之以善 　　　　　　C. 导之以便

D. 开之所苦 　　　　　　E. 言之其病

【正确答案】ABCD 　　　【易错答案】多选或错选

【答案分析】医生欲提高疗效，除诊疗技能外，掌握病人的精神心理情绪趋向是非常重要的条件。因此，在《灵枢·师传》中提出精神施慰的方法有告之以其败，语之以其善，导之以其所便，开之以其所苦。故正确答案是 ABCD。

12. 下列哪项属于《素问·疏五过论》中"四德"的内容是（　　　　）

A. 天地阴阳，四时经纪　　　B. 五脏六腑，雌雄表里　　　C. 从容人事，以明经道

D. 审于分部，知病本始　　　E. 刺灸砭石，毒药所主

【正确答案】ABCDE　　　　　【易错答案】错选

【答案分析】《素问·疏五过论》中提出诊病的"四德"：一是必知天地阴阳，四时经纪。人居自然之中，禀天地之气而生，四时阴阳消长变化，地理环境，都会影响到人的生理病理，因而医生必须上通天文，下知地理。二是必知五脏六腑，雌雄表里，刺灸砭石，毒药所主。要求医生必须掌握基本医学知识。"五脏六腑，雌雄表里"是指阴阳五行、藏象经络学说；"刺灸砭石，毒药所主"是指针灸、药物等治病方法。三是要从容人事，以明经道。强调医生要了解"人事"，其中包括社会知识、贵贱贫富、性情品类、喜怒哀乐以及长幼勇怯等，只有"从容人事"，才能把握病因病机。四是做到"审于分部，知病本始，八正九候，诊必副矣"。这是要求医生必须掌握诊病的各种方法，熟练运用各种诊疗技术，细致观察病人色泽、脉象变化，了解病变的过程，深入探求疾病本源，如此诊断才能准确无误。故正确答案是 ABCDE。

13.《素问·五脏别论》提出诊察疾病的方法有（　　　　）

A. 视精明　　　　　　　　　B. 察其下　　　　　　　　　C. 适其脉

D. 观其志意　　　　　　　　E. 观形气色泽

【正确答案】BCD　　　　　　【易错答案】错选

【答案分析】《素问·五脏别论》提出诊察疾病的方法有：察其下，适其脉，观其志意。要求全面诊察，综合分析，将察形体与诊脉象结合起来，将诊察躯体病症与了解精神状态结合起来。故正确答案是 BCD。

14.《素问·五脏别论》认为疾病"治之无功"的原因是（　　　　）

A. 拘于鬼神　　　　　　　　B. 恶于针石　　　　　　　　C. 病情为重

D. 病不许治　　　　　　　　E. 五脏失守

【正确答案】ABD　　　　　　【易错答案】错选

【答案分析】《素问·五脏别论》中提出拘于鬼神者，不可与言至德，恶于针石者，不可与言至巧；病不许治者，病必不治，治之无功矣。强调了反对迷信、医患合作的思想。故正确答案是 ABD。

15.《素问·平人气象论》中一呼脉三动，一吸脉三动而躁的病证有（　　　　）

A. 少气　　　　　　　　　　B. 温病　　　　　　　　　　C. 风病

D. 痹病　　　　　　　　　　E. 气盛

【正确答案】BCD　　　　　　【易错答案】多选 E

【答案分析】人一呼脉三动，一吸脉三动而躁，是指脉数。若伴有尺肤灼热，乃全身发热之征，是温热邪气壅滞于内，故则可诊为温病；若脉数而滑但尺肤不热，可诊为风病；若脉数而涩则可诊为痹病。少气的脉是人一呼脉一动，一吸脉一动。故正确答案是BCD。

16.《素问·平人气象论》中所说的"死脉"有（　　　　）

A. 一呼脉四动以上　　　　　B. 乍疏乍数　　　　　　　C. 脉绝不至

D. 但代无胃　　　　　　　　E. 真脏脉

【正确答案】ABCDE　　　　　　　【易错答案】少选

【答案分析】人一呼脉四动以上，是阴精衰竭，阳气无制，亢极欲脱，主死；脉律极不规整而乍疏乍数，是阴阳俱衰竭而败乱无主，为死脉；迟之极者，脉绝不至，气绝阳败也，为死脉；但代无胃是脉软弱极而无胃气，为死脉；真脏脉是脉无胃气而真脏之气独见的脉象，如但弦无胃等之类，主死。故正确答案是ABCDE。

17.《素问·平人气象论》中所谓"难已"的有（　　　　）

A. 脉从阴阳　　　　　　　　B. 脉逆阴阳　　　　　　　C. 脉反四时

D. 不间脏　　　　　　　　　E. 脉顺四时

【正确答案】BCD　　　　　　　　【易错答案】错选

【答案分析】"难已"是指病情危重，预后不良。脉逆阴阳、脉反四时及不间脏均是难已之脉证。脉从阴阳、脉顺四时是易已之脉证。故正确答案是BCD。

18.《素问·平人气象论》认为属心的"平脉"是（　　　　）

A. 如循琅玕　　　　　　　　B. 如落榆荚　　　　　　　C. 累累如串珠

D. 前曲后居　　　　　　　　E. 喘喘连属

【正确答案】AC　　　　　　　　【易错答案】错选

【答案分析】心的"平脉"累累如串珠，如落榆荚是形容脉来如触摸玉珠，柔滑而粒粒分明；喘喘连属是形容心脉来如喘人之息，急促之状也，其中微曲，则不能如琅玕之滑利矣，是失冲和之气，为心之病脉也；前曲后居是指脉来轻取则坚强不柔，重取牢实而不动，是心之死脉。故正确答案是AC。

（三）问答题

1. 简述"诊法常以平旦"之原理及临床指导意义。

【正确答案】①原理：病人经过一夜的休息后，尚未劳作和进食，机体内环境处于相对的稳定状态，没有受到除疾病外其他因素的干扰，望闻问切所诊察出的病理之象均为病气所致，因而能如实地反映脏腑经脉气血的盛衰状况，故此时诊病有利于对疾病的正确诊断。②意义：临床诊断要尽可能排除非疾病因素对患者的影响，以获取准确的病情资料，对疾病做出正确的诊断。

【易错答案】对"诊法常以平旦"原理的回答不全面，没有抓住要点。

【答案分析】学习和记忆时借助关键词，把握答题的要点。如对于"诊法常以平旦"的原理，关键词是"机体稳定""真实反映"；临床指导意义的回答中要抓住"排除干扰"和"正确诊断"

的关键词。

2. 如何理解"夫精明五色者，气之华也"？

【正确答案】①精明指眼睛及眼神。五色指面部五色，包括颜色和光泽。气之华是指五脏精气的外荣。是对望面色和望目诊病原理的概括。②颜面五色和目之精光神气皆为脏腑精气的外在表现，因此，望色、察目可以了解脏腑精气的盛衰及其病变。

【易错答案】回答不全面。

【答案分析】答题过程中应首先解释"精明"和"五色"的概念；其次阐明"精明五色"与脏腑精气的关系。

3. 如何理解"脉以胃气为本"？

【正确答案】①脉象反映气血盛衰变化而根源于脏腑，脏腑则依赖于胃气。就脉象形成原理而言，脏真之气必依赖胃气才能行于经脉之中，如果胃气败绝，则五脏真失于胃气的承载涵养，其脏真就会暴露而名真脏脉。②察胃气多少有无以判断平脉、病脉、死脉，无胃气的脉，就是死脉，即真脏脉。

【易错答案】回答不全面。

【答案分析】答题过程中应首先阐明脉象与气血、脏腑之间的关系，其次说明察胃气的临床意义。

4. 气口何以独为五脏主？

【正确答案】①气口位于肺经，气血通过"肺朝百脉"的作用运行于经脉中，而营养五脏六腑、四肢百骸，即五脏六腑的精气通过经脉朝会于手太阴肺经。诊察手太阴肺经的动脉气口，就可知五脏六腑精气的盛衰及其功能的强弱。②胃为水谷之海，"脾为胃行其津液"，脾之转输，亦需要手太阴肺之宣发，才能布达全身，故"气口亦太阴也"，手太阴所过之处可以很好地诊察胃气，有胃气则生，无胃气则死。③寸口在经渠、太渊处，太渊是手太阴肺经的输穴，经渠是手太阴肺经的经穴，"所注为输""所行为经"，输穴、经穴是经脉经气最旺盛的穴位，故经渠、太渊最能反映手太阴肺经的情况，最具有诊断意义。④太渊又是手太阴肺经的原穴，原者，元气贯注之处，能反映先天之气、肾气、人身根本之气。所以，通过寸口可以诊断五脏病变，全身疾病。

【易错答案】回答不全面，漏掉了寸口。

【答案分析】答题的要点是从诊脉为什么选肺经，又为什么选肺经的寸口部位以及寸口与后天脾胃关系方面解释。

第七章 论治

◎ **重点** ◎

1.《灵枢·逆顺肥瘦》"上合于天，下合于地，中合于人事"的论治思想。

2.《素问·五常政大论》"化不可代，时不可违"的养生、预防、治病理念。

3.《素问·五常政大论》《素问·异法方宜论》因地制宜、同病异治的治则。

4.《素问·六元正纪大论》因时制宜的治则。

5.《素问·示从容论》因人制宜的治则。

6.《素问·汤液醪醴论》汤液醪醴的作用。

7.《素问·汤液醪醴论》"神不使"的含义与产生原因。

8.《素问·汤液醪醴论》"标本不得，邪气不服"的含义及其临床意义。

9.《素问·至真要大论》正治反治的概念及其主要内容。

10.《素问·至真要大论》制方法则和方剂分类。

11.《素问·至真要大论》虚寒、虚热证的治疗原则。

12.《素问·至真要大论》基于天人相应理论的药物气味形成之理。

13.《素问·阴阳应象大论》因势利导的治则。

14.《素问·五常政大论》体质、病位与用药服药的关系。

15.《素问·五常政大论》用药法度及饮食调养的作用。

16.《素问·宣明五气》五味所禁理论。

17.《素问·脏气法时论》五脏所欲、所苦及其用药特点。

18.《素问·脏气法时论》"四时五脏，病随五味所宜"的意义。

19.《素问·六元正纪大论》孕妇用药法度。

20.《素问·标本病传论》标本逆从的含义及标本理论的应用。

21.《素问·调经论》经脉的作用及"守经隧"的意义。

22.《素问·宝命全形论》针刺治病应该注意的五个关键问题。

23.《素问·八正神明论》针刺结合天时的原则。

24.《灵枢·根结》针刺因人而异原则。

25.《素问·移精变气论》移精变气疗法。

◎ **难点** ◎

1.《素问·异法方宜论》"杂合以治"的意义。

2.《素问·阴阳应象大论》"阳病治阴，阴病治阳"的治则。

3.《素问·标本病传论》标本理论的应用。

4.《素问·五常政大论》气反者的服药方法。

5.《素问·脏气法时论》五脏所欲、所苦理论。

6.《素问·宝命全形论》针刺"治神"理论及其意义。

精选习题

扫码获取
同步习题

（一）单选题

1. 据《素问·五常政大论》所述，"气寒气凉，（　　　）"

A. 治以温热 　　　　B. 治宜灸焫 　　　　C. 治以寒凉

D. 治宜微针 　　　　E. 治以砭石

【正确答案】C 　　　　【易错答案】A、B

【答案分析】此题考查因地制宜的治则。《素问·五常政大论》强调"西北之气散而寒之，东南之气收而温之……气寒气凉，治以寒凉，气热气温，治以温热……必同其气，可使平也"，意即西北地区气候寒凉，人多食热，人体皮肤腠理致密，易有内热，故治疗用寒凉药；东南方地区气候温热，人多食凉，人体皮肤疏松，腠理开，人易有内寒，故治疗用温热药。故正确答案是C。因为中医学治法有"寒者热之，热者寒之"，《素问·六元正纪大论》有"用寒远寒，用凉远凉，用温远温，用热远热"之论，故易错选A或B。

2. 据《素问·异法方宜论》所述，中央之域其民的生活饮食特点是（　　　）

A. 食鱼而嗜咸 　　　　B. 华食而脂肥 　　　　C. 乐野处而乳食

D. 食杂而不劳 　　　　E. 嗜酸而食胕

【正确答案】D 　　　　【易错答案】B

【答案分析】此题考查的是不同地域的地理方位、水土气候等环境的差异，导致其民饮食特点的特征，是考试经常涉及的考点之一，常见错误的原因在于知识的混淆。中央之域，应长夏，地平以湿，天地所以生万物，因此饮食特点是食杂而不劳；东方之域，应春，天地始生，鱼盐之地，海滨傍水，其民的饮食特点是食鱼而嗜咸；西方之域，应秋，天地收引，金玉砂石之地，水土刚强，其饮食特点是华食脂肥；南方之域，应夏，天地长养，阳盛之处，水土弱，雾露聚，其民的饮食特点是嗜酸而食胕；北方之域，应冬，天地闭藏，风寒冰冽，其民的饮食特点是乐野处乳食。故正确答案是D。

3. 根据《素问·异法方宜论》所述，一病治不同而愈的原理是（　　　）

A. 因势利导   B. 饮食疗法   C. 地势使然

D. 医术高明   E. 正治反治

【正确答案】C   【易错答案】B

【答案分析】《素问·异法方宜论》中指出"医之治病也，一病而治各不同，皆愈"的道理是由于"地势使然"，即提出了因地制宜的治疗原则。故正确答案是 C。

4.《素问·异法方宜论》认为，东方之域其病多（   ）

A. 生于内   B. 痿厥寒热   C. 挛痹

D. 脏寒生满病   E. 痈疡

【正确答案】E   【易错答案】B

【答案分析】此知识点是考试经常涉及的考点，应重点掌握地域环境的不同而致体质的差异，从而多发的疾病有别。产生错误的原因在于知识的混淆。东方之域，其体质特点是里热而血行不畅，营气不从，逆于肌肉腠理，故多生痈疡之类的病变；西方之域，其体质特点是邪不能伤形，病多生于内；南方之域，其体质特点是致理而赤色，故其病多发挛痹；北方之域，其体质特点是脏寒，故其病多生满病；中央之域，因其食杂而不劳，故其病多痿厥寒热。故正确答案是 E。

5. 据《素问·异法方宜论》所论，西方之域治宜（   ）

A. 砭石   B. 导引按跷   C. 微针

D. 毒药   E. 灸焫

【正确答案】D   【易错答案】E

【答案分析】此知识点是考试经常涉及的考点，应重点掌握"因地制宜"治疗原则的具体体现和应用。产生错误的原因在于知识的混淆。西方之域由于病多生于内，故多用毒药攻其邪；东方之域多生痈疡，故多用砭石治疗；南方多生挛痹之病，故多用微针针刺治疗；北方多生脏寒满病，故治疗多用灸焫；中央多发寒热痿厥之类的病变，故其治疗多用导引按跷之术。故正确答案是 D。

6. 据《素问·异法方宜论》所论，"九针"来自（   ）

A. 东方   B. 北方   C. 南方

D. 西方   E. 中央

【正确答案】C   【易错答案】B

【答案分析】"九针"即古代用以治病的九种不同规格的针具，此法源于南方。因北方地高陵居，天地闭藏，风寒冰冽，其病变多脏寒、满病，故多用艾火烧灼，或火针、火罐等灸焫的方法治疗。故正确答案是 C。

7.《素问·异法方宜论》中提出了治疗应（   ）

A. 因势利导   B. 饮食疗法   C. 标本兼治

D. 杂合以治   E. 正治反治

【正确答案】D   【易错答案】E

【答案分析】《素问·异法方宜论》中论述了不同地域的地理、气候特点，人们的生活方式、风俗习惯，体质、发病特征，治疗方法，因此提出良医必须懂得"杂合以治，各得其所宜"的治疗思想，必须做到"得病之情，知治之大体"的治疗准则。故正确答案是D。

8.《素问·汤液醪醴论》所说"病为本，工为标"，其中"工"是指（　　　）

A.病人　　　　　　　　　B.工作　　　　　　　　　C.疾病

D.方药　　　　　　　　　E.医生的治疗措施

【正确答案】E　　　　　　【易错答案】B

【答案分析】标本是相对的概念，在《素问·标本病传论》《天元纪大论》《六微旨大论》《灵枢·根结》《卫气》等内容中有不同的内涵，但根据《素问·汤液醪醴论》中"病为本，工为标"，可知此"本"当指患者及其病情；"标"当指医工及其治疗技术和方法。也就是说医生的治疗措施必须与病人的病情相结合才能达治疗目的，即标本相得，方能治愈疾病，若"标本不得，邪气不服"。故正确答案是E。

9.《素问·汤液醪醴论》所说"形弊血尽而功不立"的原因是（　　　）

A.病情重　　　　　　　　B.医术差　　　　　　　　C.神不使

D.方药轻　　　　　　　　E.治有误

【正确答案】C　　　　　　【易错答案】A

【答案分析】"形弊血尽"虽是指病情重的表现，但不是"功不立"的原因，而当是"神不使"。"神不使"是指形体败坏，血气竭尽，神气衰败，不能使针灸、药物发挥治疗作用。凡治病之道，攻邪在乎针药，行药在乎神气，故治施于外，则神应于中，使之升则升，使之降则降，是其神之可使也。若"嗜欲无穷，忧患不止"便会伤及脏腑气血，使"精气弛坏""营涩卫除"，如此则"神"衰，而"不使"。因此，发挥"神气"的作用，是取得治疗成功的关键。故正确答案是C。

10.《素问·至真要大论》中对"劳者"采取治法是（　　　）

A.削之　　　　　　　　　B.缓之　　　　　　　　　C.温之

D.散之　　　　　　　　　E.濡之

【正确答案】C　　　　　　【易错答案】B

【答案分析】"缓之"是用舒缓之品，适用于筋脉拘急挛缩的病证，如芍药甘草汤治脚挛急；劳者伤气，治当用温补法。如劳倦伤脾，补中益气汤治疗。故正确答案是C。

11.《素问·至真要大论》中对"惊者"采取治法是（　　　）

A.削之　　　　　　　　　B.平之　　　　　　　　　C.温之

D.散之　　　　　　　　　E.濡之

【正确答案】B　　　　　　【易错答案】A

【答案分析】"削之"是指用削伐的药物治疗体内有坚硬肿物，癥瘕积聚等病证，如治疟母用鳖甲煎丸；对于惊悸不安、精神亢奋一类的病证，应当用镇惊安神之品以平抑之，如朱砂安神九治失眠怔忡。故正确答案是 B。

12.《素问·至真要大论》所说"必伏其所主"之"主"是指（   ）

A. 病因　　　　　　　　B. 疾病本质　　　　　　　C. 症状

D. 证候　　　　　　　　E. 正气

【正确答案】B　　　　　　【易错答案】E

【答案分析】必伏其所主，而先其所因是指治病必须治疗疾病的本质，因而要先探求疾病的原因。故正确答案是 B。

13.《素问·至真要大论》对"诸寒之而热者"采用的治法是（   ）

A. 取之阳　　　　　　　　B. 取之阴　　　　　　　C. 取之热

D. 取之寒　　　　　　　　E. 取之阴阳

【正确答案】B　　　　　　【易错答案】A

【答案分析】"诸寒之而热者"是指用苦寒之药治疗热象而热不减者，为阴虚发热，治当补其阴而清其热。故正确答案是 B。

14. 下列哪项治法属于《素问·至真要大论》所说的反治（   ）

A. 以寒治热　　　　　　　　B. 以热治寒　　　　　　　C. 坚者削之

D. 塞因塞用　　　　　　　　E. 燥者濡之

【正确答案】D　　　　　　【易错答案】A、B、C、E

【答案分析】《素问·至真要大论》中："逆者正治，从者反治。"反治包括热因热用、寒因寒用、塞因塞用、通因通用。塞因塞用是指正虚所致的痞满不通，用补益法治疗，如脾虚大便不通用补中益气汤治疗。以寒治热、以热治寒、坚者削之、燥者濡之均属于正治。故正确答案是 D。

15. 下列哪项治法属于《素问·至真要大论》所说的正治（   ）

A. 寒因寒用　　　　　　　　B. 热因热用　　　　　　　C. 通因通用

D. 塞因塞用　　　　　　　　E. 治寒以热

【正确答案】E　　　　　　【易错答案】A、B

【答案分析】产生错误的原因在于对治寒以热和寒因寒用、热因热用的混淆不清。正治是指治疗用药时逆其病症而治的治疗原则。治寒以热是指治疗寒证用温热药，属于正治；热因热用是指以热药治疗假热证，如用通脉四逆汤治疗脉微欲绝，面色赤之假热；寒因寒用是指以寒药治疗假寒证，如用白虎汤治疗脉滑而厥之里热证。故正确答案是 E。

16.《素问·至真要大论》中采取"从之"治法的是（   ）

A. 寒者　　　　　　　　B. 热者　　　　　　　C. 微者

D. 甚者　　　　　　　　E. 坚者

【正确答案】D　　　　　　【易错答案】C

【答案分析】"从之"是指顺从疾病假象用药的治疗原则，适合于病情危重或病证表现复杂，或出现假象的疾病。"微者"是指病情轻缓，症状相对简单的病证，应采用逆其病症用药的治疗原则，即逆之。故正确答案是D。

17.《素问·至真要大论》中，"逸者"应采用的治法是（　　）

A.濡之　　　　　　　B.散之　　　　　　　C.攻之

D.行之　　　　　　　E.下之

【正确答案】D　　　　　　【易错答案】C

【答案分析】"逸者"是指过度安逸之人，其特点是气血易壅滞，运行迟缓，故治宜使其运行流通。攻法适合于体内有邪滞留者。故正确答案是D。

18.《素问·阴阳应象大论》中提出"病盛"时，其治疗当（　　）

A.泻之于内　　　　　B.待衰而已　　　　　C.重而减之

D.可刺而已　　　　　E.汗而发之

【正确答案】B　　　　　　【易错答案】D

【答案分析】此题考核的是根据疾病的缓急，选择适当的治疗方法和掌握治疗时机。若在疾病的初始阶段，可刺而已；但在邪气盛时，可待衰而已。临床多用于周期性发作的病证，如疟疾、癫痫等，应于发作间期治疗，可避邪免伤正气。故正确答案是B。

19.《素问·阴阳应象大论》认为"精不足者"，其治疗当（　　）

A.温之以气　　　　　B.补之以味　　　　　C.阳病治阴

D.阴病治阳　　　　　E.阴阳双补

【正确答案】B　　　　　　【易错答案】A

【答案分析】《素问·阴阳应象大论》中提出："形不足者，温之以气；精不足者，补之以味。"阴精不足者，当用味厚的药食滋补；形体羸弱者，用补气的方药温补。二者虽同采用补益的方法，但用药有性温与味厚的不同，应注意区别。故正确答案是B。

20.《素问·阴阳应象大论》认为病邪轻浅者，其治疗当（　　）

A.扬之　　　　　　　B.补之　　　　　　　C.彰之

D.减之　　　　　　　E.竭之

【正确答案】A　　　　　　【易错答案】D

【答案分析】当病情重，难以速去，可采用逐渐衰减的方法治疗，即"因其重而减之"。在疾病初起，病邪轻浅之时，应采用轻扬宣散的方法驱邪外出，即"因其轻而扬之"。在学习中应注意病邪"轻"与"重"的不同，由此对治疗方法的区别不要混淆。故正确答案是A。

21.《素问·阴阳应象大论》认为其治疗当用"彰之"的是（　　）

A.轻者　　　　　　　B.高者　　　　　　　C.中满者

D.慓悍者　　　　　　E.衰者

【正确答案】E　　　　　　【易错答案】D

【答案分析】产生错误的原因在于不理解"彰之"与"慓悍者"的含义。"慓悍者"是指病势急猛的患者，医者需察清其病情，迅速采取控制措施，即"按而收之"的治法。"彰之"即补益的治法，气血虚衰的人应采用补益的方法使正气恢复。故正确答案是E。

22.《素问·阴阳应象大论》认为病位高者，其治疗当用（   ）

    A. 彰之   B. 发之   C. 越之

    D. 泻之   E. 减之

【正确答案】C   【易错答案】B

【答案分析】"发之"是指发汗的方法，多用于病邪在皮毛肌腠，在表的病证。"越之"是指向上升散，即对于病位高，邪在上的病证，其治疗应因势利导，运用发扬升散的方药，用涌吐之法使病邪随涌吐而出。"发之"侧重于向外的散邪；"越之"侧重向上涌越，注意二者的区别及不同的应用。故正确答案是C。

23.《素问·阴阳应象大论》认为病在皮者，其治疗当（   ）

    A. 散而泻之   B. 因而越之   C. 引而竭之

    D. 汗而发之   E. 渍形以为汗

【正确答案】D   【易错答案】E

【答案分析】邪在皮毛者，可发汗法治疗。而"渍形以为汗"虽然也是发汗的方法治疗，但其是采用汤液浸渍、熏蒸皮肤，使其出汗的治疗方法，适用于病邪滞留在经络，病位较深者。故正确答案是D。

24.《素问·阴阳应象大论》认为病中满者，其治疗当（   ）

    A. 散而泻之   B. 因而越之   C. 引而竭之

    D. 汗而发之   E. 泻之于内

【正确答案】E   【易错答案】A

【答案分析】中焦胀满者，应采用辛开苦降之法的泻法，以通畅气机，消散病邪。"散而泻之"适合于实证，表实宜用散法，里实宜用泻法。二者虽然都是泻法，但所用的方药性质不同，适用的病证也不同。故正确答案是E。

25.《素问·阴阳应象大论》所说"引而竭之"，是治疗（   ）

    A. 病在表   B. 病在里   C. 病在上焦

    D. 病在下焦   E. 病在中焦

【正确答案】D   【易错答案】E

【答案分析】"引而竭之"适用于病在下焦，用疏导泻利的方法治疗；病在上焦的病证，可用"因而越之"；病在中焦的可泻之于内。"泻之于内"体现了中医学因势利导的治疗原则，应注意区别病位的不同及治疗的差异。故正确答案是D。

26.《素问·阴阳应象大论》所说"血实者"，其治疗应（   ）

A. 散之　　　　　　　B. 发之　　　　　　　C. 越之

D. 泻之　　　　　　　E. 决之

【正确答案】E　　　　　　　【易错答案】A

【答案分析】"血实者"即指血分有邪气壅盛。其治疗方法在中药、方剂学里，通常也有活血散瘀的表述方法，但在《素问·阴阳应象大论》中提出"血实者决之"。"决"，即开凿壅塞。即机体当血分邪气壅盛，血行不畅而瘀滞者，治疗以针刺破血或药物活血化瘀，以疏通脉道，行血以驱邪。应注意现行活血散瘀的治则治法与《内经》中对血瘀者"决之"表述的不同。故正确答案是E。

27.《素问·阴阳应象大论》所说其治疗当用"掣引之"的是（　　　）

A. 阴虚　　　　　　　B. 表虚　　　　　　　C. 阳虚

D. 气虚　　　　　　　E. 血虚

【正确答案】D　　　　　　　【易错答案】E

【答案分析】血虚者宜采用补血的治疗方法；而气虚者宜"掣引之"，即补气升提的治法，临床多用于气虚下陷的病证，如补中益气汤中除黄芪、白术等补气药物之外，还配伍了升麻、柴胡升提之品，充分体现了这一治法。故正确答案是D。

28. 据《素问·五常政大论》所述，能毒者用（　　　）

A. 薄药　　　　　　　B. 厚药　　　　　　　C. 苦药

D. 寒药　　　　　　　E. 热药

【正确答案】B　　　　　　　【易错答案】C

【答案分析】此知识点是考核对体质与治疗用药的关系。"能毒者"是指耐药性强的人，其用药可用气猛味厚、作用峻猛的药物。薄药是指气味温和，作用轻缓的药物，适合于耐药性差的人。故正确答案是B。

29. 据《素问·五常政大论》所述，大毒治病，十去其（　　　）

A. 五　　　　　　　B. 六　　　　　　　C. 七

D. 八　　　　　　　E. 四

【正确答案】B　　　　　　　【易错答案】C

【答案分析】根据药物有毒、无毒的差异，人有能毒、不胜毒之体质，因而用药有一定的法度。常毒治病，十去其七。而大毒之药治病，十去其六，应注意"中病即止"，避免因用药太过而损伤机体的正气。故正确答案是B。

30. 据《素问·脏气法时论》所述，有关"五脏所欲"表述错误的是（　　　）

A. 肝欲散，急食辛以散之　　　B. 心欲缓，急食酸以收之

C. 心欲软，急食咸以软之　　　D. 脾欲缓，急食甘以缓之

E. 肾欲坚，急食苦以坚之

【正确答案】B　　　　　　　【易错答案】C

【答案分析】此题考查对五脏所欲的理解和掌握。欲指顺应脏腑功能，或者顺应脏腑特性则为欲。本篇提出"肝欲散，急食辛以散之，心欲耎，急食咸以耎之，脾欲缓，急食甘以缓之，肺欲收，急食酸以收之，肾欲坚，急食苦以坚之。"故正确答案选B。因为耎与缓意义相近，易于耎、缓混淆，而错选C。

31. 据《素问·脏气法时论》所述，四时五脏，病随（　　　）所宜

A. 五色　　　　　　　　　B. 五味　　　　　　　　　C. 五行

D. 五季　　　　　　　　　E. 五方

【正确答案】B　　　　　　　【易错答案】E

【答案分析】此题易错的原因在于同中医学的"三因制宜"治则混淆。"三因制宜"包括因时、因地、因人制宜，误认为四时五脏的病，除了四时外，还应随地域（即五方）而制定适宜的治法。依据《素问·脏气法时论》中，"四时五脏，病随五味所宜"。这个"五味"是指药食的气味。如五谷、五果、五畜、五菜等气味的偏盛不同，它们既是维持人类生命过程不可缺少的食品，又是驱逐邪气治疗疾病的药品。既能分别补益不同的脏气，又能共同作用，增强正气，驱除邪气，促进康复。因此，五味分别归属四（五）时五脏，要根据春、夏、（长夏）、秋、冬季节不同，五脏之气偏盛、偏衰，以及苦、欲等具体情况，以其所宜而用之。故正确答案是B。

32. 据《素问·六元正纪大论》所述，妇人重身的用药法则是（　　　）

A. 有故无殒　　　　　　　B. 无故无殒　　　　　　　C. 无毒治病

D. 食养尽之　　　　　　　E. 常毒治病

【正确答案】A　　　　　　　【易错答案】D

【答案分析】药未尽之症，可用谷物、肉食、水果、蔬菜等调养正气以消除之。但对于妇人重身的特殊体质，应有是证便可用是药，既不伤胎儿，也不伤母体。故正确答案是A。

33. 根据《素问·标本病传论》下列当先治其本的是（　　　）

A. 先病而后逆者　　　　　B. 小大不利　　　　　　　C. 先热而后生中满者

D. 先病而后生中满者　　　E. 病发而不足者

【正确答案】A　　　　　　　【易错答案】E

【答案分析】先病而后逆者，是指先发生疾病而后出现气血逆乱，或病势逆常者，当先治其本病。病发而不足者是正虚感邪，应标而本之。故正确答案是A。

34. 根据《素问·标本病传论》下列当先治其标的是（　　　）

A. 先病而后逆者　　　　　B. 先逆而后病者　　　　　C. 先热而后生中满者

D. 先寒而后生病者　　　　E. 先病而后生寒者

【正确答案】C　　　　　　　【易错答案】A

【答案分析】易错的原因在于对答案所列举的内容不理解。做题的思路是首先对每一个备选答案逐一分析后再做选择。先病而后逆者是指先发生疾病而后出现气血逆乱，当先治其本

病——他病；先逆而后病者是指先有气血逆乱后发生他病的，当先治本病——气血逆乱；先病而后生寒者是指先患他病而后生寒证的，应先治其本病——他病；先寒而后生病者是指先因寒邪致病而又发生其他病变的，应先治本病——寒病。故以上 4 种情况均应先治其本。唯先发热而后发生中焦胀满者，应先治其标病——中满。因中焦是后天之本脾胃之所居，中焦胀满，其病则谷食难入，精气无补，正气无根，无力抗邪。脾胃升降失常，药食之气不能达病所以驱邪，必将出现"形弊血尽而功不立"的结果，是为危候，当先治之。故正确答案是 C。

35.《素问·标本病传论》认为小大不利治其（　　　）

A. 本　　　　　　　　　　B. 标　　　　　　　　　C. 里

D. 本而标之　　　　　　　E. 标本兼治

【正确答案】B　　　　　　　【易错答案】A

【答案分析】治"本"的原则一般适用于病情缓和的病证；治"标"的原则一般适用于病情危急。大小便是人体排泄毒、废物的重要途径，若二便不通，是危险的证候，必须先治其标——通便。故正确答案是 B。

36.《素问·标本病传论》所说"间者并行"是指（　　　）

A. 治本　　　　　　　　　B. 治标　　　　　　　　C. 本而标之

D. 标而本之　　　　　　　E. 标本兼治

【正确答案】E　　　　　　　【易错答案】C、D

【答案分析】"本而标之"和"标而本之"虽然也属于标本兼治的范畴，但在治疗中有先后缓急。"本而标之"是先治其本，再治其标，适用于"病发而有余者"，邪气有余为本，故治疗当先除其邪气，然后再治其标。"标而本之"是先治其标，再治其本，适用于"病发而不足"，正气不足为标，治当以标为主，再兼及其本。"间者并行"适用于病证轻浅者，治当标本兼治。故正确答案是 E。

37.《素问·八正神明论》提出的治疗原则是：月生（　　　）

A. 无疑　　　　　　　　　B. 无刺　　　　　　　　C. 无补

D. 无泻　　　　　　　　　E. 无治

【正确答案】D　　　　　　　【易错答案】选错

【答题分析】本题选错的原因是没有掌握《素问·八正神明论》中因时而治的原则。人的气血盛衰受自然界阴阳运动变化的影响，因此针刺必须结合天时，把握四时八节、月相盈亏的规律，做到因天时而调血气，并提出"天寒无刺，天温无疑，月生无泻，月满无补，月郭空无治"等针刺顺应天时的原则。故答案为 D。

38.《素问·宣明五气》血病无多食（　　　）

A. 辛　　　　　　　　　　B. 甘　　　　　　　　　C. 酸

D. 苦　　　　　　　　　　E. 咸

【正确答案】E　　　　　　　【易错答案】D

【答题分析】五味入五脏,适量摄入可补其脏,太过则伤其脏。原理有二:一是本脏所恶,如气病无多食辛、肉病无多食甘、筋病无多食酸。二是伤及所胜、所不胜之脏,如血病无多食咸、骨病无多食苦。因为血病属心,咸味入肾属水,多食咸则水泛克火。正确答案为E。如果只了解本脏所恶,容易错选为D。

(二)多选题

1. 根据《素问·异法方宜论》所述,下列说法错误的是( )

A. 砭石从北方来　　　　　　B. 西方治宜毒药　　　　　　C. 南方其病痿厥

D. 东方食杂而不劳　　　　　E. 中央天地长养

【正确答案】ACDE　　　　　【易错答案】多选或错选

【答案分析】《素问·异法方宜论》中讨论了东方、西方、北方、南方、中央等不同方域的地理、气候特点,人们的生活方式、风俗习惯,体质、发病特征,治疗方法。砭石从东方来,南方其病挛痹,食杂而不劳的中央之人,东方之民喜食鱼而嗜咸,中央是天地生万物之地,南方是天地长养之地。故正确答案是ACDE。

2. 下列属于《素问·汤液醪醴论》所说"神不使"的原因是( )

A. 嗜欲无穷　　　　　　　　B. 忧患不止　　　　　　　　C. 劳逸过度

D. 饮食不节　　　　　　　　E. 虚邪贼风

【正确答案】AB　　　　　　【易错答案】多选或错选

【答案分析】"神不使"的原因:道德稍衰,嗜欲无穷,忧患不止,从而导致机体的精气弛坏,营涩卫除。劳逸过度、饮食不节、虚邪贼风均不是发生"神不使"的病因。故正确答案是AB。

3. 下列属于《素问·至真要大论》所说"正治"的是( )

A. 坚者削之　　　　　　　　B. 客者除之　　　　　　　　C. 结者散之

D. 损者温之　　　　　　　　E. 惊者平之

【正确答案】ABCDE　　　　【易错答案】少选

【答案分析】正治是指治疗用药时逆其病症而治的治疗原则,适用于病情轻缓,疾病的表现与病机一致的病证。坚者削之是指体内有坚硬肿物,如癥瘕积聚等病证,应采用削伐的治法;客者除之是指体内若有邪气侵犯,应采用祛邪的治法;结者散之是指体内气血结聚的病证,应采用消散的治法;损者温之是指虚损一类的病证,应采用温补的治法;惊者平之是指惊悸不安之类的病证,应采用镇静安神的治法。以上均属于正治。故正确答案是ABCDE。

4. 下列属于《素问·至真要大论》所说"反治"的是( )

A. 治热以寒　　　　　　　　B. 治寒以热　　　　　　　　C. 塞因塞用

D. 通因通用　　　　　　　　E. 热者寒之

【正确答案】CD　　　　　　【易错答案】多选或错选

【答案分析】治热以寒、治寒以热、热者寒之均是逆其病症而用药,均属于正治的治疗原则。反治是指在治疗用药时顺从疾病的假象而治的治疗原则,是一种反常规的治疗,适合于病情危重、临床表现复杂或出现假象的病证。塞因塞用是指运用补益固涩的方药治疗胀满闭塞不通的真虚假实证；通因通用是指运用通利泻下的方药治疗具有通利泻下的真实假虚证。故正确答案是CD。

5.据《素问·阴阳应象大论》所述，下列适宜治疗虚证的是（　　　）

A. 轻而扬之　　　　　　B. 重而减之　　　　　　C. 衰而彰之

D. 温之以气　　　　　　E. 补之以味

【正确答案】CDE　　　　　【易错答案】多选或错选

【答案分析】轻而扬之是指病邪轻浅的，用宣泄之法治疗；因其重而减之是指病重者用逐步攻减邪气的方法治疗。衰而彰之是指气血虚衰者用补益之法治疗；温之以气是指形体羸弱者用补气的方药温补；补之以味是指阴精不足者用味厚的药食滋补。这3种均适宜于治疗虚证。故正确答案是CDE。

6.据《素问·阴阳应象大论》所述，下列适宜治疗实证的是（　　　）

A. 轻而扬之　　　　　　B. 重而减之　　　　　　C. 衰而彰之

D. 按而收之　　　　　　E. 引而竭之

【正确答案】ABDE　　　　【易错答案】多选或错选

【答案分析】衰而彰之是指气血虚衰者用补益之法治疗。轻而扬之是对病邪轻浅的，用宣泄之法治疗；重而减之是对病重的用逐步攻减邪气的方法治疗；按而收之是指对病势急猛者应迅速采取措施，制服病势；引而竭之是对病在下者用疏导通利之法治疗。这4种均适合于治疗实证。故正确答案是ABDE。

7.下列哪项是《素问·五常政大论》中"气反者"的正确治疗（　　　）

A. 病上取下　　　　　　B. 病下取上　　　　　　C. 病中傍取

D. 病上取上　　　　　　E. 病下取下

【正确答案】ABC　　　　　【易错答案】多选或错选

【答案分析】病上取上，病下取下，是针对一般疾病的治疗。《素问·五常政大论》中针对病情标本的不同，提出气反常态的患者的治疗法则有以下几个方面：病在上部，取治于下部；病在下部，取治于上部；病在中部，取治于旁（傍）侧。故正确答案是ABC。

8.下列属于《素问·标本病传论》认为当先治其本的是（　　　）

A. 先病而后逆者　　　　B. 先逆而后病者　　　　C. 先病而后泄者

D. 先寒而后生病者　　　E. 先病而后生寒者

【正确答案】ABCDE　　　【易错答案】多选或错选

【答案分析】先病而后逆者、先逆而后病者、先病而后泄者、先寒而后生病者、先病而后生寒者均属于先治其本。故答案应选ABCDE。

9.下列属于《素问·标本病传论》认为当先治其标的是（　　　）

A. 先病而后逆者　　　　B. 小大不利　　　　　　C. 先热而后生中满者

D. 先病而后生中满者　　　　E. 先泄而后生他病者

【正确答案】BCD　　　　【易错答案】多选或错选

【答案分析】先病而后逆者、先泄而后生他病者当先治其本。在疾病的发展过程中，标病将要危及生命，或标病成为突出的主要矛盾时，当先治其标。小大不利、中满应先治其标。故正确答案是BCD。

10.《素问·移精变气论》中今世之人不能用祝由治疗疾病的原因是（　　　）

A. 忧患于内　　　　B. 苦形于外　　　　C. 逆寒暑

D. 贼风至　　　　E. 乐恬恢

【正确答案】ABCD　　　　【易错答案】少选

【答题分析】本题考查的是祝由治疗方法。移精祝由是古人常用的治疗方法，通过祝说病由疏通情志、转移患者对疾病的精神注意力，以调节脏腑气机，治愈疾病。适用于病证较单纯、病情轻浅者，有一定的临床效果。但对病因多端、病证复杂的疾病，单用移精祝由已不能完全治愈，这时就需要结合针石、药物等来综合调治。原文中有："当今之世不然，忧患缘与其内，苦形伤其外，又失四时之从，逆寒暑之宜，贼风数至，虚邪朝夕，内至五脏骨髓，外伤空窍肌肤，所以小病必甚，大病必死，故祝由不能已也。"故正确答案选ABCD。

（三）问答题

1. 据《素问·汤液醪醴论》，试述"神不使"的病因病机、危害，及"神不使"治而不效的原理。

【正确答案】

（1）病因病机：嗜欲无穷，忧患不止。精气弛坏，营涩卫除。

（2）危害：形弊血尽，多治不效。

（3）神不使治而不效的原理：由上述各项导致精神不进，志意不治，精坏神去，营卫不收。

【易错答案】回答不全面。

【答案分析】学习过程中应重点围绕"神不使"的概念，理解其产生的病因病机、危害等内容。此知识点是考试经常涉及的内容。

2.《素问·至真要大论》中"其始则同，其终则异"的含义是什么？

【正确答案】此句说明反治的原理。因反治用于疾病征象与本质不完全一致的病证，所采用方药的性质与疾病的假象一致，但与疾病的本质相反，即以热药治疗病象之热，寒药治疗病象之寒，开始时药性与病性似乎相同，但终究是与疾病本质相反，其结果又是与开始时相反，疾病痊愈了。

【易错答案】没有说明"反治"；没有正确解释其含义。

【答案分析】回答要找出关键词。①首先要说明"其始则同，其终则异"这句话说明的是反治的原理。②说明反治的适应证，其"始"是指开始时治疗所用的药性；其"终"是指治疗的结果。

3. 如何认识《素问·阴阳应象大论》中因势利导的治疗思想？

【正确答案】因势利导是指顺应事物发展的自然（阴阳）趋势，而加以疏利引导。

本篇因势利导思想主要强调三个方面：一是根据邪正斗争之盛衰趋势择时治疗。如某些周期性发作的疾病，应在发作间歇期治疗。即原文"其盛，可待衰而已"。二是根据邪气性质和部位而采取相应措施，使邪气以便捷的途径、最快的速度排出体外，以免病邪深入而过分损伤正气。即随其性而宣导之，就其近而驱除之。如原文"其高者因而越之，其下者引而竭之"。三是根据人体正气抗邪的趋势，正气作用的生理趋势，顺势引导，扶助正气。如本篇"气虚宜掣引之"。

【易错答案】没有说明因势利导的概念；没有阐明因势利导治疗思想的具体应用。

【答案分析】在学习和理解过程中，首先应解释"因势利导"的内涵，应抓住针对邪正斗争盛衰趋势、邪气部位和性质、正气抗邪趋势等三个方面展开阐述。其次，应结合《内经》原文，举例说明因势利导治疗思想的临床应用。

4. 怎样理解《素问·阴阳应象大论》中"病之始起也，可刺而已，其盛，可待衰而已"？

【正确答案】《素问·阴阳应象大论》："病之始起也，可刺而已，其盛，可待衰而已。"对某些疾病，如疟疾的治疗，当其邪气方盛时，不可迎其势而刺治，等待病势稍衰时再行刺治。此段原文说明了针刺要掌握时机。总之，对任何疾病的治疗，都应注意选择最恰当的时机才能取得理想疗效。

【易错答案】回答不全面，没有举例说明治疗要掌握时机的重要性。

【答案分析】本题的关键词是"掌握时机"，在回答中应结合具体病例，以说明治疗选择时机的重要性。

第八章　摄生

◎ **重点** ◎

1.《灵枢·天年》人体生命形成过程以及神的重要性。

2.《灵枢·天年》影响寿夭的内在因素和外在表现。

3.《灵枢·天年》人体生长壮老已的规律。

4.《素问·上古天真论》上古之人养生的原则和方法。

5.《素问·上古天真论》今世之人早衰的原因。

6.《素问·上古天真论》内调精神，外御邪气的防病保健思想。

7.《素问·上古天真论》男女生长壮老的生命规律。

8.《素问·上古天真论》冲任在女子生长发育中的作用。

9.《素问·上古天真论》肾与五脏六腑的关系。

10.《素问·四气调神大论》顺应四时养生的方法。

11.《素问·四气调神大论》"春夏养阳，秋冬养阴"的含义。

12.《素问·四气调神大论》"治未病"的防治原则。

13.《素问·四气调神大论》顺应四时养生的重要性。

14.《灵枢·师传》饮食养生的注意事项。

◎ **难点** ◎

1.《灵枢·天年》神在人体生命形成过程中的重要性。

2.《素问·上古天真论》肾与五脏六腑的关系。

3.《素问·四气调神大论》"春夏养阳，秋冬养阴"理论的应用。

精选习题

扫码获取
同步习题

（一）单选题

1.《灵枢·天年》中人之始生的基础是（　　　　）

A. 父精　　　　　　　　B. 母血　　　　　　　　C. 阳气

D. 阴精　　　　　　　　E. 津液

【正确答案】B　　　　　　　　【易错答案】A

【答案分析】此题主要考查人体形成的物质基础。《灵枢·天年》指出人体胚胎的形成，用母血做基础，父精做遮蔽与捍卫，阴阳互用，促使其发育成长。即胚胎由父精母血结合产生，但父精母血的作用并不相同，父精具有护卫作用，容易选错。故答案选B。

2. 据《灵枢·天年》，人之始生，"何得而生，何失而死"（　　　　）

A. 血　　　　　　　　B. 气　　　　　　　　C. 精

D. 神　　　　　　　　E. 津液

【正确答案】D　　　　　　　　【易错答案】C

【答案分析】此题错误的原因是没有掌握神在人体生命形成中的重要性。人体的产生以先天之精气为基础，《灵枢·经脉》谓："人始生，先成精。"故C为易错答案。《灵枢·天年》："以母为基，以父为楯，失神者死，得神者生也。"说明人体是由父精母血相合而成，人体形成后，由神来驾驭，才能成为完整的生命。强调了神在人体生命形成中的重要性。故答案选D。

3. 不属于《灵枢·天年》"其不能终寿而死者"的外部特征是（　　　　）

A. 其肉不石　　　　　　B. 使道不长　　　　　　C. 空外以张

D. 又卑基墙　　　　　　E. 薄脉少血

【正确答案】E　　　　　　　　【易错答案】A、B、C、D

【答案分析】此题错误的原因是混淆了人体中寿而尽的内在原因和外部特征。影响人体寿夭的因素很多，原文主要通过内在机制和外部特征两个方面来论述。其肉不石、使道不长、空外以张、又卑基墙都是人体外部特征，当排除。故答案选E。

4.《灵枢·天年》中"人生四十岁好坐"的原因是（　　　　）

A. 脏腑大盛平定　　　　B. 脾气虚　　　　　　　C. 心气虚

D. 经脉空虚　　　　　　E. 血气懈惰

【正确答案】A　　　　　　　　【易错答案】E

【答案分析】《灵枢·天年》以人生十岁为一个阶段，以五脏盛衰为标准说明人体生长壮老已的过程，由于这段不属于背诵内容，往往容易被忽视。作为《内经》中描述人体生长规律的篇章，当和《素问·上古天真论》中以男八女七为阶段的生长规律对比记忆并掌握，才能整体全面把握人体生长发育规律。"四十岁，五脏六腑，十二经脉，皆大盛以平定，腠理始疏，荣华颓落，发颇斑白，平盛不摇，故好坐。"故选A。

5. 下列哪一项不属于《素问·上古天真论》指出的养生原则（　　　　）

A. 法于阴阳　　　　　　B. 和于术数　　　　　　C. 食饮有节

D. 形与神俱　　　　　　E. 不妄作劳

【正确答案】D　　　　　　　　【易错答案】A

【答案分析】此题错误的原因是混淆了养生的原则和目的。《素问·上古天真论》中的养生原则有：法于阴阳、和于术数、食饮有节、起居有时、不妄作劳。在这些原则中法于阴阳由于没有涉及具体养生方法，总是被错误地认为是和其他的原则不同。养生的目的是形与神俱。故答案选 D。

6.《素问·上古天真论》"恬惔虚无"的含义是指（　　　　）

A.思想安静　　　　　　B.精力充沛　　　　　　C.面部安详

D.身体放松　　　　　　E.去世离俗

【正确答案】A　　　　　　【易错答案】E

【答案分析】此题错误的原因是没有掌握"恬惔虚无"的含义，《内经》的养生理论和道家的养生思想有密切关系，所以就把恬惔虚无理解为去世离俗。恬惔虚无是指思想闲静，没有杂念，是养神的重要内容，恬惔，安静淡泊的意思。虚无，心无杂念和妄想。故答案选 A。

7.《素问·上古天真论》中的"虚邪贼风"的含义是指（　　　　）

A.异常气候及外来病因　　　　B.内伤病因　　　　　　C.正气亏虚

D.各种传染性病因　　　　　　E.外伤病因

【正确答案】A　　　　　　【易错答案】C

【答案分析】此题错误的原因是没有掌握"虚邪贼风"的含义。之所以称之为虚邪，是因为邪气在人体正气不足时侵害人体而致病，所以易错答案是 C。虚邪贼风泛指异常气候和外界致病因素。王冰注："邪乘虚入，是谓虚邪；窃害中和，谓之贼风。"故答案选 A。

8.《素问·上古天真论》中决定"天癸"有无的主要原因是（　　　　）

A.先天之精　　　　　　B.后天之精　　　　　　C.精血

D.脑髓　　　　　　　　E.肾精

【正确答案】E　　　　　　【易错答案】A、B

【答案分析】此题主要考查对天癸这一名词的理解。天癸是肾气充盛产生的促生殖功能发育、成熟、旺盛的精微物质。肾气是由肾精所化生的，肾精包括了先天之精和后天之精，所以 A 和 B 回答不完整，故答案选 E。

9.《素问·上古天真论》中出现"丈夫八岁，齿更发长"的原因是（　　　　）

A.肾气盛　　　　　　B.肾气实　　　　　　C.肾气平均

D.肾气衰　　　　　　E.肾气竭

【正确答案】B　　　　　　【易错答案】A

【答案分析】此题错误的原因是混淆了女子和男子七岁的生命特征。男子七岁是男子的生长发育初期，肾气逐渐充实，所以表现为齿更发长的生命特征。男子八岁"肾气实"和女子七岁"肾气盛"往往比较容易混淆。正确答案选 B。

10.《素问·上古天真论》中女子月经形成的主要原因是（　　　　）

A.肾气充盛　　　　　　B.脾气充盛　　　　　　C.太冲脉盛

D.任脉通　　　　　　　E.肝血充足

【正确答案】A　　　　　　【易错答案】C、D

【答案分析】此题错误的原因只是背诵了原文，没有弄清生命现象的根本原因，女子月经形成是在女子的二七阶段，月经的来潮是因为天癸的产生，天癸的形成又是由于肾气充盛到一定阶段而产生，任脉通太冲脉盛只是为月经的形成提供了条件，易错答案为 C 或 D。月经来潮的根本原因是肾气的充盛。故答案选 A。

11.《素问·上古天真论》中女子天癸至的年龄是（　　）

A. 七岁　　　　　　　　　B. 二七　　　　　　　　　C. 三七

D. 四七　　　　　　　　　E. 五七

【正确答案】B　　　　　　　【易错答案】C

【答案分析】天癸至标志着人体具备了生殖能力，女子出现月事以时下的年龄是二七。《素问·上古天真论》中关于人体生命各个阶段的特征，是考试中的常见内容，应当熟记。故答案选 B。

12.《素问·上古天真论》中男子三八的生命特征是（　　）

A. 肾气盛，精气溢泻　　　B. 肾气实，发长齿更　　　C. 肾气平均，筋骨劲强

D. 肾气衰，发堕齿槁　　　E. 筋骨隆盛，肌肉壮满

【正确答案】C　　　　　　　【易错答案】E

【答案分析】此题错误的原因是没有掌握男子盛壮期的生命特征。男子从三八到四八是盛壮期，也就生命过程中最强壮的时期，所以 ABD 三个答案是错误的。C 和 E 的区别，就是要分清三八和四八的特征。这两个时期的特征容易混淆。四八是男子发育的最强盛时期，所以排除 E。故答案选 C。

13. 据《素问·上古天真论》所述，对人体生长发育起决定性作用的是（　　）

A. 脾气　　　　　　　　　B. 肾气　　　　　　　　　C. 心气

D. 天癸　　　　　　　　　E. 胃气

【正确答案】B　　　　　　　【易错答案】D

【答案分析】此题主要考查对于《素问·上古天真论》篇中关于生长规律的认识理解。本篇详细论述了人体生命过程中的不同阶段的表现，这些人体的外在表现围绕着齿、骨、发以及生殖能力的变化，这都是外在生命之象，引起这些生命变化的根本原因就是肾气，所以本篇主要还是强调肾气对人体生命的重要性，从而说明保护肾气的重要性。天癸是肾精所化生的，主要影响人体的生殖能力，故答案选 B。

14. 根据《素问·上古天真论》所述，"女子五七，阳明脉衰"则（　　）

A. 地道不通　　　　　　　B. 面始焦　　　　　　　　C. 面皆焦

D. 真牙生　　　　　　　　E. 发长齿更

【正确答案】B　　　　　　　【易错答案】C

【答案分析】此题错误的原因是混淆了女子衰老期的生命体征。《素问·上古天真论》关于生命各个阶段的论述，不仅要掌握不同阶段的生命特征，更要理解每个阶段生命特征之间的联系。女子五七已经进入衰老期，不会出现 D 真牙生和 E 发长齿更等生长发育期的现象，由于阳

明脉衰，阳明经循行经过人体面部，所以首先出现人体头面部表现，又加之女子五七衰老刚刚开始，特征并不明显，还没有到面皆焦的程度，故选答案B。

15.《素问·上古天真论》中男子七八"肝气衰"，则（　　　）

A. 发堕齿槁　　　　　　B. 筋不能动　　　　　　C. 发鬓颁白

D. 身体解堕　　　　　　E. 齿发去

【正确答案】B　　　　　　【易错答案】A、C、D、E

【答案分析】此题错误的原因是混淆了男子衰老期的生命体征。本段不仅掌握人体各阶段的生命特征，还需要理解生命特征出现的原因。男子七八已经进入衰老期，虽然ABCDE五项都是衰老的表现，但题干的"肝气衰"提示了症状的出现和肝气相关，肝在体合筋，故答案选B。

16. 据《素问·上古天真论》，肾精的施泄受到哪项因素的影响（　　　）

A. 血　　　　　　　　　　B. 气　　　　　　　　　C. 先天之精

D. 天癸　　　　　　　　　E. 五脏六腑之精

【正确答案】E　　　　　　【易错答案】D

【答案分析】此题主要考查肾精和五脏六腑的关系。肾精决定天癸的来去，天癸决定了人体的生殖能力，故D为易错答案。肾不仅藏先天之精，而且接受来自五脏六腑的后天之精，只有当五脏精气盛，肾才能泄精。肾中精气的盛衰与五脏六腑精气的盛衰密切关联，原文虽然阐述了肾中精气的盛衰与人体生长壮老及生殖功能密切相关，但又强调欲保肾气，又不可忽视五脏六腑之精的培育，故选E。

17.《素问·上古天真论》认为年老而无子的根本原因是（　　　）

A. 胃气虚　　　　　　　　B. 天癸竭尽　　　　　　C. 太冲脉衰少

D. 任脉虚　　　　　　　　E. 地道不通

【正确答案】B　　　　　　【易错答案】C、D、E

【答案分析】《素问·上古天真论》不仅论述人体各阶段的生命特征，还详细论述了人体生殖能力的变化。在肾气充盛的一定阶段所产生的"天癸"则是直接与生殖功能有关的物质。对年老无子的原因，按《素问·上古天真论》的观点，男子六十四岁、女子四十九岁，肾气衰，天癸竭，即丧失生育能力。C太冲脉衰少、D任脉虚、E地道不通选项都是由于天癸的竭尽而产生的变化。根本原因则是天癸尽，故答案选B。

18.《素问·四气调神大论》中春三月又称为（　　　）

A. 发陈　　　　　　　　　B. 蕃秀　　　　　　　　C. 容平

D. 闭藏　　　　　　　　　E. 生发

【正确答案】A　　　　　　【易错答案】E

【答案分析】此题考查的主要内容是《素问·四气调神大论》对春夏秋冬四个季节的概括。"春三月，此谓发陈""夏三月，此谓蕃秀""秋三月，此谓容平""冬三月，此谓闭藏"，生发虽然也是春季的特点，但是不能全面概括春天的气象物候特点。这是本篇的重点内容，应该熟记。故答案选 A。

19.《素问·四气调神大论》中夏三月的物候特点是（　　　　）

A.万物以荣　　　　　　　　B.万物华实　　　　　　　　C.万物容平

D.万物封藏　　　　　　　　E.万物凋亡

【正确答案】B　　　　　　【易错答案】A

【答案分析】此题考查的主要内容是《素问·四气调神大论》春夏秋冬四个季节的物候特点。物候特点是四个季节自然界事物的变化状态。这也是考试中的常见问题。春三月"天地俱生，万物以荣"；夏三月"天地气交，万物华实"；秋三月"天气以急，地气以明"；冬三月"水冰地坼，无扰乎阳"。春节万物生发，所以具有光彩，故答案选 B。

20.《素问·四气调神大论》中秋三月的生活作息要求是（　　　　）

A.夜卧早起　　　　　　　　B.早卧早起　　　　　　　　C.夜卧晚起

D.早卧晚起　　　　　　　　E.以上都不是

【正确答案】B　　　　　　【易错答案】D

【答案分析】此题考查的主要内容是《素问·四气调神大论》春夏秋冬四个季节养生方法中的作息时间。根据四季的阴阳变化规律调节生命活动是这篇的重点内容，对于春夏而言，阳气生长，所以要晚卧早起；秋冬阳气收藏，所以要早卧早起，又因冬季的阳气潜藏，故要早卧晚起。这也是容易错选 D 的原因。故答案选 B。

21.《素问·四气调神大论》中冬三月的养生特点是（　　　　）

A.养生之道　　　　　　　　B.养长之道　　　　　　　　C.养收之道

D.养藏之道　　　　　　　　E.养神之道

【正确答案】D　　　　　　【易错答案】A、C

【答案分析】此题考查的主要内容是《素问·四气调神大论》春夏秋冬 4 个季节的养生特点。每个季节养生的方法都是遵循这个季节的阴阳变化规律。春季养生，夏季养长，秋季养收，冬季养藏。故答案选 D。

22.《素问·四气调神大论》中的飧泄是指（　　　　）

A.五更泄　　　　　　　　　B.寒泄　　　　　　　　　　C.热泄

D.完谷不化的泄泻　　　　　E.晚餐后的泄泻

【正确答案】D　　　　　　【易错答案】E

【答案分析】此题错误的原因是没有掌握飧泄的概念。飧泄是指泻出未消化的食物，又称完谷不化的泄泻。由于"飧泄"一词的"飧"字是夕加上食，所以容易被认为是晚餐后的泄泻，故答案选 D。

23.《素问·四气调神大论》认为违背阴阳规律"逆其根"就会导致（　　　　）

A.阴阳失调　　　　　　　　B.肺气焦满　　　　　　　　C.心气内洞

D.脾气亏虚　　　　　　　　E.伐其本，坏其真

【正确答案】E　　　　　　　【易错答案】A

【答案分析】此题主要考查顺应四时养生的重要性，答错的原因是对《素问·四气调神大论》的内容不够熟悉，而阴阳变化是内经养生遵循的规律，容易被选错。原文"逆其根，则伐其本，坏其真矣"，故答案选 E。

24.《素问·四气调神大论》认为"从阴阳则生，逆之则死……反顺为逆，是谓（　　　　）"

A. 外格　　　　　　　　B. 内格　　　　　　　　C. 关格

D. 格拒　　　　　　　　E. 阻格

【正确答案】B　　　　　　　【易错答案】D

【答案分析】此题主要考查对"内格"名词术语的掌握。内格是指人体内在生理性能与自然界四时阴阳变化不相协调。王冰注："格，拒也，谓内性格拒于天道也。"通过"内格"说明了违反四时之变的危害，强调了四时阴阳是"万物之根本"，从之则治，逆之则乱，顺应四时养生对于保护健康具有重要意义。格拒一词是指阴阳的一种病理变化，和内格比较容易混淆。故答案选 B。

25.《素问·四气调神大论》中的"不治已病治未病"，体现了（　　　　）

A. 未病先防的思想　　　　　　B. 既病防变的思想

C. 顺应四时养生防病的思想　　D. 善治者治皮毛的思想

E. 顺应地区域特点养生防病的思想

【正确答案】A　　　　　　　【易错答案】B

【答案分析】此题主要考查《素问·四气调神大论》中"治未病"的思想。中医学的"治未病"主要包括未病先防和既病防变两个方面。未病先防是指在疾病发生之前采取一定的措施，防止疾病的发生。既病防变则是疾病产生之后采取措施防治疾病进一步传变。结合《素问·四气调神大论》"圣人不治已病治未病"的原文可以看出，本篇治未病的思想主要是指未病先防，不包括既病防变的思想。故答案选 A。

（二）多选题

1.《灵枢·天年》中人的生命形成条件包括（　　　　）

A. 血气已和　　　　　　　B. 荣卫已通　　　　　　　C. 五脏已成

D. 魂魄毕具　　　　　　　E. 神气舍心

【正确答案】ABCDE　　　　　【易错答案】少选

【答案分析】此题易错的原因是没有全面掌握人体的生命形成条件。"血气已和，荣卫已通，五脏已成，神气舍心，魂魄毕具，乃成为人。"故答案选 ABCDE。

2.《灵枢·天年》，人体长寿的内在因素（　　　　）

A. 五脏坚固　　　　　　　B. 血脉和调　　　　　　　C. 三部三里起

D. 呼吸微徐　　　　　　　E. 骨高肉满

【正确答案】ABD　　　　　　【易错答案】多选 C、E

【答案分析】此题主要考查影响人体长寿的内在因素。"五脏坚固，血脉和调，肌肉解利，皮肤致密，营卫之行，不失其常，呼吸微徐，气以度行，六腑化谷，津液布扬，各如其常，故能长久。"而三部三里起、骨高肉满是长寿的外部特征。故选ABD。

3.《灵枢·天年》中人之寿百岁而终的外部特征是（　　　）

A. 使道隧以长　　　　　　B. 基墙高以方　　　　　　C. 三部三里起

D. 骨高肉满　　　　　　　E. 五脏坚固

【正确答案】ABCD　　　　　【易错答案】E

【答案分析】此题主要考查影响人体长寿的外部特征。《灵枢·天年》："黄帝曰，人之寿百岁而死，何以致之？岐伯曰，使道隧以长，基墙高以方，通调营卫，三部三里起，骨高肉满，百岁乃得终。"E项属于人体长寿的内在因素，当排除。故答案选ABCD。

4.《灵枢·天年》"其不能终寿而死者"的内在原因是（　　　）

A. 五脏皆不坚　　　　　　B. 使道不长　　　　　　　C. 空外以张

D. 又卑基墙　　　　　　　E. 薄脉少血

【正确答案】AE　　　　　　【易错答案】多选B、C、D

【答案分析】此题易错的原因是没有掌握人体中寿而尽的内在原因和外部特征。"其五脏皆不坚，使道不长，空外以张，喘息暴疾，又卑基墙，薄脉少血，其肉不石，数中风寒，血气虚，脉不通，真邪相攻，乱而相引，故中寿而尽也。"其中使道不长、空外以张、又卑基墙都属于外部特征，当排除。故答案选AE。

5.《灵枢·天年》中"人生十岁"的特点是（　　　）

A. 五脏始定　　　　　　　B. 血气已通　　　　　　　C. 其气在下

D. 好走　　　　　　　　　E. 血脉盛满

【正确答案】ABCD　　　　　【易错答案】E

【答案分析】此题易错的原因是不熟悉《灵枢·天年》篇关于人体生长壮老已的规律。由于这段内容在教材中不属于背诵内容，故易被忽视。"人生十岁，五脏始定，血气已通，其气在下，故好走。"故选ABCD。

6.《素问·上古天真论》指出养生的原则有（　　　）

A. 法于阴阳　　　　　　　B. 和于术数　　　　　　　C. 食饮有节

D. 起居有常　　　　　　　E. 不妄作劳

【正确答案】ABCDE　　　　【易错答案】少选

【答案分析】此题主要考查对《素问·上古天真论》养生原则的掌握。这是本篇的重点内容，不仅要背诵原文，还要掌握含义，也是考试中常见的问题。掌握内容不全面是易错的主要原因。岐伯对曰：上古之人，其知道者，法于阴阳，和于术数，食饮有节，起居有常，不妄作劳，故能形与神俱，而尽终其天年，度百岁乃去。故全选。

7. 据《素问·上古天真论》，下列属于调摄精神的内容有（　　　）

A. 虚邪贼风，避之有时　　　　　B. 美其食，任其服，乐其俗

C. 高下不相慕　　　　　　　　　D. 恬惔虚无，真气从之

E. 志闲而少欲，心安而不惧

【正确答案】BCDE　　　　　【易错答案】多选 A 或少选 B

【答案分析】此题主要考查《素问·上古天真论》调摄精神的养生法则。这是本篇的重点内容，同时也是《内经》养生理论的特点之一，应当重点掌握。A 项虽也属于养生法则，但不是调神的内容，当排除；"美其食，任其服，乐其俗"，是以其食为美，以其服为任，以其俗为乐，反映的是人对待饮食服饰及风俗的心态，故属于调神内容，易于因对原文理解不够而漏选。故正确答案选 BCDE。

8.《素问·上古天真论》上古之人的养生目的是（　　　　）

A. 形与神俱　　　　　　　B. 动作不衰　　　　　　　C. 食饮有节

D. 尽终其天年　　　　　　E. 度百岁乃去

【正确答案】ABDE　　　　　【易错答案】C

【答案分析】此题错误的原因在于混淆了《素问·上古天真论》养生的原则和目的。养生的原则包括法于阴阳、和于术数、食饮有节、起居有常、不妄作劳。养生的目的就是形神统一、预防疾病、延缓衰老。选项中只有 C 是养生的方法。故选 ABDE。

9.《素问·上古天真论》"今时之人半百而衰"的原因是（　　　　）

A. 以酒为浆　　　　　　　B. 以妄为常　　　　　　　C. 起居无节

D. 食饮有节　　　　　　　E. 醉以入房

【正确答案】ABCE　　　　　【易错答案】D

【答案分析】此题主要考查《素问·上古天真论》今时之人半百而衰的原因。这是相对比上古圣人春秋度百岁而言，实质是说明不懂得养生导致早衰的原因。"今时之人不然也，以酒为浆，以妄为常，醉以入房，以欲竭其精，以耗散其真，不知持满，不时御神，务快其心，逆于生乐，起居无节，故半百而衰也。"D 项食饮有节属于正确的养生方法，当排除。故选 ABCE。

10.《素问·上古天真论》女子七七的生命特征包括（　　　　）

A. 天癸竭　　　　　　　　B. 任脉虚　　　　　　　　C. 地道不通

D. 面皆焦　　　　　　　　E. 形坏无子

【正确答案】ABCE　　　　　【易错答案】D

【答案分析】此题主要考查《素问·上古天真论》关于人体生长壮老各阶段生命特征。女子七七的阶段属于女性的衰老期后期，此阶段主要的变化是肾气虚衰，天癸竭尽，所以月经的停止、生殖能力的丧失是这个阶段最主要的生命特征。面部的衰老变化往往较早出现，为早期衰老的征象，故"面皆焦"当排除。故答案选 ABCE。

11.《素问·上古天真论》年老有子的原因包括（　　　　）

A. 肾气平均　　　　　　　B. 肾气有余　　　　　　　C. 筋骨劲强

D. 天寿过度 　　　　　　　　E. 气脉常通

【正确答案】BDE　　　　　　【易错答案】C

【答案分析】对年老有子的原因，按本篇的观点，男子六十四岁、女子四十九岁，肾气衰，天癸竭，即丧失生育能力，这是一般情况；但天寿过度、气脉尚通、肾气有余的人，天癸未竭，亦可以有生育能力；更有对养生之道有深厚造诣的人，"能却老而全形"，即使到了百岁，仍有生育能力，这是特殊情况。可见养生与长寿、生育能力密切相关。C属于人体生长发育过程中的外在表现，对于年老者应该不会出现。故答案选BDE。

12. 据《素问·四气调神大论》，春三月形体锻炼方法是（　　　　　）

A. 广步于庭　　　　　　　　B. 被发缓行　　　　　　C. 与鸡俱兴

D. 使气得泄　　　　　　　　E. 去寒就温

【正确答案】AB　　　　　　【易错答案】C、D、E

【答案分析】此题考查的主要内容是《素问·四气调神大论》春夏秋冬4个季节的形体锻炼方法。《素问·四气调神大论》4个季节的养生虽然每个季节都不同，但也有共同的，都是养生必须顺应了每个季节的阴阳变化规律。春季的特点是万物生发，所以在养生方面就要顺应阳气的生发。使气得泄是夏季的养生方法，去寒就温属于冬季的养生方法，与鸡俱兴不是形体锻炼方法。故答案选AB。

13. 据《素问·四气调神大论》，秋三月情绪调养方法是（　　　　　）

A. 收敛神气　　　　　　　　B. 使志无怒　　　　　　C. 以使志生

D. 早卧早起　　　　　　　　E. 使志安宁

【正确答案】AE　　　　　　【易错答案】B、C

【答案分析】此题考查的主要内容是《素问·四气调神大论》春夏秋冬四个季节的情绪调节方法。情绪调节是《素问·四气调神大论》的重点内容，也是《内经》养生理论的特点之一。调神也要遵循四时阴阳变化规律，秋季的特点是收敛，所以调节情绪要顺应阳气的收敛而安定。以使志生是春季的调神方法，使志无怒是夏季的调神方法。故选AE。

14. 据《素问·四气调神大论》，下列属于冬三月养生内容的是（　　　　　）

A. 若有私意　　　　　　　　B. 若己有得　　　　　　C. 去寒就温

D. 早卧晚起　　　　　　　　E. 无泄皮肤

【正确答案】ABCDE　　　　【易错答案】少选

【答案分析】《素问·四气调神大论》中的调神不仅仅是调节精神情志，还包括调节人体的生命活动，原文中涉及了形体锻炼、起居作息等内容。要求对这些内容全面掌握，并理解其意义。冬季养生的特点是藏，所以在生活起居和形体锻炼调摄精神方面以不扰动阳气为原则。故选ABCDE。

（三）问答题

1.《灵枢·天年》中对影响人长寿的因素有哪些？

【正确答案】①本篇认为从先天因素可以预测人之寿夭，具体体现在两方面。一是观察人体生理功能主要是五脏六腑的功能健全与否。人以脏腑为本，五脏六腑功能的强弱是人体寿夭的关键。"五脏坚固"则人长寿。二是观察头面发育情况。头面部骨肉血脉及五官状态，既是脏腑气血盛衰的外在反映，也是禀赋强弱厚薄、先天发育是否良好的标志。"使道隧以长，基墙高以方，通调营卫，三部三里起，骨高肉满，百岁乃得终。"②影响人类生命寿夭的先天禀赋，又有赖于后天的滋养培育，而不断化生、充盛，进而维持生命活动。因此，先天禀赋是天年寿数的依据和基础，后天调养是天年寿数得以实现的重要条件。

【易错答案】①论述不全面，内容应该涉及内在脏腑基础、外在表现及两者关系。②先后天关系部分的分析易于遗漏。

【答案分析】影响人类生命寿夭的基本因素较多，原文涉及内容非常全面，本篇强调先天禀赋，所以原文中首先强调了五脏坚固的重要性，没有后天供养，先天作用无法展现。重视先天养护，有利于优生；重视后天调摄，则有利于优育。

2.怎样理解"肾者主水，受五脏六腑之精而藏之"？

【正确答案】

（1）说明肾具有主管贮藏精气的功能。

（2）说明肾不仅藏先天之精，而且也接受来自五脏六腑的后天之精，肾藏先天之精，即为形成胚胎的最原始物质，又化为出生后维持生命活动的基本物质。

（3）肾中精气的盛衰与五脏六腑精气的盛衰密切关联，只有当五脏精气盛，才能滋养先天，两者相互依赖、相互为用。因此，欲保肾气，不可忽视五脏六腑之精的培育。

【易错答案】没有分析肾精和五脏六腑之精的关系。

【答案分析】此题主要考查肾和五脏六腑的关系。人体脏腑是一个整体，在生理上互相联系，病理上互相影响。肾中精气的盛衰与五脏六腑精气的盛衰密切关联，肾精包括先天之精和后天之精，先天之精来源于父母，后天之精是五脏化生后藏于肾中，虽然原文论述了肾中精气的盛衰与人体生长壮老及生殖功能密切相关，通过此理论又强调了肾气的充足，是需要五脏六腑之精的培育。人体的衰老也是一个整体功能减弱的现象，不是由某一脏就能决定的生命规律，补充和完善了中医衰老理论。

3.怎样理解《素问·四气调神大论》篇名的意义？

【正确答案】

（1）四气，即春、夏、秋、冬四时节气变化及物候现象；调，即调摄、协调；神，有广义狭义之分，广义是指人体的生命活动，狭义是指人的精神意志。四气调神，是指顺应四时之气的规律，调摄人体的生命活动和精神活动，达到预防疾病、延年益寿的目的。

（2）文章主要论述了四时气候变化的规律和特征，以及自然界的物候变化，人体顺应四时规律调养生命活动。调摄精神的方法。

【易错答案】①四气只理解为四季。②神的含义只解释为精神活动。

【答案分析】《素问·四气调神大论》是《内经》中重要的养生篇章。顺应四时是《内经》的养生理论的基本原则。《素问·四气调神大论》正是对此原则的深入理解。四气字面意思为四时气候，但是这种气候人体主要是从物候方面去把握，从原文来看，先是总结四季的特点，接着就是天地的变化，体现中医是以象来说明事物的内在规律。所以四气还包含了四时的物候变化。本篇养生的方面比较丰富，有体育锻炼、生活起居、情绪调节，所以神的含义就不仅仅是精神的调养，而是整个人体生命活动的调摄。

4.怎样理解"春夏养阳，秋冬养阴"？

【正确答案】

（1）明代马莳、清代高士宗，从顺应四时规律立论。认为"春夏养阳，秋冬养阴"是养生理论的指导思想，是综合前文四季养生的结论。春夏秋冬都要适应阴阳的变化规律而养生，在春夏季节要顺应自然界生长规律调治阳气，在秋冬季节要顺应自然界规律调治阴气。

（2）王冰认为养即制也，从阴阳互制立论。春夏阳盛，故宜食寒凉以制其亢阳；秋冬阴盛，故宜食温热以抑其盛阴。

（3）张介宾从阴阳互根立论，认为阳为阴之根，养春夏之阳是为了养秋冬之阴；阴为阳之基，养秋冬之阴是为了养春夏之阳。

（4）张志聪从阴阳虚盛立论，认为春夏阳盛于外而虚于内，故当养其内虚之阳；秋冬阴盛于外而虚于内，故当养其内虚之阴。

各家所论，明代马莳、清代高士宗立足于养生指导思想，而其他医家所言是养生的具体方法。而"春夏养阳，秋冬养阴"是养生指导思想，其内涵其广，当从衣、食、住、行、精神情志等方面，因人、因时、因地制宜，不可拘泥一法。

【易错答案】没有区分《内经》原意和后世发挥。

【答案分析】"春夏养阳，秋冬养阴"作为《素问·四气调神大论》提出的养生指导思想，是对春季养生、夏季养长、秋季养收、冬季养藏四季养生的总结，也就是要顺应阴阳变化规律养生。同时"春夏养阳，秋冬养阴"也是阴阳学说的重要观点，是阴阳学说在养生中的应用。后世医家结合自己的观点有所发挥。虽然观点各异，但均是从不同角度阐发了原文精神，扩大了其养生防病的应用范围，体现了中医各家学说的特点。

5.《内经》中以年龄论述人的生命规律的有哪些篇章？具体特点是什么？

【正确答案】《内经》中以年龄论生命规律者共三段。

（1）《素问·上古天真论》以女七男八为度，从肾气盛衰立论，重点阐释人类生殖年龄段的生命功能盛衰表现和机制。

（2）《灵枢·天年》则不分男女以十岁为阶段、五脏盛衰为标准，认识生长壮老已完整的生命过程。

（3）《素问·阴阳应象大论》则从年四十开始论至年六十，告诫人们不知"七损八益"，不能调阴阳、节刚柔，是早衰的关键。

【易错答案】内容不全面。

【答案分析】此题是一个综合性的题目，要求掌握《内经》中有关人体生命规律的篇章，而且要明白每一段的特点。《内经》是一个众医家的论文集，作者往往从不同角度论述一个问题，所以要全面掌握相关内容，必须要横向联系《内经》，才能比较系统和整体的把握中医理论。前后横向联系是学习《内经》，掌握理解《内经》理论的重要方法之一。

模拟试卷

A卷

一、单项选择题（每题2分）

1. 现存最全类分注解《内经》的著作是（　）
   A.《类经》　　　　B.《黄帝内经太素》
   C.《内经知要》　　D.《新校正》
   E.《医经读》

2. 《素问》之名，首见于（　）
   A.《汉书·艺文志》
   B.《伤寒杂病论》
   C.《针灸甲乙经》
   D.《黄帝内经素问·序》
   E.《黄帝内经太素》

3. 《素问·上古天真论》，女子五七"面始焦，发始堕"的原因是（　）
   A. 肾精亏　　　　B. 血不足
   C. 阳明脉衰　　　D. 三阳脉衰
   E. 任脉虚

4. 《素问·四气调神大论》有：秋三月，此谓（　）
   A. 发陈　　　　B. 蕃秀
   C. 华实　　　　D. 容平
   E. 安宁

5. 《素问·阴阳应象大论》所言"浊阴走五脏"的"浊阴"主要是指（　）
   A. 糟粕　　　　B. 血
   C. 精血津液　　D. 饮食水谷
   E. 卫气

6. 《灵枢·百病始生》指出：喜怒不节则伤（　）
   A. 阴　　　　B. 阳
   C. 脏　　　　D. 气
   E. 血

7. 根据《素问·热论》，后夏至日者为病（　）
   A. 温　　　　B. 热
   C. 火　　　　D. 暑
   E. 湿

8. 《素问·异法方宜论》认为，砭石疗法出自（　）
   A. 东方　　　　B. 西方
   C. 南方　　　　D. 北方
   E. 中央

9. 《灵枢·本神》说：并精而出入者谓之（　）
   A. 魄　　　　B. 神
   C. 意　　　　D. 志
   E. 虑

10. 据《灵枢·营卫生会》，老人昼不精，夜不瞑的原因是（　）
    A. 胃气不和　　B. 心神不安
    C. 营卫失常　　D. 肾精不足
    E. 脑髓不足

11. 《素问·脉要精微论》提出"脉应四时"的规律有：秋应（　）
    A. 中规　　　　B. 中矩
    C. 中衡　　　　D. 中权
    E. 中平

12.《素问·痿论》所论，"脏之长"是指（　）

A. 肝　　　　　B. 心

C. 脾　　　　　D. 肺

E. 肾

13.《素问·经脉别论》认为"食气入胃，浊气归（　）"

A. 肾　　　　　B. 肝

C. 肺　　　　　D. 心

E. 脾

14.《素问·太阴阳明论》：伤于风者，（　）

A. 上先受之　　B. 下先受之

C. 游走不定　　D. 下行至足

E. 脏先受之

15. "罢极之本"是指（　）

A. 肝　　　　　B. 肾

C. 肺　　　　　D. 脾

E. 心

16. 据《灵枢·水胀》所论，石瘕病是寒气客于（　）

A. 经脉　　　　B. 子门

C. 肠外　　　　D. 肠中

E. 膀胱

17.《素问·标本病传论》有"病发而有余"的治疗是（　）

A. 标而本之　　B. 本而标之

C. 单治本　　　D. 单治标

E. 标本兼治

18.《素问·五脏生成》：诸筋者皆属于（　）

A. 心　　　　　B. 肝

C. 血　　　　　D. 节

E. 气

19. 依《素问·咳论》言，五脏之久咳则传于（　）

A. 肾　　　　　B. 三焦

C. 六腑　　　　D. 肺

E. 肾

20. 据《素问·痹论》所论，以秋季感受风寒湿气所致痹证，称为（　）

A. 骨痹　　　　B. 皮痹

C. 筋痹　　　　D. 脉痹

E. 肺痹

二、多项选择题（每题2分）

1.《素问·上古天真论》指出上古之人的主要养生法则有（　）

A. 法于阴阳　　B. 和于术数

C. 食饮有节　　D. 起居有常

E. 不妄作劳

2. 据《素问·至真要大论》病机十九条，"皆属于上"的症状有（　）

A. 痿　　　　　B. 喘

C. 呕　　　　　D. 固

E. 厥

3. 据《素问·举痛论》，九气之中能耗伤人体之气的病因有（　）

A. 喜　　　　　B. 悲

C. 惊　　　　　D. 劳

E. 炅

4.《素问·通评虚实论》提出因为"高粱之疾"的病证有（　）

A. 消瘅　　　　B. 仆击

C. 偏枯　　　　D. 痿厥

E. 癫疾

5.《素问·痹论》以病症特点进行分类的痹证是（　）

A. 行痹　　　　B. 痛痹

C．脉痹　　　　D．著痹

E．皮痹

6.《素问·生气通天论》认为，因于湿可表现为（　）

A．首如裹　　　　B．体若燔炭

C．筋脉緛短　　　D．筋脉弛长

E．肿

7.《素问·脉要精微论》有：夫五脏者，（　）

A．中之守也　　　B．气之华也

C．身之强也　　　D．血之府也

E．身之本也

8.《灵枢·决气》中，液的功能是（　）

A．补益脑髓　　　B．充身泽毛

C．皮肤润泽　　　D．壅遏营气

E．常先身生

9.《素问·咳论》提出咳病的发生与下列哪些

脏腑关系最密切（　）

A．肝　　　　B．大肠

C．肺　　　　D．脾

E．胃

10.《灵枢·本神》"五脏之所藏"的是（　）

A．血　　　　B．脉

C．营　　　　D．气

E．神

三、问答题（每题10分）

1.《素问·五脏别论》中魄门与五脏的关系是怎样的？

2.如何理解"凡刺之法，先必本于神"？

3.《素问·评热病论》何谓阴阳交？为什么说"交者死也"？

4.《素问·汤液醪醴论》何为"神不使"，其病因机制如何？

A卷答案解析

一、单项选择题

1. A。**解析：** 张介宾注《内经》旁征博引，运用音韵、训诂、易理、天文、地理、史学、道家、儒家等诸多方面加以训释，结合临床，对许多学术理论问题附意阐发，是现存最全类分注解《内经》的著作。故正确答案选A。

2. B。**解析：**《素问》之名始见于东汉·张仲景《伤寒杂病论》，《伤寒杂病论·序》中云："撰用《素问》《九卷》《八十一难》《阴阳大论》《胎胪药录》，并平脉辨证，为《伤寒杂病论》合十六卷。"故正确答案选B。

3. C。**解析：** 对《素问·上古天真论》中关于生命各个阶段的论述，不仅要掌握不同阶段的生命特征，更要理解每个阶段生命特征之间的联系。女子五七已经进入衰老期，由于阳明脉衰，阳明经循行经过人体面部，所以出现人体头面部表现，故正确答案选C。

4. D。**解析：** 此题考查的主要内容是《素问·四气调神大论》对春夏秋冬四个季节的概括。"春三月，此谓发陈""夏三月，此谓蕃秀""秋三月，此谓容平""冬三月，此谓闭藏"，这是本篇的重点内容，应该熟记。故正确答案选D。

5. C。**解析：** 此题主要考查人体阴阳的分布规律。"清阳发腠理，浊阴走五脏"是指饮食所化之精微，其轻清部分外行于腠理肌表以温养之，其浓稠部分内注于五脏以濡养之。此清阳指卫气，浊阴指精血津液。故正确答案选 C。

6. C。**解析：** 产生错误的原因主要是对"三部之气"概念记忆不牢。《灵枢·百病始生》三部之气是指伤于人体三个部位的邪气，即伤于上部的风雨，伤于下部的清湿，伤于五脏的喜怒邪气，故正确答案选 C。

7. D。**解析：** 据《素问·热论》原文表述："凡病伤寒而成温者，先夏至日者为病温，后夏至日者为病暑。"以季节而言，温病发于夏至之前，暑病发于夏至之后。故正确答案选 D。

8. A。**解析：** 此题考查因地制宜的治则。东方之域，应春，天地始生，鱼盐之地，海滨傍水，其民的饮食特点是食鱼而嗜咸。其体质特点是热中，里热而血行不畅，故多生痈疡之类的病变。故用砭石治疗。故正确答案选 A。

9. A。**解析：** 魄是五神之一。与生俱来的本能性的、较低级的神经精神活动均属魄的范畴，即人体本能的感觉和动作。故正确答案选 A。

10. C。**解析：** 此题考查营卫与睡眠的关系。据《灵枢·营卫生会》："老者之气血衰，其肌肉枯，气道涩，五脏之气相博，其营气衰少而卫气内伐，故昼不精，夜不瞑。"说明影响了营卫运行，就会出现睡眠不安、失眠，或多寐、嗜睡。故正确答案选 C。

11. C。**解析：**《素问·脉要精微论》中以"规、矩、权、衡"比喻四时脉象。春应中规，喻春季脉圆滑之象；夏应中矩，喻夏季脉方盛之象；秋应中衡，喻秋季脉不上不下，平衡于中；冬应中权，喻冬季脉伏沉之象。故正确答案选 C。

12. D。**解析：**《痿论》言"肺者，脏之长也"，因肺主气、朝百脉、居于五脏之上。张志聪注："脏真高于肺，朝百脉而行气于脏腑，故为脏之长。"故正确答案选 D。

13. D。**解析：** 此处浊气是指谷食之气中浓稠的部分，意为谷食精气浓稠的部分归于心，心中精气满溢，再将精气输入血脉之中，故正确答案选 D。

14. A。**解析：** 上为阳，下为阴，根据风邪善行的特点，会错选为 C。风邪为阳邪，其性开泄，易袭阳位，原文有"伤于风者，上先受之"，故正确答案选 A。

15. A。**解析：** 此题考查肝藏象的内容。《素问·阴阳应象大论》曰："肝主筋"，肝精肝血充足则筋膜得养，筋力强健，运动灵活，能耐受疲劳，并能较快地解除疲劳，故称肝为"罢极之本"，故正确答案选 A。

16. B。**解析：** 错误的原因是对肠覃和石瘕的病位鉴别不准确，故易错选 C。石瘕是寒邪入侵子门，子门闭塞，气血不通，恶血结块，留滞宫内而成，故正确答案选 B。

17. B。**解析：** "本而标之"和"标而本之"虽然也属于标本兼治的范畴，但在治疗中有先后缓急。"本而标之"是先治其本，再治其标，适用于"病发而有余者"，邪气有余为本，故治疗当先除其邪气，然后再治其标。故正确答案选 B。

18. D。**解析：** 肝为罢极之本，在体合筋，故易误选为 B。《素问·五脏生成》有"诸筋者皆属于节"。属，连属、统属之义；节，指关节，意为关节是人体筋脉聚集之处。正确答案选 D。

19. C。**解析：** 五脏咳是初期阶段，是以各脏经脉气血失常为主要病机，以咳多兼"痛"为主要表现。六腑咳是咳久不愈的后期阶段，病情进一步发展，影响人体的气机运行和气化活动，表现出气虚下陷、不能收摄的病机特点，以咳多兼"泄"为主要表现。《素问·咳论》："五脏之久咳，乃移于六腑"。正确答案选 C。

20．B。**解析：**《素问·痹论》曰："以冬遇此者为骨痹，以春遇此者为筋痹，以夏遇此者为脉痹，以至阴遇此者为肌痹，以秋遇此者为皮痹。"根据五季与五体的对应关系，以发病季节为依据，分五体痹，正确答案选 B。

二、多项选择题

1．ABCDE。**解析：**此题主要考查对《素问·上古天真论》养生原则的掌握。掌握内容不全面是易错的主要原因。岐伯对曰：上古之人，其知道者，法于阴阳，和于术数，食饮有节，起居有常，不妄作劳，故能形与神俱，而尽终其天年，度百岁乃去。故全选。

2．ABC。**解析：**此题主要考查病机十九条"上、下"病机的区别。《素问·至真要大论》有：诸痿喘呕，皆属于上；诸厥固泄，皆属于下。因肺位上焦，为心之华盖，主宣降，向全身敷布精血津液，《素问·痿论》说"五脏因肺热叶焦，发为痿躄"；上焦起于胃上口，胃主降浊，胃失和降，其气上逆则呕；肺失清肃，其气上逆则喘，故诸痿喘呕，皆属于上，故应选 ABC。

3．BDE。**解析：**此题主要考查九气为病的病机。《素问·举痛论》中有怒则气上，喜则气缓，悲则气消，恐则气下，寒则气收，炅则气泄，惊则气乱，劳则气耗，思则气结，其中悲、劳、炅都会耗伤人体之气。故应选 BDE。

4．ABCD。**解析：**《素问·通评虚实论》谓："凡消瘅、仆击、偏枯、痿厥、气满发逆、肥贵人，则高粱之疾也。"故应选 ABCD。

5．ABD。**解析：**产生错误的原因是对原文痹证的不同分类方法有所混淆。《素问·痹论》："风寒湿三气杂至合而为痹也。其风气胜者为行痹，寒气胜者为痛痹，湿气胜者为著痹也。"这是按照病因的致病特点或者病症特点对痹证的分类，风邪致病特点是善行而数变，风邪为主的痹症，以肢节疼痛游走无定处为特点，故正确答案为 ABD。

6．ACD。**解析：**此题主要考查湿邪的致病特点。湿性停滞易形成水肿，故易选错 E。《素问·生气通天论》谓：因于湿，首如裹，大筋緛短，小筋弛长，緛短为拘，弛长为痿。故正确答案为 ACD。

7．AC。**解析：**五脏主藏精而居于内，为生命活动的基础，故"五脏者，中之守也"。五脏为精神藏舍之处，为身体强健之本。故"五脏者，身之强也"。故正确答案为 AC。

8．AC。**解析：**此题考查《灵枢·决气》中六气的概念。"谷入气满，淖泽注于骨，骨属屈伸，泄泽补益脑髓，皮肤润泽，是谓液。"而"充身泽毛"是气的功能。故正确答案为 AC。

9．CE。**解析：**《咳论》提出咳病"皆聚于胃，关于肺"的理论，说明咳嗽与肺胃两脏关系最为密切。故正确答案选 CE。

10．ABCDE。**解析：**《灵枢·本神》从五脏各有所藏、各有所舍的角度，说明五脏与精气、五脏与神志的关系，原文《灵枢·本神》开篇有"血脉营气精神，此五脏之所藏也"，故应全选。

三、问答题

1．**答案：**（1）"魄门亦为五脏使，水谷不得久藏"，见于《素问·五脏别论》，揭示了魄门的功能受五脏支配。

（2）魄门的启闭要依赖于心神的主宰，肝气的条达，脾气的升提，肺气的宣降，肾气的固摄，方能不失其常度。而魄门功能正常又能协调内脏的升降之机。

（3）临床上，大便秘结或泄泻，除辨邪气外，还要分别从五脏辨证论治，而且五脏的病变有时也可通过控制肛门启闭而收到疗效。如吴瑭应用宣白承气汤既可治肠热便秘，又可治疗肺热痰鸣等。

解析：本题"魄门亦为五脏使"的内涵，包括两方面：一是魄门的启闭受五脏功能影响；二是魄门功能的正常对五脏气机也有调节作用。如果内涵解读不准确，则会直接影响对临床意义内容回答的全面性与准确性。

2. **答案：**（1）"凡刺之法，先必本于神"，出自《灵枢·本神》，强调了神在针刺疗法中的重要性。神是血脉营气精的外在表现，由五脏守藏，故病人神气盛衰、有神无神直接表达脏腑精气盈亏功能状态，是医生决策治疗的依据，决定治疗效果及预后。

（2）对临床根据神气盛衰诊治疾病、判断预后、指导养生防病均有重要的指导意义。所谓："失神者死，得神者生""得神者昌，失神者亡"。

解析：答题的关键主要包括以下三点：一是首先说明出处及《内经》的本义；二是正确回答原文中关于"神"的含义，中医学中"神"有多种解释，比如元神、识神、五神等，易于混淆，应特别注意区别；三是阐述针刺之法必本于神的临床意义，医生根据这些外在表现来决策治疗的方法，判断治疗效果及预后等。

3. **答案：**阴阳交是温热病中阳邪侵入阴分交争不解，邪盛正衰的危重证候，属热病的一种变证。其基本病机是阴精不足，邪热亢盛，病位不在肌表，深及骨肉，主要症状是发热，汗出复热，脉躁疾，狂言，不能食。发热、脉躁疾在于阴精不足，邪热亢盛鸱张；不能食，说明胃气衰败，生精之源匮乏；狂言，表明亡神失志。从邪正双方力量对比来看，此证是人体阴精正气枯竭，不能制伏阳热邪气所致，病情严重，预后凶险，即"交者，死也""其死明矣""今见三死，不见一生，虽愈必死"之谓。

解析：此题主要考查阴阳交的概念症状和病机。"交者死"的原因就是邪盛正衰的病机以及阴阳交的三死之症。

4. **答案：**（1）概念："神不使"是指形体败坏，血气竭尽，神气衰败，不能使针灸、药物发挥治疗作用。

（2）病因机制：道德稍衰，嗜欲无穷，忧患不止，从而导致机体的精气弛坏，营涩卫除。劳逸过度、饮食不节、虚邪贼风均不是发生"神不使"的病因。

解析：学习过程中应重点围绕"神不使"的概念，理解其产生的病因病机等内容。此知识点是考试经常涉及的内容。

B卷

一、单项选择题（每题2分）

1. 最早类分注解《内经》的作者是（　）
   A. 张介宾　　　　B. 全元起
   C. 杨上善　　　　D. 马莳
   E. 王冰

2. 首次提出《灵枢》之名的是（　）
   A. 杨上善　　　　B. 王冰
   C. 高士宗　　　　D. 张志聪
   E. 张介宾

3. 据《素问·上古天真论》，女子"地道不通"的年龄是（　）
   A. 四七　　　　B. 五七
   C. 六七　　　　D. 三七
   E. 七七

4. 《灵枢·决气》说：精脱者，（　）
   A. 耳聋　　　　B. 汗大泄
   C. 目不明　　　D. 色夭
   E. 脉虚

5. 《素问·四气调神大论》有：夏三月，此谓（　）
   A. 发陈　　　　B. 蕃秀
   C. 华实　　　　D. 容平
   E. 秀美

6. 《素问·阴阳应象大论》指出"年六十"的生理特点是（　）
   A. 阴气自半　　　B. 耳目不聪明
   C. 九窍不利　　　D. 体重
   E. 起居衰

7. 《灵枢·百病始生》指出：风雨则伤（　）
   A. 下　　　　B. 上
   C. 脏　　　　D. 腑
   E. 头

8. 据《素问·奇病论》，脾瘅的主要症状是（　）
   A. 口苦　　　　B. 口酸
   C. 口淡　　　　D. 口甘
   E. 口淡

9. 《灵枢·本神》说：随神往来者谓之（　）
   A. 魄　　　　B. 神
   C. 魂　　　　D. 志
   E. 虑

10. 《素问·经脉别论》认为：食气入胃，浊气归（　）
    A. 肾　　　　B. 肝
    C. 肺　　　　D. 心
    E. 脾

11. 据《素问·脉要精微论》"脉应四时"的规律，冬应（　）
    A. 中规　　　　B. 中矩
    C. 中衡　　　　D. 中权
    E. 中平

12. 《素问·调经论》中"玄府"是指（　）
    A. 毫毛　　　　B. 腠理
    C. 汗孔　　　　D. 肌肉
    E. 魄门

13. 《素问·五脏别论》中，"鼻不利"是由于肺和（　）失常导致的
    A. 胃　　　　B. 心
    C. 脾　　　　D. 肝
    E. 肾

14.《素问·六节藏象论》中"封藏之本"是指（　　）

A．肝　　　　　B．肾

C．肺　　　　　D．脾

E．心

15.《灵枢·水胀》中"色苍黄，腹筋起"的症状见于（　　）

A．肤胀　　　　B．石水

C．风水　　　　D．鼓胀

E．肠蕈

16.《素问·标本病传论》有"病发而不足"的治疗是（　　）

A．标而本之　　B．本而标之

C．标本同治　　D．单治标

E．标本兼治

17.《素问·五脏生成》说：诸气者皆属于（　　）

A．肺　　　　　B．心

C．目　　　　　D．节

E．脾

18.《灵枢·营卫生会》认为"卫出于（　　）"

A．上焦　　　　B．中焦

C．下焦　　　　D．肺中

E．胸中

19. 据《素问·痹论》所论，症见"四肢解惰，发咳呕汁，上为大塞"，属（　　）

A．肝痹　　　　B．心痹

C．脾痹　　　　D．肺痹

E．肾痹

20.《素问·玉机真脏论》五虚证之"气少"属于（　　）

A．心　　　　　B．肺

C．脾　　　　　D．肝

E．肾

二、多项选择题（每题2分）

1.《灵枢·天年》认为"不能终寿而死者"，是因为（　　）

A．五脏皆不坚　　B．使道不长

C．薄脉少血　　　D．其肉不石

E．数中风寒

2.《素问·阴阳应象大论》提出阴偏胜的临床表现是（　　）

A．汗出　　　　　B．数栗而寒

C．齿干　　　　　D．烦冤

E．身常清

3. 据《素问·至真要大论》病机十九条，"皆属于下"的症状有（　　）

A．厥　　　　　B．固

C．瘘　　　　　D．喘

E．泄

4. 据《素问·脉要精微论》所述，下列属死脉的是（　　）

A．浑浑革至如涌泉　B．绵绵其去如弦

C．结脉　　　　　D．代脉

E．短脉

5. 据《素问·痹论》所论，卫气分布规律是（　　）

A．分肉之间　　　B．循皮肤之中

C．熏于肓膜　　　D．络六腑

E．散于胸腹

6.《灵枢·百病始生》中的"三部之气"指（　　）

A．喜怒　　　　　B．风雨

C．清湿　　　　　D．暑热

E．忧思

7. 据《素问·热论》六经主症，阳明经的症

状有（　　）

A．头项痛　　　　B．腰脊强

C．鼻干　　　　　D．身热

E．目痛

8．《灵枢·决气》中"血脱"的表现为（　　）

A．夭然不泽　　　B．色白

C．耳聋　　　　　D．耳鸣

E．目不明

9．《素问·痿论》筋痿的症状是（　　）

A．胆泄口苦　　　B．脾气热

C．筋膜干　　　　D．筋急而挛

E．腰脊不举

10．《灵枢·本脏》认为"卫气和"的表现是

（　　）

A．腠理致密　　　B．分肉解利

C．筋骨劲强　　　D．皮肤调柔

E．五脏不受邪

三、问答题（每小题10分）

1．为什么《素问·阴阳应象大论》说"治病必求其本"？

2．《素问·咳论》为什么说咳嗽皆"聚于胃，关于肺"？

3．如何理解"勇者气行则已，怯者则着而为病也"？

4．用原文回答《灵枢·本神》心、意、志、思、虑、智之含义？

B卷答案解析

一、单项选择题

1．C。解析：《黄帝内经太素》是最早类分注解《内经》的著作。全元起是《素问》最早的注家，目前通行的《素问》版本主要是经王冰收集整理，重新编次，故易错选为B或E。《黄帝内经太素》是隋朝杨上善撰注，故应为C。

2．B。解析：《灵枢》之名始见于唐·王冰次注的《黄帝内经·素问》序和注中，其序云："班固《汉书·艺文志》曰，《黄帝内经》十八卷，《素问》即其经之九卷也，兼《灵枢》九卷，乃其数焉。"故正确答案为B。

3．E。解析：《素问·上古天真论》："七七任脉虚，太冲脉衰少，天癸竭，地道不通，故形坏而无子也。"故正确答案为E。

4．A。解析：《灵枢·决气》六气耗脱的证候特点："精脱者，耳聋；气脱者，目不明。"肾藏精，开窍于耳，肾精耗脱，耳失所养，出现耳聋。故正确答案为A。

5．B。解析：此题考查的主要内容是《素问·四气调神大论》对春夏秋冬四个季节的概括。"春三月，此谓发陈""夏三月，此谓蕃秀""秋三月，此谓容平""冬三月，此谓闭藏"，故正确答案为B。

6．C。解析：此题主要考查《素问·阴阳应象大论》中关于人体生长发育过程的论述。"年四十而阴气自半也，起居衰矣；年五十，体重，耳目不聪明矣；年六十，阴痿，气大衰，九窍不利，下虚上实，涕泣俱出矣。"故正确答案选C。

7．B。**解析**：产生错误的原因主要是对"三部之气"概念记忆不牢。《灵枢·百病始生》三部之气是指伤于人体三个部位的邪气，即伤于上部的风雨，伤于下部的清湿，伤于五脏的喜怒邪气，故正确答案选 B。

8．D。**解析**：脾瘅是由于数食肥甘厚味所致，脾气滞而不能输布津液，蓄积生湿化热，上泛于口，而见口甘的病症。故正确答案选 D。

9．C。**解析**：魂是神活动的一部分，随神往来，受神主宰，主要包括一些非本能性的较高级的精神思维心理活动，如人的情感、思维等。魂若离开神的支配，则可出现幻觉、梦游等症。故正确答案选 C。

10．D。**解析**：此处浊气是指谷食之气中浓稠的部分，意为谷食精气浓稠的部分归于心，心中精气满溢，再将精气输入血脉之中。故正确答案选 D。

11．D。**解析**：《素问·脉要精微论》中以"规、矩、权、衡"比喻四时脉象。春应中规，喻春季脉圆滑之象；夏应中矩，喻夏季脉方盛之象；秋应中衡，喻秋季脉不上不下，平衡于中；冬应中权，喻冬季脉伏沉之象。故正确答案选 D。

12．C。**解析**：《素问·调经论》："上焦不通利，则皮肤致密，腠理闭塞，玄府不通，卫气不得泄越，故外热。"张志聪曰："玄府者，乃汗所出之空孔，又名鬼门，盖幽玄而不可见者也。"故正确答案选 C。

13．B。**解析**：五气入鼻藏于心肺。肺开窍于鼻，清气经鼻吸入，藏于心肺，由心脉及肺之宣发布达周身。故心肺有病，受纳清气功能不足，不仅胸闷、短气等，且"鼻不利"。忽略了心与鼻的关系，容易错选。故正确答案是 B。

14．B。**解析**：《素问·六节藏象论》认为，五脏是人体之本，即心为"生之本"，肺为"气之本"，肾为"封藏之本"，肝为"罢极之本"，脾为"仓廪之本"。故正确答案是 B。

15．D。**解析**：此题主要考查鼓胀的病机鉴别要点。鼓胀之皮肤色苍而黄，并有腹壁脉络突起显露，病机为肝血瘀阻，瘀碍水行。故正确答案选 D。

16．A。**解析**："本而标之"和"标而本之"虽然也属于标本兼治的范畴，但在治疗中有先后缓急。"标而本之"是先治其标，再治其本，适用于"病发而不足"，正气不足为标，治当以标为主，再兼及其本。故正确答案选 A。

17．A。**解析**：《素问·五脏生成》有"诸气者皆属于肺"，肺朝百脉，肺主气，百脉中气血运行有赖于肺之调节，故百脉朝会于肺。故正确答案选 A。

18．C。**解析**：《灵枢·营卫生会》："营出中焦，卫出下焦。"卫气宣发通过上焦，所以易选错为 A。这里说明卫气的循行起于下焦，故正确答案选 C。

19．C。**解析**：《痹论》原文有："脾痹者，四肢解惰，发咳呕汁，上为大塞。"脾主四肢，痹邪闭阻于脾，脾气不荣四肢，故四肢懈惰；脾不能为胃行其津液，胃气上逆则呕汁；脾气不能散精于肺，气行不畅，胸中痞塞，发为咳嗽。故正确答案为 C。

20．D。**解析**：因肺气虚则气少，易错选为 B。五虚证是五脏精气虚损欲竭的病证。心气虚则脉细，肺气虚则皮寒，肝气虚则气少乏力，肾气虚则二便不禁，脾气虚则不欲饮食。故正确答案是 D。

二、多项选择题

1. ABCDE。**解析：**《灵枢·天年》："其五脏皆不坚，使道不长，空外以张，喘息暴疾，又卑基墙，薄脉少血，其肉不石，数中风寒，血气虚，脉不通，真邪相攻，乱而相引，故中寿而尽也。"故全选。

2. ABE。**解析：**此题主要考查阴偏盛的临床表现。原文："阴胜则身寒，汗出，身常清，数栗而寒，寒则厥，厥则腹满，死，能夏不能冬。"阴盛则阳衰，身体不得温热，故身寒。阳气衰微，卫表不固，则常常汗出而身觉清冷，甚则时时战栗，四肢厥逆。故正确答案选 ABE。

3. ABE。**解析：**《素问·至真要大论》有：诸厥固泄，皆属于下。"肾气虚则厥"，与肾相关。肾、膀胱、大肠皆位于下焦，肾主二阴，司二便，其盛衰之变，影响或及膀胱气化，或及大肠传导，则可见二便不通、二便泻利不禁等症状，故诸厥固泄，皆属于下。故正确答案是 ABE。

4. AB。**解析：**浑浑革至如涌泉是指脉来滚滚而急，如泉水急促上涌，盛于指下。绵绵其去如弦绝是指脉细微欲绝之象。这两种脉均为脏气衰竭，生机已尽，为死脉。故正确答案是 AB。

5. ABCE。**解析：**错误原因是对原文记忆不深刻。《素问·痹论》言"卫者，水谷之悍气也，其气慓疾滑利，不能入于脉也，故循皮肤之中，分肉之间，熏于肓膜，散于胸腹"，故正确答案为 ABCE。

6. ABC。**解析：**产生错误的原因主要是对"三部之气"概念记忆不牢。《灵枢·百病始生》三部之气是指伤于人体三个部位的邪气，即伤于上部的风雨，伤于下部的清湿，伤于五脏的喜怒邪气，故正确答案是 ABC。

7. CDE。**解析：**多选的原因在于六经主症相混淆。据《素问·热论》六经主症，阳明经挟鼻络目，故而阳明病，身热，目痛鼻干，不得卧。故正确答案是 CDE。

8. AB。**解析：**据《灵枢·决气》六气耗脱的证候特点："精脱者，耳聋；气脱者，目不明；津脱者，腠理开，汗大泄；液脱者，骨属屈伸不利，色夭，脑髓消，胫痠，耳数鸣；血脱者，色白，夭然不泽，其脉空虚。"故正确答案为 AB。

9. ACD。**解析：**此题考查五体痿症状。痿证因五脏有热，耗伤精气血津液，五体失养所致，"肝气热，则胆泄口苦，筋膜干，筋膜干则筋急而挛，发为筋痿。脾气热，则胃干而渴，肌肉不仁，发为肉痿。肾气热，则腰脊不举，骨枯而髓减，发为骨痿"。故正确答案是 ACD。

10. ABD。**解析：**此题考查本篇对"人之常平"，即健康无病之人特征的掌握。其中原文提出"卫气和则分肉解利，皮肤调柔，腠理致密矣。"故正确答案是 ABD。

三、问答题

1. **答案：**《素问·阴阳应象大论》中提出临床治疗的指导思想是"治病必求于本"。本，指阴阳。

（1）生理方面："人生有形，不离阴阳。"人体有脏腑经络气血，又分表里上下内外，这些皆统属于阴阳范畴而有阴阳之分，并以阴阳协调为最佳状态。

（2）病因病机方面：外感六淫、七情过用，均有阴阳之别，即使是六淫，由于四时之不同，也有阴阳之异。人体疾病的形成原因固然复杂，但以阴阳失调为病机总纲。

（3）诊断方面：四诊八纲首辨阴阳，并以阴阳为辨证纲领。所以，"察色按脉，先别阴阳"。

（4）治疗方面：药物的四气五味、升降浮沉，以及针刺补泻等，皆不出阴阳之理；治疗疾病以调整阴阳为最终目的。因而《素问·至真要大论》说："谨察阴阳所在而调之，以平为期。"

（5）养生方面：遵循"春夏养阳，秋冬养阴"的原则。

"治病必求于本"说明治疗疾病，必须针对疾病发生的本质，而疾病的本质，从阴阳言，即是阴阳失调。所以，调治阴阳是治病的根本大法，是中医临床诊治的基本原则，具有原则性的指导意义。

解析：此题主要考查对《素问·阴阳应象大论》"治病必求本"的理解。"治病求本"虽然是中医治疗学的指导思想，但《素问·阴阳应象大论》从原文分析，"本"就是指阴阳，这是回答此问题的关键，其次再分析治病求阴阳的原因，从生理、病理、诊断、治疗、养生等方面进行详细论述。

2. **答案**：（1）"此皆聚于胃，关于肺"是对咳嗽病机的高度概括，说明咳嗽与肺胃两脏关系最为密切。

（2）从病因而言，皮毛受邪，从其合入肺，寒饮入胃，从脉注肺，与肺胃相关。

（3）从病机而言，邪伤于肺，使肺失宣降而病咳，咳是肺的本病，咳与肺相关。咳与胃的关系：其一，胃为五脏六腑之海，气血生化之源，若胃弱则化源不足，脏腑失于充养，则抗病力弱，易感外邪而病咳。其二，胃主受纳，脾主运化，若脾胃受伤，水津失运，停聚于胃则为痰为饮，上逆于肺而发咳嗽。其三，胃属土，为万物所归，且肺之经脉，起于中焦，下络大肠，环循胃口，故胃独自受邪或接受五脏六腑内传聚于胃的邪气，均可循经脉上传于肺而为咳。

（4）咳与肺胃的密切关系，实为后世"脾为生痰之源，肺为贮痰之器"的理论渊源，也为培土生金法治疗咳嗽奠定了理论基础。

解析：本题答题的关键点：分析咳与肺胃的关系，需要结合《咳论》全篇的内容，从病因、病机两方面谈，特别是在分析时，每一方面都从肺和胃两个角度阐述。对咳与胃关系的病机分析易被忽视。

3. **答案**：（1）所谓勇与怯，是体质强弱的两种不同状态。

（2）《素问·经脉别论》："勇者气行则已，怯者则着而为病也。"体质壮实者，正气旺盛而不易受邪发病，或病发轻浅；而体质衰弱者，正气虚损易被邪气侵犯，或病发较重。对于体质强壮的勇者而言，因其经脉和调，气血通畅，虽遭遇夜行、堕坠、惊恐、渡水、跌仆等刺激，也只是出现一时性的生理反应，通过脏腑气血的自身调节，机体很快就能重新恢复平衡协调，从而不发生疾病。但体质虚弱之怯者，因其脏腑经脉失调，气血不和，当受到以上诸种不良刺激时，脏腑功能难以进行自身调节，无法恢复阴阳平衡状态，机体即可发病。

（3）体现了《内经》发病观特别强调正气的主导作用，正气强弱则以体质为基础。可见，致病因素作用于人体后是否发病，与人的体质因素有重要关系。

解析：此题考查体质与发病的关系。答题要点：一是分析勇怯的概念。二是分析体质不同在发病中的不同作用。三是突出体质与发病的意义。

4. **答案：**所以任物者谓之心，心有所忆谓之意，意之所存谓之志，因志而存变谓之思，因思而远慕谓之虑，因虑而处物谓之智。《素问·太阴阳明论》中脾病为何四肢不用的道理。

解析：原文回答问题是《内经》之类经典考试的常见题型。是重点也是难点。因为背诵的基本功底不够，所以在用原文回答此类问题时，很容易回答不准确，特别是对一些关键的字词把握不够，如本段原文中的"意""志""思""虑""智"等。

C 卷

一、单项选择题（每题2分）

1. 第一部类分注释《内经》的书籍是（　）
   A.《素问训解》　　B.《内经知要》
   C.《黄帝内经太素》D.《素问直解》
   E.《类经》

2.《素问·上古天真论》"女子六七"的生理特征是（　）
   A. 发始堕　　　　B. 面皆焦
   C. 筋不能动　　　D. 任脉虚
   E. 发堕齿槁

3. 据《素问·四气调神大论》, 属于秋季的养生方式是（　）
   A. 去寒就温　　　B. 早卧晚起
   C. 使志无怒　　　D. 广步于庭
   E. 使志安宁

4.《素问·至真要大论》对疾病治法有：坚者（　）
   A. 除之　　　　　B. 削之
   C. 散之　　　　　D. 攻之
   E. 除之

5. 根据《素问·五脏别论》：（　）可以独主五脏疾病
   A. 头　　　　　　B. 目
   C. 人迎　　　　　D. 气口
   E. 魄门

6.《素问·热论》提出：热有所遗的原因是（　）
   A. 感邪　　　　　B. 多食
   C. 七情内伤　　　D. 痰饮
   E. 食肉

7.《素问·六元正纪大论》关于五郁治法, 木郁（　）
   A. 达之　　　　　B. 发之
   C. 夺之　　　　　D. 泄之
   E. 折之

8.《素问·阴阳应象大论》曰：视喘息, 听音声, 而知（　）
   A. 阴阳　　　　　B. 部分
   C. 所苦　　　　　D. 病所主
   E. 病所生

9.《灵枢·本神》认为"肝气虚则（　）"
   A. 恐　　　　　　B. 悲
   C. 怒　　　　　　D. 笑不休
   E. 胀

10. 据《素问·汤液醪醴论》所论, "开鬼门"是指（　）
    A. 利小便　　　　B. 活血化瘀
    C. 发汗　　　　　D. 攻下逐水
    E. 祛湿法

11.《针灸甲乙经》将《灵枢》称为（　）
    A. 针经　　　　　B. 九卷
    C. 素问　　　　　D. 外经
    E. 灵轴

12.《灵枢·五癃津液别》认为（　）是五脏六腑之主
    A. 肾　　　　　　B. 肝
    C. 肺　　　　　　D. 心
    E. 脾

13.《素问·平人气象论》所说的"虚里"为（　）
    A. 心之大络　　　B. 脾之大络

C. 肝之大络　　　D. 胃之大络

E. 肺之大络

14. 《素问·至真要大论》强调"审察（　　），无失气宜"

A. 病因　　　　　B. 病机

C. 病位　　　　　D. 病性

E. 病势

15. 据《灵枢·海论》"腹满"的病机是（　　）

A. 气海不足　　　B. 气海有余

C. 水谷之海不足　D. 水谷之海有余

E. 血海有余

16. 《素问·举痛论》提出"百病生于（　　）"

A. 风　　　　　　B. 寒

C. 气　　　　　　D. 热

E. 血

17. 根据《素问·经脉别论》"有所堕恐，喘出于（　　）"

A. 肺　　　　　　B. 肾

C. 脾　　　　　　D. 心

E. 肝

18. 《灵枢·天年》中人之始生的护卫是（　　）

A. 父精　　　　　B. 母血

C. 阳气　　　　　D. 阴精

E. 津液

19. 《灵枢·水胀》"以手按其腹，随手而起，如裹水之状"属于（　　）

A. 肠覃　　　　　B. 肤胀

C. 鼓胀　　　　　D. 水胀

E. 石水

20. 据《素问·痹论》所论，"尻以代踵，脊以代头"属于（　　）

A. 肾痹　　　　　B. 肝痹

C. 心痹　　　　　D. 肺痹

E. 脾痹

二、多项选择题（每题2分）

1. 根据《素问·生气通天论》，（　　）因于暑

A. 汗　　　　　　B. 烦则喘喝

C. 肿　　　　　　D. 静则多言

E. 首如裹

2. 据《灵枢·本脏》，志意的作用是（　　）

A. 御精神　　　　B. 收魂魄

C. 适寒温　　　　D. 温分肉

E. 和喜怒

3. 《灵枢·邪气脏腑病形》认为五脏所伤与汗出异常有关的脏是（　　）

A. 肝　　　　　　B. 心

C. 脾　　　　　　D. 肺

E. 肾

4. 据《素问·咳论》所述，脾咳之状，则见（　　）

A. 两胁下痛　　　B. 咳则右胁下痛

C. 动则咳剧　　　D. 阴阴引肩背

E. 咳涎

5. 据《素问·举痛论》十四种疼痛，归纳疼痛产生的主要病因有（　　）

A. 寒　　　　　　B. 热

C. 风　　　　　　D. 燥

E. 湿

6. 《素问·脉要精微论》所述，诊法常以平旦的原因是（　　）

A. 阴气未动　　　B. 饮食未进

C. 经脉未盛　　　D. 络脉调匀

E. 气血未乱

7. 据《素问·至真要大论》病机十九条，"皆属于热"的有（　　）

A．转反戾 B．呕吐酸

C．腹胀大 D．水液混浊

E．逆冲上

8．据《素问·玉机真脏论》，下列哪些情况可使虚者活（ ）

A．浆粥入胃 B．泄注止

C．身汗   D．得后利

E．脉和缓

9．据《素问·评热病论》，阴阳交的三死症是汗出辄复热伴有（ ）

A．脉躁急 B．狂言

C．不能食 D．腹满

E．厥

10．《素问·汤液醪醴论》关于"五脏阳以竭"水肿的治法是（ ）

A．平治于权衡 B．去菀陈莝

C．开鬼门   D．缪刺其处

E．洁净府

三、问答题（每题10分）

1．《素问·痿论》中治疗痿证的原则有哪些？

2．如何理解"五脏六腑皆令人咳，非独肺也"？

3．怎样理解"肾者主水，受五脏六腑之精而藏之"？

4．《素问·至真要大论》关于"筋脉拘挛"的病机有哪些？

C卷答案解析

一、单项选择题

1．C。**解析**：《黄帝内经太素》是最早类分注解《内经》的著作。它将《素问》《灵枢》原文分为19类，每类又分若干篇目并给予注释。该书开创《内经》分类研究之先河。故正确答案选C。

2．B。**解析**：此题主要考查《素问·上古天真论》关于人体生长壮老已的各阶段生命特征。"六七三阳脉衰于上，面皆焦，发始白"。故正确答案选B。

3．E。**解析**：此题考查的主要内容是《素问·四气调神大论》春夏秋冬四个季节的养生方法。调神要遵循四时阴阳变化规律，秋季的特点是收敛，所以调节情绪要顺应阳气的收敛而安定。故正确答案选E。

4．B。**解析**：此题考查的主要内容是治法。坚者削之是指体内有坚硬肿物，如癥瘕积聚等病证，应采用削伐的治法。故正确答案选B。

5．D。**解析**：气口位于肺经，诊察手太阴肺经的动脉气口，就可知五脏六腑精气的盛衰及其功能的强弱；"气口亦太阴也"，手太阴所过之处可以很好地诊察胃气。所以气口可以诊断五脏病变。故正确答案选D。

6．B。**解析**：热病少愈由于热伤脾胃，脾胃气虚，运化力弱，食肉则不化导致疾病复发，多食则谷气残留，与邪热相互搏结，易现遗留。故正确答案选B。

7．A。**解析**：此题主要考查五郁治法，《素问·六元正纪大论》提出："木郁达之，火郁发之，土郁夺之，金郁泄之，水郁折之"。因为五脏配五行，肝属木，肝主疏泄，肝气性喜条达而恶抑郁，所以易于错选 B 或 D。正确答案选 A。

8．C。**解析**：此题主要考查阴阳学说在诊断疾病中的应用。"审清浊，而知部分；视喘息，听音声，而知所苦；观权衡规矩，而知病所主；按尺寸，观浮沉滑涩，而知病所生"。故正确答案选 C。

9．A。**解析**：此题考查肝病虚实病证表现。肝病易见怒气，故易错选 C。但《灵枢•本神》有"肝气虚则恐，实则怒"。肝气不足，子病及母，伤及肾，故见恐。故正确答案选 A。

10．C。**解析**：《汤液醪醴论》提出治疗水肿病的主要治法有开鬼门、洁净府。鬼门，即汗孔。净府，指膀胱。开鬼门，洁净府：即发汗、利小便的治疗方法。故正确答案是 C。

11．A。**解析**：晋•皇甫谧在《针灸甲乙经•序》云："按《七略》《艺文志》，《黄帝内经》十八卷，今有《针经》九卷，《素问》九卷，二九十八卷，即《内经》也。"晋•皇甫谧关于《内经》分为《素问》和《针经》两部分的说法，故正确答案是 A。

12．D。**解析**：肾为人体先天之本，五脏六腑之精皆最初源自肾精，易错选为 A。心主血脉，全身脏腑组织赖心血濡养而维持其正常功能；又心主神明，能统摄精神，对生命活动发挥着重要的协调和保护作用，故心为脏腑之主，应选 D。

13．D。**解析**：虚里为胃之大络，它从胃脉支出，贯膈络肺，会聚胃气与清气，在左乳下形成搏动区，是诊察宗气盛衰存亡之处。故正确答案是 D。

14．B。**解析**：从辨证施治的全过程来说，辨析病机是关键，而病因只是其中一方面。易选错 A。《素问•至真要大论》谓"审察病机，无失气宜"。正确答案选 B。

15．D。**解析**：此题主要考查四海有余不足的病机。本篇言"水谷之海有余在，则腹满；水谷之海不足，则饥不受谷食"，因水谷之海指胃，胃主受纳水谷，胃气壅滞则腹满，胃气不足则受纳功能减退。正确答案选 D。

16．C。**解析**：因"风者，百病之始也"，易错选 A。《素问•举痛论》有"百病生于气也"。故正确答案应选 C。

17．E。**解析**：因恐伤肾，故易错选 B。而《素问•经脉别论》有"凡人之惊恐恚劳动静，皆为之变也，是以夜行则喘出于肾，淫气病肺。有所堕恐，喘出于肝，淫气害脾"。故正确答案选 E。

18．A。**解析**：此题主要考查人体形成的基础。《灵枢•天年》指出胚胎由父精母血结合产生，但父精母血的作用并不相同，父精具有护卫作用。故正确答案选 A。

19．D。**解析**：错选的原因是对水胀与肤胀的症状鉴别不够。水胀与肤胀都有腹大身肿。但水胀的特点是以手按其腹，随手而起，如裹水之状，有波动感，腹腔有水；肤胀的特点是腹部按之无波动感，叩之如鼓，腹色不变，腹腔无水而有气，故正确答案是 D。

20．A。**解析**：错选的原因是原文混淆。原文有"肝痹者，夜卧则惊，多饮数小便。肾痹者，善胀，尻以代踵，脊以代头"。肾主骨，肾痹气衰，骨失其养，下肢弯曲不伸，故能坐不能行，脊柱畸形，头项倾俯，脊骨高出于头，故正确答案为 A。

二、多项选择题

1. ABD。**解析：** 此题考查暑邪的致病特点。暑多挟湿，可见首如裹，易错选 E。暑邪外袭，由于暑为阳邪，其性炎热，故汗多心烦，甚则喘喝有声。暑热内扰神明，神识昏乱则多言，故正确答案选 ABD。

2. ABCE。**解析：** 据《灵枢·本脏》"志意者，所以御精神，收魂魄，适寒温，和喜怒"。志意属于神气的范畴，不仅可调节、控制精神魂魄的活动，还能调节机体对外界寒热变化的适应能力。故正确答案选 ABCE。

3. CE。**解析：** 汗为心之液，外邪伤肺腠理开而汗出，故易错选 BD。原文 "若醉入房，汗出当风，则伤脾。有所用力举重，若入房过度，汗出浴水，则伤肾"，故正确答案选 CE。

4. BCD。**解析：** 此题考点是五脏咳的症状鉴别。"脾咳之状，咳则右胁下痛，阴阴引肩背，甚则不可以动，动则咳剧。肾咳之状，咳则腰背相引而痛，甚则咳涎"。故正确答案选 BCD。

5. AB。**解析：** 本题主要考查对《举痛论》所述十四种疼痛共性规律的把握。从病因来说，以寒气入侵经脉为主，但也有与热相关的疼痛。故正确答案选 AB。

6. ABCDE。**解析：** 平旦诊病的原理是病人经过一夜的休息后，尚未劳作和进食，机体内环境处于相对的稳定状态，没有受到除疾病外其他因素的干扰，望闻问切所诊察出的病理之象均为病气所致，有利于对疾病的正确诊断。故正确答案是 ABCDE。

7. ABCD。**解析：**《素问·至真要大论》病机十九条中属于"热"的有四条，即"诸转反戾，水液混浊，皆属于热；诸呕吐酸，暴注下迫，皆属于热；诸腹胀大，皆属于热；诸病有声，鼓之如鼓，皆属于热"。故正确答案是 ABCD。

8. AB。**解析：**《素问·玉机真脏论》："浆粥入胃，泄注止，则虚者活"，提示正气衰竭之证，若胃气尚能来复，肾关得以固守，精气停止耗损，并得到精气的补益，就会有转机。故正确答案是 AB。

9. ABC。**解析：** 阴阳交是温热病中阳邪侵入阴分交争不解，邪盛正衰的危重证候。其基本病机是阴精不足，邪热亢盛，主要症状是发热，汗出复热，脉躁疾，狂言，不能食。故正确答案为 ABC。

10. BCDE。**解析：** 此题主要考查对治则与治法概念的区别。开鬼门、洁净府、去宛陈莝、缪刺属于治法范畴。平治于权衡是治疗水肿要调节阴阳的偏盛偏衰而使之平衡协调，属于治疗原则。故正确答案是 BCDE。

三、问答题

1. **答案：**（1）治痿独取阳明，此"独"，强调阳明胃在治痿证中的重要作用。

（2）各补其荥而通其俞，调其虚实，和其逆顺。提出治痿须根据痿证的病变部位，疾病的虚实顺逆，针对有关的脏腑经络进行辨证论治。

（3）各以其时受月。提出治疗痿证还必须以"因时制宜"的原则，即既要根据病变的所在部位及其虚实顺逆，又要结合脏腑所主时令季节来立法选穴针刺，有利于提高疗效。

解析： 痿证的治疗原则有三部分，只答出治痿独取阳明是不全面的。

2. **答案**：有关咳嗽病位，首先肯定"肺之令人咳"，即咳为肺之本病。继而提出了"五脏六腑皆令人咳，非独肺也"的观点，将咳嗽的病理范围扩大到五脏六腑，说明咳嗽虽然是肺脏受邪后的病理反映，但与五脏六腑的功能密切相关。因肺为脏之长，心之盖，其他脏腑发生病变皆可波及肺，导致肺气上逆而咳。启示人们，临床辨证必须考虑其他脏腑功能失调对肺气宣降的影响，以分清标本，如肝火犯肺、水寒射肺、脾肺气虚、肾肺阴虚均可致咳。因此咳嗽治疗不宜见咳止咳，单独治肺，而要寻找致咳的深层次原因，采用如培土生金、佐金平木、金水相生诸法治咳。

解析：此题主要考查五脏六腑与肺的关系。答题要点：第一，咳是肺的本病，没有肺气上逆不会导致咳的产生；第二，五脏咳是由于五脏失常影响肺产生肺气上逆，形成咳，要分析五脏与肺的关系。

3. **答案**：（1）说明肾具有主管贮藏精气的功能。

（2）说明肾不仅藏先天之精，而且也接受来自五脏六腑的后天之精，肾藏先天之精，即为形成胚胎的最原始物质，又化为出生后维持生命活动的基本物质。

（3）肾中精气的盛衰与五脏六腑精气的盛衰密切关联，只有当五脏精气盛，才能滋养先天，两者相互依赖、相互为用。因此，欲保肾气，不可忽视五脏六腑之精的培育。

解析：此题主要考查肾和五脏六腑的关系。人体脏腑是一个整体，在生理上互相联系，病理上互相影响。肾中精气的盛衰与五脏六腑精气的盛衰密切关联，肾精包括先天之精和后天之精，先天之精来源于父母，后天之精是五脏化生后藏于肾中，虽然原文论述了肾中精气的盛衰与人体生长壮老及生殖功能密切相关，通过此理论又强调了肾气的充足需要五脏六腑之精的培育。人体的衰老也是一个整体功能减弱的现象，不是由某一脏就能决定的生命规律，补充和完善了中医衰老理论。

4. **答案**：诸风掉眩，皆属于肝；诸痉项强，皆属于湿；诸转反戾，水液浑浊，皆属于热：诸暴强直，皆属于风：诸寒收引，皆属于肾。

解析：此题主要考查对"筋脉拘挛"症状相关病机的鉴别。筋脉拘挛之症，病机有属肝、属肾、因风、因湿、因热的不同。

诸风掉眩，皆属于肝：肝为风木之脏，其病多化风。肝藏血，主身之筋膜，开窍于目，其有病变则木失滋荣，伤及所合之筋，所主之目窍，则见肢体摇摆震颤，目眩头晕。

诸痉项强，皆属于湿：湿为阴邪，其性黏滞，最易阻遏气机，气阻则津液不布，筋脉失却润养，故可筋脉拘急而见项强不舒、屈颈困难乃至身体强直、角弓反张等症。

诸转反戾，水液浑浊，皆属于热：热灼筋脉或热伤津血、筋脉失养，即出现筋脉拘挛、扭转，身躯曲而不直，甚至角弓反张等症。热盛煎熬津液，则涕、唾、痰、尿、带下等液体排泄物黄赤浑浊。

诸暴强直，皆属于风：风邪内袭，伤肝及筋，故多见颈项、躯干、四肢关节等出现拘急抽搐、强直不柔之症。风性善行数变，急暴突然为其致病特点。

诸寒收引，皆属于肾：肾为寒水之脏，主温煦蒸腾气化，若其功能虚衰，则失其温化之职，气血凝敛，筋脉失养，故筋脉拘挛，关节屈伸不利。